Band 20, Heft 4, Dezember 2004

Chirurgische Gastroenterologie Interdisziplinär

Hauptthema

E. Klar, Rostock
J. Mössner, Leipzig (Hrsg.)

Gallenblasen- und Gallenwegkarzinome – State of the Art

Eingeladene Beiträge

Interdisziplinäres Gespräch

Weitere Rubriken

Originalarbeiten

Fallbericht

Buchbesprechungen

Innovationen

Tagungen und Kongresse

Jahresregister

KARGER

Basel · Freiburg · Paris · London · New York ·
Bangalore · Bangkok · Singapore · Tokyo · Sydney

Chirurgische Gastroenterologie Interdisziplinär

Band 20, Heft 4, Dezember 2004

Gegründet 1984 als «Chirurgische Gastroenterologie mit interdisziplinären Gesprächen» durch A. Akovbiantz, H. Denk, K.-J. Paquet und C.E. Zöckler.

S. Karger · Medical and Scientific Publishers · Basel · Freiburg · Paris · London · New York · Bangalore · Bangkok · Singapore · Tokyo · Sydney

Die Zeitschrift erscheint vierteljährlich; pro Jahr erscheint 1 Band zu je 4 Heften. Bezugspreise für Jahrgang 20, 2004: Print-Abonnement EUR 166,–, Online-Abonnement EUR 166,–, Kombi-Abonnement Print/Online EUR 199,–, einschließlich MwSt., zuzüglich Postgebühren. Der Abonnementpreis ist im Voraus zahlbar. Das Abonnement der Zeitschrift läuft weiter, wenn es nicht spätestens 4 Wochen vor Abschluss eines Bandes abbestellt wird. Abonnementbestellungen können bei jeder Buchhandlung oder direkt beim Verlag aufgegeben werden:

Deutschland:
S. Karger Verlag für Medizin und Naturwissenschaften GmbH
Lörracher Str. 16a
D-79115 Freiburg
Tel. +49 761 45 20 70
Fax +49 761 4 52 07 14
E-mail Information@Karger.de

Übrige Länder:
S. Karger AG
Allschwilerstr. 10
Postfach
CH-4009 Basel
Tel. +41 61 3 06 11 11
Fax +41 61 3 06 12 34
E-mail Karger@Karger.ch

Anzeigen: S. Karger
Verlag für Medizin und Naturwissenschaften GmbH,
Lörracher Str. 16a, D-79115 Freiburg, Tel. +49 7 61 45 20 70.
Gültig ist die Preisliste Nr. 11 vom 1. Januar 2004.

Verlagsleitung und presserechtlich verantwortlich:
Sibylle Hopf
Anzeigenleitung: Susanne Meister
Produktionsleitung: Georg Brunner

Gesamtherstellung: KONKORDIA GmbH, Bühl
Das Medienunternehmen

ISBN 3-8055-7761-3

KARGER

Fax +49 761 4 52 07 14
E-mail Information@Karger.de
www.karger.com

Home Page der Zeitschrift:
www.karger.com/cga

Bibliographische Dienste:
EMBASE / Excerpta Medica
Reference Update
Science Citation Index Expanded

Chirurgische Gastroenterologie Interdisziplinär

Inhalt · Contents

Band 20, Heft 4, Dezember 2004

Vol. 20, Issue 4, December 2004

KARGER

Fax +49 761 4 52 07 14
E-mail Information@Karger.de
www.karger.com

Accessible online at:
www.karger.com/cga

Chirurgische Gastroenterologie Interdisziplinär

Inhalt · Contents

Band 20, Heft 4, Dezember 2004

Vol. 20, Issue 4, December 2004

KARGER

Fax +49 761 4 52 07 14
E-mail Information@Karger.de
www.karger.com

Accessible online at:
www.karger.com/cga

Chirurgische Gastroenterologie Interdisziplinär

Editorial

Chir Gastroenterol 2004;20:241

Tumoren der Gallenblase und Gallenwege

Tumoren der Gallenblase und Gallenwege stellen eine besondere Herausforderung dar, da sie oftmals fortgeschritten sind und in einem neuralgischen anatomischen Bereich liegen. Die chirurgische Planung bewegt sich zwischen ausgedehnter Leberresektion und partieller Pankreatikoduodenektomie – in regelmäßigen Fällen durchaus auch in Kombination beider Eingriffe. Diese Sondersituation erfordert einen engen interdisziplinären Austausch in der Therapieplanung insbesondere zwischen interventioneller Radiologie und Gastroenterologie. Die chirurgische Technik wird regelhaft an die Grenze des Möglichen geführt, da nur die Chirurgie Chancen auf Heilung eröffnen kann. Alle anderen Therapieverfahren sind ausschließlich palliativ. Gallenblasen- und Gallenwegtumoren infiltrieren frühzeitig in Perineuralscheiden und Lymphgefäße des Ligamentum hepatoduodenale und setzen intrahepatische Mikrometastasen. Dies ist von besonderer Bedeutung, da ein schlechtes Ansprechen auf Radiochemotherapie besteht.

Die Diagnostik von Gallenblasen- und Gallenwegtumoren erfordert eine ausgefeilte Schnittbildtechnik. CT und MRT ergänzen sich in der aktuellen technischen Ausstattung. Die Entwicklung geht eindeutig in Richtung MR-Diagnostik einschließlich Magnetresonanz-Cholangiographie (MRC) und Magnetresonanz-Angiographie. Auch die Positronenemissionstomographie (PET) hat bei der Frage eines Rezidivs eine gewisse Bedeutung. Die enge Kooperation mit der Gastroenterologie ist im Rahmen der ERC mit dem Ziel der transpapillären Drainage unabdingbar.

Bei protrahiertem Ikterus ist die präoperative Gallengangdrainage sinnvoll in der Beschränkung auf die Leberanteile, die erhalten werden sollen. Wenn immer möglich sollte die transduodenale Route bevorzugt werden, da transhepatisch eine Tumorzellverschleppung in die Bauchhöhle nicht vollständig ausgeschlossen ist. In diesem Kontext wird die endoskopisch retrograde Cholangiographie gegenüber der MRC ihren Stellenwert behalten.

Die photodynamische Therapie (PDT) ist auf dem Vormarsch und wird in den nächsten Jahren in verschiedenen Ansätzen insbesondere neoadjuvant und postoperativ klinischen Studien unterworfen werden. Die Methode war hauptsächlich durch die geringe Eindringtiefe limitiert; neue Photosensitizer ermöglichen jedoch eine Tiefenwirkung über 4 mm hinaus und eröffnen dadurch den Einsatz postoperativ in der R1-Situation. Der Einsatz der PDT in der Palliativsituation ist in einer randomisierten Studie gesichert worden. Ein signifikanter medianer Überlebensvorteil durch Kontrolle sekundärer Komplikationen der Tumorstenose (Cholangitis, Sepsis) wurde nachgewiesen. Die Evaluation gegenüber der palliativen Stent-Behandlung steht an. Generell unterstützt die bestehende Datenlage weder eine neoadjuvante noch adjuvante Therapie.

Die Indikation zur Operation ist nicht von der Tumorsicherung abhängig und erfolgt bildmorphologisch. Entscheidungsparameter sind die technische Resektabilität und der Ausschluss eines paraaortalen Lymphknotenbefalls sowie von Fernmetastasen. Weitere prognostische Faktoren wie perineurale Infiltration und Lymphangiosis können erst am Präparat definiert werden und gehen nicht in die primäre Operationsentscheidung ein. Die erweiterte Hemihepatektomie rechts konnte sich nur dadurch zu einer zentralen Säule der chirurgischen Strategie entwickeln, da sich das Verständnis für Regeneration erweitert hat und Techniken zur Induktion einer Hypertrophie der Restleber entwickelt wurden. Die Pfortaderembolisation durch den interventionellen Radiologen ist heute allgemein akzeptiert.

Die Behandlung von Gallengangtumoren muss in einem hepato-bilio-pankreatischen Zentrum erfolgen. Gelingt eine Heilung nicht, so muss der Patient eine bestmögliche Palliation in der Synergie von Chirurgie, interventioneller Gastroenterologie und Radiologie erhalten. Im Gegensatz zu vielen anderen Tumoren kann die Überlebenszeit auch in der Palliativsituation 2–3 Jahre betragen. Wir haben deshalb die hohe Verantwortung, unseren Patienten gerade in dieser Phase eine größtmögliche Lebensqualität zu garantieren.

E. Klar, Rostock
J. Mössner, Leipzig

KARGER
Fax +49 761 4 52 07 14
E-mail Information@Karger.de
www.karger.com

Accessible online at:
www.karger.com/cga

Prof. Dr. med. Ernst Klar
Abteilung für Allgemeine, Thorax-, Gefäß- und Transplantationschirurgie
Chirurgische Klinik und Poliklinik, Universität Rostock
Schillingallee 35, D-18057 Rostock
Tel. +49 381 494 60-01, Fax -02
E-mail ernst.klar@med.uni-rostock.de

Chirurgische Gastroenterologie Interdisziplinär

Hauptthema · Main Topic

Chir Gastroenterol 2004;20:242–249

Gallenblasen- und Gallengangkarzinome – Biologie und Pathologie

C. Wittekind A. Tannapfel

Institut für Pathologie, Universitätsklinikum Leipzig, AöR, Deutschland

Schlüsselwörter
Gallenblasenkarzinom · Gallengangkarzinom

Zusammenfassung
Karzinome der Gallenblase und der Gallengänge machen etwa 2% aller malignen Tumoren aus und zeigen eine leicht ansteigende Inzidenz. Sie entstehen durch maligne Transformation des Epithels der Gallenblase und der extrahepatischen Gallengänge. Letztere entstehen im Ductus hepaticus dexter, sinister oder communis, im Ductus cysticus oder im Ductus choledochus. Bei einer Lokalisation im Bereich der Bifurkation, werden sie Klatskin-Tumoren genannt. Für die intrahepatischen Cholangiokarzinome gilt die UICC-TNM-Klassifikation der primären Lebertumoren; Karzinome der extrahepatischen Gallenwege und der Gallenblase haben jeweils eine eigene UICC-TNM-Klassifikation. Die Prognose der Patienten ist generell schlecht. Ätiopathogenetisch sind Faktoren, die mit einer chronischen Entzündungsreaktion einhergehen, relevant, z.B. Colitis ulcerosa mit konsekutiver primär sklerosierender Cholangitis oder konnatale Leberzysten aus dem Formenkreis der Duktalplattenanlagestörungen. Bei der Entstehung von Gallenblasenkarzinomen sind wahrscheinlich Gallensteine von Bedeutung. Histologisch handelt es sich bei den Gallenblasen- bzw. Gallengangkarzinomen überwiegend um Adenokarzinome, andere Karzinome wie neuroendokrine sind sehr selten. Die Entstehung der Karzinome folgt einem Mehrschrittablauf mit zunehmenden genetischen Dysregulationen und wird beschreibend als intraepitheliale Neoplasie-Karzinom-Sequenz bezeichnet. Eine ganze Reihe von ursächlichen genetischen Alterationen sind bisher identifiziert worden.

Key Words
Carcinoma of the gallbladder ·
Carcinoma of the extrahepatic bile ducts

Summary
Carcinomas of the Gallbladder and the Extrahepatic Bile Ducts – Biology and Pathology
Cancer of the biliary tract, including gallbladder and bile duct carcinoma, accounts for approximately 2% of all malignancies, with increasing incidence. Biliary tract cancers are a consequence of a stepwise malignant transformation of the biliary epithelium. Cholangiocarcinoma located at the right and left hepatic ducts or near their junction is called hilar cholangiocarcinoma or Klatskin tumor and is considered as an extrahepatic lesion (carcinoma of the extrahepatic bile ducts). Cancer of extrahepatic bile ducts may also arise in the cystic duct or choledochal duct as well as in the gallbladder. The UICC TNM staging systems of carcinomas of the gallbladder and extrahepatic bile ducts differs from those of primary liver tumors. Prognosis of patients is poor. Although many etiological factors have been characterized, the cause of carcinomas of the gallbladder and extrahepatic bile ducts remains speculative in most cases. Chronic inflammation due to sclerosing cholangitis or due to biliary cysts as a part of ductal plate malformation is associated with carcinogenesis. Histopathologically, the vast majority of biliary cancers are adenocarcinomas. Other types of carcinomas including neuroendocrine tumors are rare. The natural history of the carcinogenic process of the biliary tract is a multistep process and is described as intraepithelial neoplasia-carcinoma sequence with underlying accumulation of genetic alterations.

KARGER

Fax +49 761 4 52 07 14
E-mail Information@Karger.de
www.karger.com

Accessible online at:
www.karger.com/cga

Professor Dr. med. Christian Wittekind
Institut für Pathologie
Universitätsklinikum Leipzig
Liebigstraße 26, D-04103 Leipzig
Tel. +49 341 97150-00, Fax -09
E-mailwittc@medizin.uni-leipzig.de

Zur Nomenklatur, Anatomie und Dokumentation

Das Zylinderepithel der Gallenblase und der extrahepatischen Gallengänge ist selten Ausgangspunkt von Karzinomen. Gallenblasenkarzinome haben eine eigene TNM-Klassifikation (Tab. 1) [1]. Die Karzinome der Gallenblase sind am häufigsten im Gallenblasenfundus lokalisiert, gefolgt vom Gallenblasenkorpus. [2]. Tumoren des Ductus cysticus zählen zu den extrahepatischen Gallengangkarzinomen ebenso wie Tumoren des Ductus hepaticus dexter/sinister, Ductus hepaticus communis oder des extra- bzw. intraduodenalen Anteils des Ductus choledochus. Karzinome der extrahepatischen Gallengänge besitzen eine eigene TNM-Klassifikation, die sich von der der intrahepatischen Tumoren grundlegend unterscheidet (Tab. 2) [1].

Die Tumoren der intrahepatischen Gallengänge – als solche gelten alle intrahepatischen Gallengänge proximal des rechten und linken D. hepaticus – werden Cholangiokarzinome genannt und müssen gegen die Tumoren der Leber im eigentlichen Sinne (C22.0) abgegrenzt werden. Hepatozelluläre Karzinome werden mit C22.0, Cholangiokarzinome mit C22.1 verschlüsselt. Für die intrahepatischen Gallengang- oder Cholangiokarzinome gilt die UICC-TNM-Klassifikation der primären Lebertumoren, d.h., es gelten die gleichen TNM-Kategorien wie bei hepatozellulären Karzinomen [1]. Bei großen Tumoren in der Leberpforte kann die Unterscheidung zwischen einem intra- oder extrahepatischen Ursprung schwierig sein.

Als besondere Entität werden die Adenokarzinome abgegrenzt, die im Bereich der Bifurkation der Gallengänge lokalisiert sind. Sie werden Klatskin-Tumoren genannt [3] und machen 70–80% der Karzinome der extrahepatischen Gallengänge aus. Aufgrund der Lokalisation führen sie relativ frühzeitig zu Gallengangobstruktion und konsekutiver Cholestase.

Tab. 1. TNM-Klassifikation der Tumoren der Gallenblase (6. Aufl.) [1]

T	*Primärtumor*
TX	Primärtumor kann nicht beurteilt werden
T0	Kein Anhalt für Primärtumor
Tis	Carcinoma in situ
T1	Tumor infiltriert Schleimhaut oder Muskulatur
	T1a Tumor infiltriert Schleimhaut
	T1b Tumor infiltriert Muskulatur
T2	Tumor infiltriert perimuskuläres Bindegewebe, aber keine Ausbreitung jenseits der Serosa oder in die Leber
T3	Tumor perforiert Serosa (viszerales Peritoneum) und/oder infiltriert dierekt die Leber und/oder ein(e) Nachbarorgan/-struktur, z.B. Magen, Duodenum, Kolon, Pankreas, Netz, extrahepatische Gallengänge
T4	Tumor infiltriert Stamm der V. portae oder A. hepatica oder infiltriert zwei oder mehr Nachbarorgane/-strukturen
N	*Regionäre Lymphknoten*
NX	Regionäre Lymphknoten können nicht beurteilt werden
N0	Keine regionären Lymphknotenmetastasen
N1	regionäre Lymphknotenmetastasen
M	*Fernmetastasen*
MX	Fernmetastasen können nicht beurteilt werden
M0	Keine Fernmetastasen
M1	Fernmetastasen
pTNM	*Pathologische Klassifikation (die pT-, pN- und pM-Kategorien entsprechen den T-, N- und M-Kategorien)*
pN0	Regionäre Lymphadenektomie und histologische Untersuchung üblicherweise von 3 oder mehr Lymphknoten.

Stadiengruppierung

Stadium 0	Tis N0 M0
Stadium IA	T1 N0 M0
Stadium IB	T2 N0 M0
Stadium IIA	T3 N0 M0
Stadium IIB	T1,T2,T3 N1 M0
Stadium III	T4 jedes N M0
Stadium IV	jedes T jedes N M1

Häufigkeit der Karzinome der Gallenblase und extrahepatischen Gallengänge

Maligne Tumoren der Gallenblase und extrahepatischen Gallengänge sind relativ selten und machen etwa 2% aller bösartigen Tumoren aus. Die Inzidenz liegt für diese Tumoren zusammen bei zirka 3–4 Neuerkrankungen/100 000/Jahr. Ein leichter Inzidenzanstieg ist in den letzten Jahren zu verzeichnen gewesen [4]. Genaue Zahlen sind allerdings schwer zu erhalten, da viele Publikationen und Statistiken alle Tumoren der Gallenblase, der ableitenden Gallengänge und der periampullären Region zusammenfassen. Außerdem scheinen relativ starke regionale Inzidenzunterschiede zu bestehen [5].

Das Gallenblasenkarzinom ist selten, die Inzidenz wird mit 1–3/100 000 angegeben. In den USA versterben pro Jahr etwa 4000 Patienten an diesem Tumor. Damit steht das Gallenblasenkarzinom hinsichtlich seiner Häufigkeit an sechster Stelle der Todesursachen aller gastrointestinalen Tumoren. Der Altersgipfel liegt im 7. bis 8. Lebensjahrzehnt, Frauen sind häufiger betroffen. Die Inzidenz des Gallenblasenkarzinoms zeigt große geographische Schwankungen, wobei Südamerika als Hochinzidenzgebiet mit bis zu 21/100 000 Neuerkrankungen gilt [6].

Das Karzinom der extrahepatischen Gallengänge ist unterschiedlichen Literaturangaben zufolge 2- bis 9-mal seltener als das der Gallenblase [3, 5]. Personen jüdischen und indianischen Ursprungs sowie Japaner erkranken häufiger an diesem Karzinom als andere Bevölkerungsgruppen. Bei diesen Bevölkerungsgruppen liegt die Inzidenz bei etwa 7,5/100 000 Einwohner; das männliche Geschlecht ist häufiger betroffen. Das Durchschnittsalter liegt zwischen 50 und 80 Jahren [5]. Im Gegensatz zum Gallenblasenkarzinom findet man diesen Tumor gelegentlich bei jüngeren Patienten im Alter zwischen 20 und 30 Jahren, dann meistens in Assoziation mit einer primär sklerosierenden Cholangitis. Die große Alterszeitspanne (zwischen 20 und 80 Jahren) wird durch die unterschiedlichen ätiologischen Faktoren erklärt [7].

Tab. 2. UICC-TNM-Klassifikation von Tumoren der extrahepatischen Gallengänge (6. Aufl.) [1][a]

T	*Primärtumor*
TX	Primärtumor kann nicht beurteilt werden
T0	Kein Anhalt für Primärtumor
Tis	Carcinoma in situ
T1	Tumor auf Gallengang beschränkt[b]
T2	Tumor infiltriert jenseits des Gallengangs[b]
T3	Tumor infiltriert Leber, Gallenblase, Pankreas und/oder unilaterale Äste der V. portae (rechts oder links) oder der A. hepatica propria (rechts oder links)
T4	Tumor infiltriert eine oder mehrere Nachbarstruktur(en): Hauptstamm der V. portae oder ihrer Äste bilateral, A. hepatica communis oder Nachbarorgane/-strukturen wie Kolon, Magen, Duodenum, Abdominalwand
N	*Regionäre Lymphknoten*
NX	Regionäre Lymphknoten können nicht beurteilt werden
N0	Keine regionären Lymphknotenmetastasen
N1	Regionäre Lymphknotenmetastasen
M	*Fernmetastasen*
MX	Fernmetastasen können nicht beurteilt werden
M0	Keine Fernmetastasen
M1	Fernmetastasen
pTNM	*Pathologische Klassifikation (die pT-, pN- und pM-Kategorien entsprechen den T-, N- und M-Kategorien)*
pN0	Regionäre Lymphadenektomie und histologische Untersuchung üblicherweise von 3 oder mehr Lymphknoten.

Stadiengruppierung	
Stadium 0 Tis N0 M0	
Stadium IA	T1 N0 M0
Stadium IB	T2 N0 M0
Stadium IIA	T3 N0 M0
Stadium IIB	T1,T2,T3 N1 M0
Stadium III	T4 jedes N M0
Stadium IV	jedes T jedes N M1

[a]Die Klassifikation gilt nur für Karzinome der extrahepatischen Gallengänge (ICD-O C24.0) und jene in Choledochuszysten. Histologische Diagnosesicherung ist erforderlich.
[b]Anmerkung des Übersetzers: Die Definition der Wandstrukturen ist in der wörtlichen Übersetzung des englischen Textes nicht eindeutig definiert. Um hier Missverständnisse zu vermeiden, schlagen wir folgende Definition vor:
T1: Tumor auf das subepitheliale Bindegewebe oder die fibromuskuläre Schicht beschränkt.
T2: Tumor infiltriert das perifibromuskuläre Bindegewebe.

Molekularbiologie

Molekularbiologische Untersuchungen zeigen, dass bereits in Gallenblasenadenomen genetische Alterationen nachweisbar sind. Sie unterscheiden sich aber von denen der Gallenblasenkarzinome. Adenome zeigen selten *p53*- oder *p16*(INK4/CDKN2a)-Mutationen, dagegen aber in 25% *k-ras*-Mutationen, die zu den späten Ereignissen der Tumorentstehung gerechnet werden [8]. Diese Beobachtung veranlasste einige Autoren zur Spekulation, dass Adenome nicht Vorläuferläsionen von Adenokarzinomen sind, sondern einem eigenen Tumorentwicklungsweg entsprechen [9].
Intraepitheliale Neoplasien zeigten häufiger *p53*-Mutationen und einen Verlust der Heterozygosität (LOH) auf den Chromosomenorten 8p, 9p und 18q. *k-ras*-Mutationen wurden in intraepithelialen Neoplasien nicht nachgewiesen [10]. Alterationen des *p53*-Gens (in bis zu 70%) wurden bei einer größeren Zahl von Gallenblasenkarzinomen gefunden [11, 12], daneben wurden Alterationen von *p16*, *RB* bzw. *k-ras* in 80, 30 bzw. 60% beschrieben. Ein LOH auf den Chromosomenorten 8p (in 44%), 9p (59%) und 18q (31%) wurde ebenfalls häufiger gesehen [12]. Von den eben genannten genetischen Alterationen nimmt man an, dass sie frühe Ereignisse der Karzinomentstehung darstellen, während *ras*-Mutationen und ein Verlust der Heterozygosität auf Chromosom 3p, Retinoblastomgen (*RB*) und Chromosom 5q späte Ereignisse darstellen.
Im Gegensatz zu den Neoplasien der Gallenblase, ist die Inzidenz von *p53*-Mutationen bei Neoplasien der Gallengänge niedriger und scheint später in der Tumorentwicklung aufzutreten [13, 14]. Die Häufigkeit von *k-ras*-Mutationen bei Gallenblasenkarzinomen wurde in verschiedenen Studien mit 0–34% angegeben, bei Gallengangkarzinomen war sie signifikant höher [15]. Allerdings variierte die Häufigkeit bei letzteren zwischen 0–100% [16]. Man geht aber davon aus, dass die Inzidenz etwa bei 56% liegt [15]. Insgesamt weisen die bis heute vorliegenden molekularbiologischen Befunde darauf hin, dass in der Karzinogenese der Gallenblasenkarzinome – ähnlich wie bei anderen Tumoren – eine Akkumulation von genetischen Veränderungen notwendig ist. Diese zunehmende Unordnung des genetischen Materials führt unter anderem zu einer Aktivierung von Onkogenen und zu einer Inaktivierung von Tumorsuppressorgenen [2].

Ätiologie der Gallenblasenkarzinome

Als wichtiger und sehr gut untersuchter prädisponierender Faktor in der Entwicklung eines Gallenblasenkarzinoms ist die Chole(zysto)lithiasis anzusehen. Es existieren zahlreiche Studien, die eine etwa 80%ige Koinzidenz von Gallensteinen mit einem Gallenblasenkarzinom angeben. Eine besondere Karzinomdisposition sollen Patienten mit einer Porzellangallenblase besitzen [17]. Allerdings zeigt die Tatsache, dass in der Bundesrepublik etwa 9 Millionen Menschen Gallensteine haben, dass diese allenfalls eine begünstigende Rolle in der Entwicklung eines Karzinoms spielen, jedoch nicht als alleiniges auslösendes Agens zu gelten haben. Nur etwa 0,2% aller Gallensteinträger entwickeln ein Gallenblasenkarzinom. Eine sehr seltene Komplikation einer Cholelithiasis, das Mirizzi-Syndrom, geht ebenfalls gehäuft mit Gallenblasenkarzinomen einher. Es wird angenommen, dass durch die Einklemmung eines Gallensteins im Hals der Gallenblase ein obstruktives Galleabflusshindernis entsteht. Die daraus resultierende

chronische Entzündung der Schleimhaut prädisponiert dann zur Karzinomentstehung [17]. Weitere mögliche prädisponierende Faktoren, die durch eine Behinderung des Galleflusses zu Entzündungen der Schleimhaut führen können, sind die mit einer Inzidenz von 1:100 000 bis 1:200 000 sehr seltenen kongenitalen Gallengangzysten. Die Karzinominzidenz bei den meist asymptomatisch verlaufenden Duktalplattenanlagestörungen wird in der Literatur mit 2,4–28% angegeben und steigt mit dem Alter der Patienten. Weitere Anlagestörungen des hepatobiliären Systems, wie die abnorme Vereinigung von D. choledochus und Ductus pancreaticus scheinen durch den dann auftretenden Reflux von alkalischem Pankreassaft in die Gallenblase und/oder den D. choledochus eine Tumorentwicklung zu begünstigen [18–20].
Einem Bericht des schottischen Typhusregisters zufolge besitzen Salmonellen-Dauerausscheider ebenfalls ein stark erhöhtes Risiko der Entwicklung von Gallenblasenkarzinomen [21]. Neueren Arbeiten berichteten selbst über eine *Helicobacter*-Assoziation, da galleresistente Stämme in Karzinomgallenblasen gefunden wurden [22].
Gallenblasenkarzinome kommen bei bestimmten Rassen und ethnischen Gruppen häufiger vor, was auf eine genetische Suszeptibilität hinweist. Auch über eine familiäre Häufung wurde berichtet [23].

Ätiologie der Karzinome der extrahepatischen Gallengänge

Gallenblasensteine (Cholezystolithiasis) scheinen mit diesem Karzinomtyp nicht assoziiert zu sein. Die Angaben zur Prävalenz von Steinen in der Gallenblase schwanken zwischen 19 und 57%. Je jünger das beschriebene Kollektiv, desto geringer die Koinzidenz eines Gallensteinleidens.
Ein wichtiger ätiologischer Faktor ist die primär sklerosierende Cholangitis (PSC). Dabei handelt es sich um eine progrediente entzündliche Gallengangerkrankung, die segmental oder diffus die extra- und intrahepatischen Gallenwege erfasst und zu einer obliterierenden Fibrose der Gallengänge führen kann. In bis zu 70–100% ist diese Erkrankung mit einer chronisch-entzündlichen Darmerkrankung, hier insbesondere einer Colitis ulcerosa, assoziiert. Dabei kann die PSC der Darmerkrankung vorausgehen. Eine Korrelation zur Schwere der Darmerkrankung scheint nicht zu bestehen. 10–20% aller Patienten mit einer PSC entwickeln ein Karzinom der extrahepatischen Gallenwege [7].
Als weitere Risikofaktoren gelten konnatale extrahepatische Gallengangzysten, von denen sich die häufigsten als spindelig-zystische Dilatationen des D. choledochus oder als Divertikel bzw. Choledochocelen darstellen. Infolge des Refluxes von Pankreassaft kommt es zu ausgeprägten Entzündungen im Bereich der Zystenwand; die obstruktive Wirkung führt zu rezidivierenden Cholangitiden, zu regeneratorischen Epithelatypien, intraepithelialen Neoplasien und schließlich zur Entstehung eines invasiven Karzinoms [24]. Bereits bei Kindern mit Fehlbildungen der ableitenden Gallenwege sind hyperplastische Gallenblasenveränderungen beschrieben [20].
Alkohol- und Nikotinabusus gelten als weitere Risikofaktoren, wobei die genauen Mechanismen nicht bekannt sind.

Tab. 3. WHO-Klassifikation von malignen epithelialen Tumoren der Gallenblase und extrahepatischen Gallengänge [3]

Histologischer Typ	ICD-O-M-Nummer
Karzinome	
Adenokarzinom	8140/3
Papilläres Adenokarzinom	8260/3
Adenokarzinom, intestinaler Typ	8144/3
Adenokarzinom, Magenfoveolentyp	
Muzinöses Adenokarzinom	8480/3
Klarzelliges Adenokarzinom	8310/3
Siegelringzellkarzinom	8490/3
Adenosquamöses Karzinom	8560/3
Plattenepithelkarzinom	8070/3
Kleinzelliges Karzinom	8041/3
Großzelliges neuroendokrines Karzinom	8013/3
Undifferenziertes Karzinom	8020/3
Biliäres Zystadenokarzinom	8161/3
Gut differenzierter neuroendokriner Tumor (Karzinoid)	8240/3
Goblet-Zell-Karzinoid	8243/3
Tubuläres Karzinoid	8245/3
Gemischtes Karzinoid-Adenokarzinom	8245/3
Andere	

Morphologie der Karzinomentwicklung

Die Terminologie der «Dysplasie» oder des «Carcinoma in situ» der Schleimhaut der Gallengänge wird von einigen Autoren als Synonym gebraucht und nicht klar voneinander abgegrenzt. Um klarer zu machen, dass es sich bei der Dysplasie um eine Neoplasie handelt, wird von der WHO empfohlen, den Begriff intraepitheliale Neooplasie zu verwenden. Die intraepitheliale Neoplasie wird in niedriggradig und hochgradig unterteilt. Sowohl die hochgradige intraepitheliale Neoplasie als auch das Carcinoma in situ werden mit 8140/2 verschlüsselt. Die Zeitdauer vom Auftreten der intraepithelialen Neoplasien bis zur Entwicklung eines manifesten Karzinoms wird auf etwa 15 Jahre geschätzt [7].
Eine intraepitheliale Neoplasie-Karzinom-Sequenz ist – in Analogie zum Kolorektum – auch in der Gallenblase und den extrahepatischen Gallengängen wahrscheinlich. Dieser Begriff der Sequenz soll ausdrücken, dass die Entwicklung eines Karzinoms aus einer normalen Schleimhaut in Stufenschritten abläuft.
Klinisch können solche Vorläuferläsionen als Polypen imponieren. Dementsprechend abklärungsbedürftig hinsichtlich einer Neoplasie sind sonographisch festgestellte Polypen der

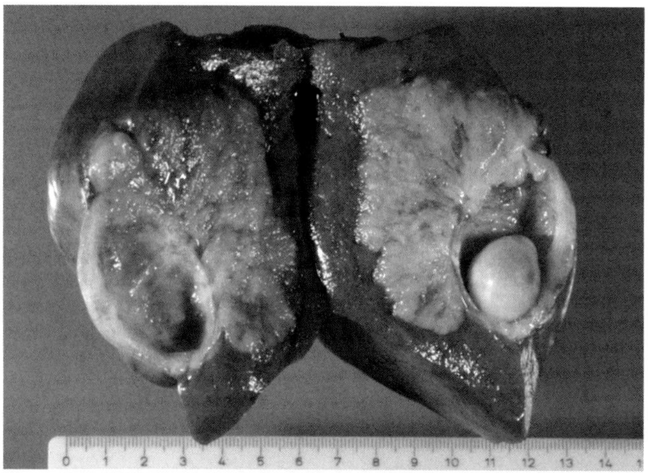

Abb. 1. Steinhaltige Gallenblase und Gallenblasenkarzinom mit Invasion der Leber.

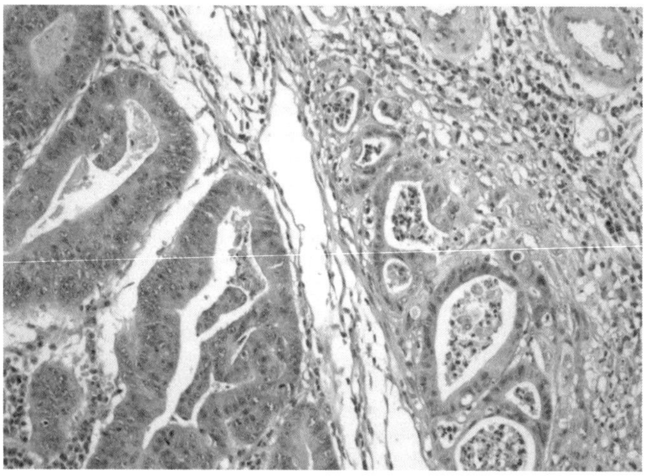

Abb. 2. Adenokarzinom der Gallenblase (HE).

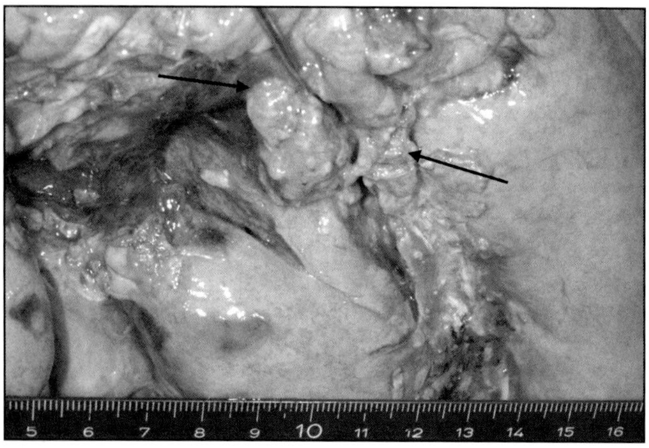

Abb. 3. Diffuses wachsendes Adenokarzinom (Pfeil) bei Zustand nach Stent-Einlage.

Gallenblase. Die Prävalenz so genannter Gallenblasenpolypen beträgt in sonographischen Untersuchungen etwa 3–6%. Dabei steigt das Risiko eines Karzinoms mit der Größe des Polypen. Solitäre, mehr als 1,5 cm große Läsionen sind in bis zu 70% maligne [19]. Als präkanzeröse Läsionen gelten auch Gallenblasenadenome, die als niedrig- oder hochgradige intraepitheliale Neoplasien den sequentiellen Prozess der Karzinomentstehung histologisch sichtbar machen. Intraepitheliale Neoplasien (auch ohne Adenome) werden in der Umgebung nahezu aller (invasiven) Gallenblasenkarzinome gefunden. In Cholezystektomiepräparaten sind in bis zu 3% aller Fälle intraepitheliale Neoplasien nachweisbar [25]. Die Zahl der genetischen Alterationen und ihre Prävalenz innerhalb der intraepithelialen Neoplasie-Karzinom-Sequenz nimmt zu [26]. *k-ras*-Mutationen werden bereits im Gallengangepithel von Kindern mit Gallengangfehlbildungen gefunden [27, 28].

Pathologie (Makroskopie und Mikroskopie) der Gallenblasenkarzinome

Makroskopisch imponieren Adenokarzinome der Gallenblase als grau-weiße, wandinfiltrierende und meistens schlecht abzugrenzende Tumoren (Abb. 1). Seltener finden sich ein polypöses oder diffuses Wachstum. Bei der makroskopischen Beschreibung ist besonders auf eine Serosaperforation oder Infiltration des Lebergewebes zu achten, da diese wichtig für die TNM-Klassifikation und somit von Bedeutung für weiterführende Therapiemaßnahmen und die Prognose sind [3].
Mikroskopisch kommen Adenokarzinome unterschiedlicher Differenzierung (G1–G3) zur Ansicht (Abb. 2). In etwa einem Drittel der gut bis mäßig differenzierten Adenokarzinome kommt eine fokale intestinale Differenzierung mit enterochromaffinen Zellen oder Becherzellen vor. Histologische Varianten sind papilläre Adenokarzinome, muzinöse, hellzellige, Siegelringzell-, adenosquamöse, Plattenepithel- oder kleinzellige Karzinome. Selten finden sich undifferenzierte Karzinome (G4), die mitunter ein spindelzelliges Wachstumsmuster oder Riesenzellen besitzen können. Auch Karzinosarkome wurden beschrieben [5]. Die histologische Klassifikation der Karzinome von Gallenblase und extrahepatischen Gallengängen wird nach den WHO-Kriterien [3] vorgenommen (Tab. 3).
Die TNM-Klassifikation der Gallenblasenkarzinome (Tab. 1) differenziert zwischen Tumoren, die auf die Gallenblase beschränkt sind (T2: keine Ausbreitung jenseits der Serosa), und Karzinomen, die das viszerale Peritoneum durchbrochen haben oder direkt in die Leber oder andere Nachbarorgane infiltrieren. Da das Peritoneum der Gallenblase an der Verwachsungsfläche mit der Leber fehlt, sind dort lokalisierte Tumoren zumeist T3-Karzinome, wenn sie eine direkte Infiltration in die Leber aufweisen. Lymphogene Metastasen, in der Regel in den regionären Lymphknoten, sind in etwa 50% der Fälle beschrieben. Die regionären Lymphknoten sind die am D. cysticus und die pericholedochalen, hilären, peripankreatischen (nur Pankreaskopf), periduodenalen, periportalen, zöliakalen Lymphknoten sowie jene an der Arteria mesenterica

superior [1]. Gelegentlich vorkommende paraaortale Lymphknotenmetastasen sind als Fernmetastasen zu klassifizieren. Hämatogene Metastasen sind mit Abstand am häufigsten in der Leber, gefolgt von der Lunge (Lungenmetastasen in 10–20% der Fälle). In 25% liegen peritoneale Metastasen vor. Seltener sind Knochenmetastasen [25].

Pathologie (Makroskopie und Mikroskopie) der extrahepatischen Gallengangkarzinome

Ähnlich wie bei Gallenblasenkarzinomen unterscheidet man *makroskopisch* einen diffus infiltrierenden Typ (Abb. 3), der häufiger ist, von einem polypösen, das Lumen verlegenden Typ (Abb. 4). Kombinationen aus beiden Wachstumsmustern kommen vor, wobei ein zunächst polypös wachsendes Karzinom im weiteren Verlauf die Wand und das angrenzende Bindegewebe infiltrieren kann [7]. Makroskopisch ist manchmal nur eine geringe Verdickung des Gallengangs sichtbar, die oberflächliche Mukosa scheint intakt. Andere Tumoren zeigen langstreckige mehr oder weniger stark ausgeprägte Stenosen des Gallengangs. Die Abgrenzung von einer chronischen fibrosierenden Entzündung des Gallengangs kann schwierig sein. Diese Schwierigkeit erklärt auch, warum die genaue Größenbestimmung der Karzinome problematisch ist und die Karzinome in ihrer Größe fast immer unterschätzt werden. Die Karzinome wachsen schnell in das Bindegewebe des Ligamentum hepatoduodenale ein und benutzen die Gangstrukturen als Schienen, um an ihnen entlang in die Leber einzuwachsen [7]. Auch bei makroskopisch vermeintlich kleinen Karzinomen findet man in einem Prozentsatz von über 50% bereits eine Leberinvasion. Eigene Untersuchungen mit genauer Bearbeitung von kleinen Segmenten des Gangs und des periduktalen Fettbindegewebes haben gezeigt, dass diese Karzinome eine diskontinuierliche Ausbreitung aufweisen können, was die Schnellschnittdiagnose von Absetzungsrändern erschweren kann. Stand bis vor kurzem die Ausbreitung nach proximal, nämlich in die Leber, im Zentrum des (operativen) Interesses, haben Untersuchungen an Resektions- und Autopsiepräparaten von Patienten mit einem Gallengangkarzinom, die photodynamisch über längere Zeit (>1 Jahr) behandelt worden waren, ergeben, dass auch mit einem Wachstum nach distal gerechnet werden muss, d.h. einer Invasion von Duodenum, Magen oder Pankreas, zum Teil mit einer Stenosesymptomatik [30].

In Abhängigkeit von der T-Kategorie weisen etwa 50% der Patienten zum Zeitpunkt der Diagnosestellung bereits regionäre Lymphknotenmetastasen auf. Ähnlich wie beim Gallenblasenkarzinom kommen auch die Patienten mit einem Gallengangkarzinom in der Regel in fortgeschrittenen Tumorstadien (UICC-Stadium IIB–IV) zur Diagnose [1, 5]. Ein genauer Ausgangspunkt des Primärtumors im Gallengangsystem ist in dieser fortgeschrittenen anatomischen Ausbreitung häufig nicht mehr festzulegen.

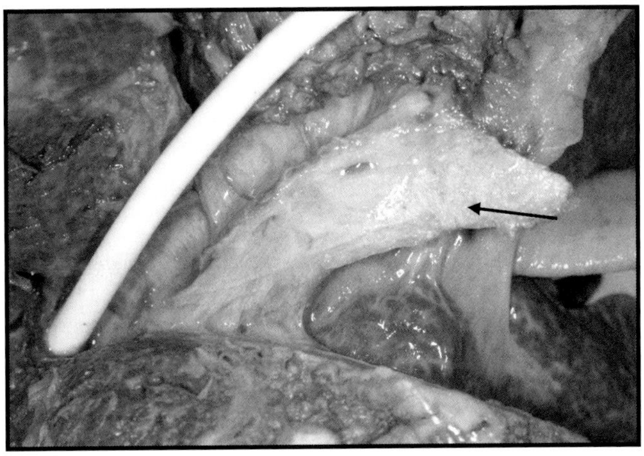

Abb. 4. Polypöses Adenokarzinom (Pfeil) der extrahepatischen Gallengänge.

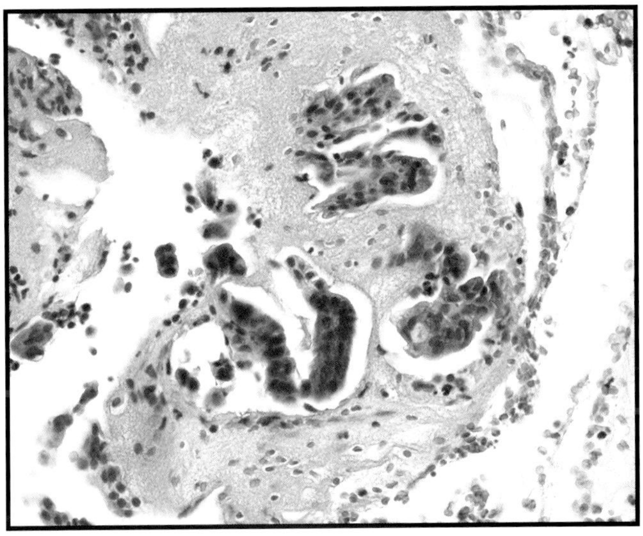

Abb. 5. Nervenscheideninfiltrate eines mäßig differenzierten Adenokarzinoms (HE).

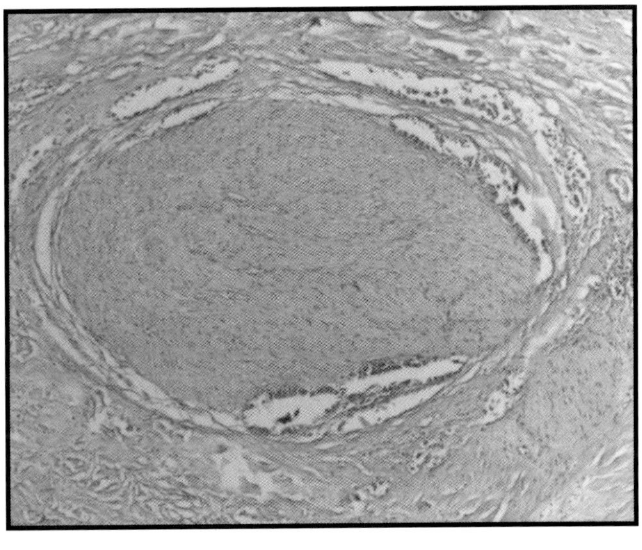

Abb. 6. Gallengangbiopsie mit einem mäßig differenzierten Adenokarzinom (HE).

Ähnlich wie bei Pankreaskarzinomen und Gallenblasenkarzinomen findet sich auch bei diesen Karzinomen sehr häufig (>80%) eine Invasion von Perineuralscheiden (Abb. 5). Dadurch scheint die Gefahr einer Ausbreitung über diese Wege groß zu sein [7].

Die Karzinome der Hepaticus-Gabel, die bereits erwähnten Klatskin-Tumoren, werden entsprechend ihrer Ausdehnung nach einer mehrfach modifizierten Klassifikation von Bismuth eingeteilt [31]:

- Typ I: Der Tumor betrifft den D. hepaticus communis, jedoch nicht die Hepaticus-Gabel.
- Typ II: Der Tumor betrifft auch die Hepaticus-Gabel, die sekundäre Aufzweigung rechts oder links allerdings nicht.
- Typ III: Der Tumor reicht auf einer Seite (Typ IIIa rechts, Typ IIIb links) bis an die Segmentabgänge heran.
- Typ IV: Der Tumor befällt die sekundären Zusammenflüsse rechts und links.

Da die Hepaticus-Gabel offen ist, dürfte der Typ I streng genommen nicht zu den Klatskin-Tumoren gezählt werden, sondern zu den distalen Gallengangkarzinomen. Er wird aber von Chirurgen und Endoskopikern im Allgemeinen als Klatskin-Tumor bezeichnet.

Mikroskopisch unterscheidet sich das Bild der Karzinome der Gallengänge nicht von dem der Gallenblasenkarzinome. Am häufigsten, in mehr als 80% der Fälle, handelt es sich um gut bis mäßig differenzierte Adenokarzinome (Abb. 5, 6), die teilweise eine ausgeprägte desmoplastische Stromareaktion zeigen und sich schienenartig entlang der Gallengänge ausbreiten. In dem an das Karzinom angrenzenden Gallengangepithel finden sich nicht selten Veränderungen einer intraepithelialen Neoplasie. Ein diskontinuierliches Tumorausbreitungsmuster entlang der Gallengänge erschwert die chirurgische Therapie ebenfalls und gilt als Beleg für die Theorie der «Feldkanzerisierung» [7, 29].

Prognose

Die Prognose von Patienten mit Karzinomen der Gallenblase ist generell schlecht. Die 5-Jahres-Überlebensrate beträgt für alle Stadien etwa 15% [32]. Sie ist abhängig von der anatomischen Ausbreitung des Tumors und variiert zwischen 49% für Stadium-I-Patienten, 15% für Stadium-III-Patienten und 0 für Stadium-IV-Patienten. Patienten mit papillären Karzinomen haben eine bessere Prognose, solche mit hochgradigen Karzinomen oder einer Invasion von Lymph- oder Blutgefäßen eine schlechtere [33]. Keiner der bisher untersuchten molekularen Faktoren ist prognostisch von signifikanter Bedeutung [33].

Da Karzinome der extrahepatischen Gallengänge seltener sind als Gallenblasenkarzinome, sind zuverlässige Prognosestudien schwierig durchführbar und somit selten. Neben der anatomischen Ausbreitung ist die Lokalisation ein wichtiger Prognosefaktor. Patienten mit distalen Gallengangkarzinomen haben eine bessere Prognose, weil diese Tumoren leichter kurativ resezierbar sind [34, 35]. Ähnlich den Gallenblasenkarzinomen haben Patienten mit papillären Adenokarzinomen eine bessere, Patienten mit hochgradigen Karzinomen eine schlechtere Prognose [33].

Fazit für die Praxis

Adenokarzinome der Gallenblase und der Gallengänge zeigen eine (leichte) Inzidenzzunahme und machen etwa 2% aller malignen Tumoren aus. Sie entstehen durch maligne Transformation des Epithels der Gallenblase (Gallenblasenkarzinom) und der extrahepatischen Gallengänge (extrahepatisches Gallengangkarzinom). Karzinome der Gallenblase und der extrahepatischen Gallengänge haben jeweils eine eigene UICC-TNM-Klassifikation. Die Prognose der Patienten ist schlecht und wird im Wesentlichen bestimmt von der anatomischen Ausbreitung der Karzinome (TNM-Klassifikation).

Ätiopathogenetisch sind Faktoren, die mit einer chronischen Entzündungsreaktion einhergehen, relevant, z.B. parasitäre Erkrankungen, Colitis ulcerosa mit konsekutiver primär sklerosierender Cholangitis oder Duktalplattenanlagestörungen. Die ätiopathogenetische Bedeutung von Gallensteinen ist relevant für die Entstehung von Gallenblasenkarzinomen, nicht aber für die extrahepatischer Gallengangkarzinome. Die Entstehung beider Karzinome folgt der intraepithelialen Neoplasie-Karzinom-Sequenz. Eine ganze Reihe von ursächlichen genetischen Alterationen sind bisher identifiziert worden.

Literatur

1 Wittekind C, Meyer HJ, Bootz F (Hrsg): TNM-Klassifikation maligner Tumoren, 6. Aufl. Berlin, Springer, 2002.

2 Hamilton SR, Aaltonen LA: WHO: Pathology and Genetics. Tumours of the Digestive System. Lyon, IARC Press 2000, pp 173–180.

3 Klatskin G: Adenocarcinoma of the hepatic duct at its bifurcation within the porta hepatis. An unusual tumor with distinctive clinical and pathological features. Am J Med 1965;38:241–256.

4 Sharp GB, Cologne JB, Fukuhara T, Itakura H, Yamamoto M, Toku S: Temporal changes in liver cancer incidence rates in Japan: Accounting for death certificate inaccuracies and improving diagnostic techniques. Int J Cancer 2001;93:751–758.

5 Anthony PP: Tumors and tumor-like lesions of the liver and biliary tract; in MacSween RNM, Anthony PP, Scheuer PJ (eds): Pathology of the Liver, 3rd ed. Edinburgh, Churchill-Livingstone, 1994, pp 635–711.

6 Tazuma S, Kajiyama G: Carcinogenesis of malignant lesions of the gall bladder. The impact of chronic inflammation and gallstones. Langenbecks Arch Surg 2001;386:224–229.

7 Tannapfel A, Wittekind C: Anatomy and pathology of intrahepatic and extrahepatic bile duct tumors. Pathologe 2001;22:114–123.

8 Wistuba II, Miquel JF, Gazdar AF, Albores-Saavedra J: Gallbladder adenomas have molecular abnormalities different from those present in gallbladder carcinomas. Hum Pathol 1995;30:21–25.

9 Albores-Saavedra J, Henson DE: Gallbladder, extrahepatic bile ducts, and ampulla of Vater; in Henson DE, Albores-Saavedra J (eds): Pathology of Incipient Neoplasia. Oxford, Oxford University Press 2001, pp 263–280.
10 Wistuba II, Gazdar AF, Roa I, Albores-Saavedra J: p53 protein overexpression in gallbladder carcinoma and its precursor lesions: An immunohistochemical study. Hum Pathol 1996;27:360–365.
11 Wistuba II, Albores-Saavedra J: Genetic abnormalities involved in the pathogenesis of gallbladder carcinoma. J Hepatobiliary Pancreat Surg 1999;6: 237–244.
12 Wistuba II, Sugio K, Hung J, Kishimoto Y, Virmani AK, Roa I, Albores-Saavedra J: Allele-specific mutations involved in the pathogenesis of endemic gallbladder carcinoma in Chile. Cancer Res 1995; 55:2511–2515.
13 Lee CS, Pirdas A: Epidermal growth factor receptor immunoreactivity in gallbladder and extrahepatic biliary tract tumours. Pathol Res Pract 1995; 191:1087–1091.
14 Lee JC, Lin PW, Lin YJ, Lai J, Yang HB, Lai MD: Analysis of K-ras gene mutations in periampullary cancers, gallbladder cancers and cholangiocarcinomas from paraffin-embedded tissue sections. J Formos Med Assoc 1995;94:719–723.
15 Watanabe M, Asaka M, Tanaka J, Kurosawa M, Kasai M, Miyazaki T: Point mutation of k-ras gene codon 12 in biliary tract tumours. Gastroenterology 1994;107:1147–1153.
16 Rijken AM, van-Gulik TM, Polak MM, Sturm PD, Gouma DJ, Offerhaus GJ: Diagnostic and prognostic value of incidence of k-ras codon 12 mutations in resected bile duct carcinoma. J Surg Oncol 1998; 68:187–192.
17 Vitetta L, Sali A, Little P, Mrazek L: Gallstones and gallbladder carcinoma. Aust N Z J Surg 2000; 70:667–673.
18 Obara T, Tanno S, Fujii T, Izawa T, Mizukami Y, Yanagawa N, Ura Kohgo Y: Epithelial cell proliferation and gene mutation in the mucosa gallbladder with pancreaticobiliary malunion and cancer. J Hepatobiliary Pancreat Surg 1999;6:229–236.
19 Huang C, Lichtenstein DR: Pancreatic and biliary tract disorders in inflammatory bowel disease. Gastointest Endosc Clin North Am 2002;12:535–559.
20 Tanno S, Obara T, Fujii T, Mizukami Y, Yanagawa N, Izawa T, Ura Kohgo Y: Epithelial hyperplasia of the gallbladder in children with anomalous pancreaticobiliary ductal union. Hepatogastroenterology 1999;46:3068–3073.
21 Caygill CPJ, Hill MJ, Braddick M, Knowles R, Sharpe JC: Excess cancer mortality in chronic typhoid and paratyphoid carriers. J Med Microbiol 1993;39:339.
22 Leong RW, Sung JJ: Review article *Helicobacter* species and hepatobiliary disease. Aliment Pharmacol Ther 2002;16:1037–1045.
23 Albores-Saavedra J, Henson DE, Klimstra D: Tumors of the Gallbladder and Extrahepatic Bile Ducts. Atlas of Tumor Pathology. Third series, Washington D.C., Armed Forces Institute of Pathology, 1999.
24 Launois B, Terblanche J, Lakehal M, Catheline JM, Bardaxoglou E, Landen S, Campion JP, Sutherland F, Meunier B: Proximal bile duct cancer: High resectability rate and 5-year survival. Ann Surg 1999; 230:266–275.
25 North JH, Pack MS, Hong C, Rivera DE: Prognostic factors for adenocarcinoma of the gallbladder: An analysis of 162 cases. Am Surg 1998;64:437–440.
26 Wistuba II, Ashfaq R, Maitra A, Alvarez H, Riquelme E, Gazdar AF: Fragile histidine triad gene abnormalities in the pathogenesis gallbladder carcinoma. Am J Pathol 2002;160:2073–2079.
27 Bheerappa N, Sastry RA: Pancreatico-biliary ductal union. Trop Gastroenterol 2001; 22:190–193.
28 Tanno S, Obara T, Fujii T, Mizukami Y, Shudo R, Nishino N, Ura H, Klein-Szanto AJ, Kohgo Y: Proliferative potential and *K-ras* mutation in epithelial hyperplasia of the gallbladder in patients with anomalous pancreaticobiliary ductal union. Cancer 1998;83:267–275.
29 Caca K, Feisthammel J, Klee K, Tannapfel A, Witzigmann H, Wittekind C, Mössner J, Berr F: Inactivation of the INK4a/ARF locus and p53 in sporadic extrahepatic bile duct cancers and bile tract cancer cell lines. Int Cancer 2002;97:481–488.
30 Wiedmann M, Caca K, Berr F, Schiefke I, Tannapfel A, Wittekind C, Mössner J, Hauss J, Witzigmann H: Neoadjuvant photodynamic therapy as a new approach to treating hilar cholangiocarcinoma: A phase II pilot study. Cancer 2003;97:2783–2790.
31 Bismuth H, Corlette MB: Intrahepatic cholangioenteric anastomosis in carcinoma of the hilus of the liver. Surg Gynec Obstet 1975;140:170–178.
32 Greene FL, Page D, Morrow M, Balch C Haller D, Fritz A, Fleming I (eds): AJCC Cancer Staging Manual, 6th ed. New York, Springer, 2002.
33 Henson DE, Albores-Saavedra J: Extrahepatic biliary tract and the ampulla of Vater cancers; in Gospodarowicz MK, Henson DE, Hutter RVP, O'Sullivan B, Sobin LH, Wittekind C (eds): UICC: Prognostic Factors in Cancer, 2nd ed. New York, Wiley and Liss, 2001, pp 311–332
34 Chung C, Bautista N, O'Connell TX: Prognosis and treatment of bile duct carcinoma. Ann Surg 1998; 64:921–925.
35 Alden ME, Waterman FM, Topham AK, Barbot DJ, Shapiro MJ, Mohiuddin M: Cholangiocarcinoma: Clinical significance of tumor location along the extrahepatic bile ducts. Radiology 1995:197: 511–516.

Chirurgische Gastroenterologie Interdisziplinär

Hauptthema · Main Topic

Chir Gastroenterol 2004;20:250–258

Gallenblasen-und Gallenwegkarzinome – Welchen Stellenwert besitzen CT, MRT und Magnetresonanz-Cholangiographie?

H.M. Klein[a] R.W. Günther[b]

[a] Radiologisches Zentrum am Jung-Stilling-Krankenhaus, Siegen
[b] Klinik für Radiologische Diagnostik, Klinikum der RWTH Aachen, Deutschland

Schlüsselwörter
Biliäres System · Karzinom · CT · MRT

Zusammenfassung
Die Diagnostik des Gallenblasen- und Gallenwegkarzinoms stellt für die bildgebende Diagnostik eine Herausforderung dar. Die komplexe Anatomie sowie die im Abdomen nahezu unvermeidlichen Bewegungsartefakte durch Atmung und Peristaltik machen die Früherkennung schwierig. Das Gallenblasenkarzinom ist die fünfthäufigste gastrointestinale Neoplasie. 75% der Patienten haben anamnestisch Gallensteine, etwa 1% der Gallensteinpatienten entwickeln ein Gallenblasenkarzinom. Meist ist zum Zeitpunkt der Diagnose bereits ein fortgeschrittenes Krankheitsstadium erreicht, die 5-Jahres-Überlebenszeit liegt unter 5%. Das Karzinom kann sowohl eine fokale Raumforderung der Gallenblasenwand als auch eine diffuse Verdickung der Wand (>10 mm) bewirken. Klinisches Kardinalsymptom des Gallengangkarzinoms ist der Ikterus. In CT und MRT fällt die Erkrankung meist durch eine Erweiterung der intrahepatischen Gallenwege auf. Schwierig ist der Nachweis des Primärtumors, der in zirka 50% in der Hepaticus-Gabel lokalisiert ist (Klatskin-Tumor). Die CT ermöglicht eine hoch auflösende Darstellung des hepatobiliären Systems in mehreren Kontrastierungsphasen. Durch digitale Nachbearbeitung können beliebige Darstellungsebenen erzeugt werden. Die MRT hat Vorteile durch den besseren Weichteilkontrast, speziell in hoch auflösenden T2-gewichteten Messungen sowie in fettsupprimierten T1-Messungen nach Kontrastmittelgabe. Die dreidimensionale Darstellung der Gallenwege (Magnetresonanz-Cholangiographie) kann die früher genutzte i.v. Cholangiographie ersetzen.

Key Words
Biliary tract · Carcinoma · CT · MRI

Summary
Carcinoma of the Gallblader and Biliary Ducts – What Is the Value of CT, MRI, and Magnetic Resonance Cholangiography?
Diagnostic imaging of the hepatobiliary system represents one of the most challenging tasks in radiology. Complex anatomical conditions as well as unavoidable motion artifacts due to breathing and peristalsis hamper the early detection of neoplastic biliary disease. Carcinoma of the gallbladder are the fifth most frequent neoplastic disease of the abdomen. 75% of the patients suffer from gallstones, and about 1% of patients with cholelithiasis develop a gallbladder carcinoma. In most cases, at the time of diagnosis an advanced stage of disease is reached, the 5-year survival rate is below 5%. Clinically, the primary symptom of cholangiocarcinoma is jaundice. On CT and MRI, the disease is associated with a dilation (>10 mm) of the intrahepatic biliary tract. Delineation of the primary tumor, which is in about 50% located at the junction of the hepatic ducts (Klatskin tumor), is difficult. CT facilitates high-resolution imaging of the hepatobiliary system in different phases of contrast enhancement. Furthermore, digital postprocessing allows secondary reformatting of the images in arbitrarily oriented planes. MRI provides better intrinsic soft-tissue contrast. High-resolution T2 images and contrast-enhanced T1-weighted images with fat suppression are best suited for tumor detection. 3D MR cholangiography may replace i.v. cholangiography.

KARGER

Fax +49 761 4 52 07 14
E-mail Information@Karger.de
www.karger.com

Accessible online at:
www.karger.com/cga

Prof. Dr. Hans-Martin Klein
Radiologisches Zentrum am Jung-Stilling-Krankenhaus
Wichernstraße 40, D-57074 Siegen
Tel. +49 271 333 43-18, Fax -40
E-mail hans-martin.klein@diakonie.siegen.de

Einleitung

Cholelithiasis und maligne Obstruktionen der Gallenwege sind die klinisch bedeutsamsten Erkrankungen des hepatobiliären Systems. Über 90% der Gallenblasenerkrankungen sind Steinleiden, die mit modernen Ultraschallsystemen zuverlässig erkannt werden können. Andere Bildgebungsverfahren spielen hier eine untergeordnete Rolle und sind entweder als Problemlösung oder für spezielle Fragestellungen indiziert.
Für die Darstellung von Erkrankungen der Gallenwege wurde eine Vielzahl von Verfahren vorgeschlagen. Zwar können mit Ultraschall und CT viele Erkrankungen des Pankreas und des biliären Systems dargestellt werden [1], dennoch ist in vielen Fällen die direkte Kontrastierung des Gallenwegsystems notwendig. Hier sind die endoskopisch-retrograde Cholangiopankreatographie (ERCP) und die perkutan-transhepatische Cholangiographie (PTC) zu nennen. Ein Vorteil der ERCP ist die ausgezeichnete räumliche Auflösung sowie die Möglichkeit der therapeutischen Intervention. Allerdings weist die ERCP eine Morbidität von 7% und eine untersuchungsbezogene Mortalität von zirka 1% auf. Zudem gelingt die Sondierung des Ductus choledochus in 3–9% nicht [2].
Die jüngsten Entwicklungen in der CT und MRT, insbesondere die Mehrschicht-CT (MSCT) sowie schnelle Bildgebungssequenzen und die Magnetresonanz-Cholangiographie (MRC), ermöglichen seit einigen Jahren die nichtinvasive Darstellung des hepatobiliären Systems mit hoher räumlicher und zeitlicher Auflösung.
Die vorliegende Arbeit soll einen Überblick über die Grenzen und Möglichkeiten der Bildgebung bei Gallenweg- und Gallenblasenkarzinomen bieten. Welchen Gerätestandard muss die radiologische Diagnostik vorhalten? Wie ist die Rolle von Röntgen, Ultraschall, CT und MRT im klinischen Kontext? Was kann der Radiologe leisten? Was kann der Therapeut erwarten?

Bildgebende Verfahren

Cholangiographie i.v.

Drei Gründe haben zur schwindenden Bedeutung der i.v. Cholangiographie beigetragen:
- die im Vergleich zu nierengängigen Kontrastmitteln schlechtere Verträglichkeit des gallegängigen Kontrastmittels aufgrund der hohen Plasmaeiweißbindung mit größerer Häufigkeit allergischer Reaktionen (zirka 5%),
- die relativ unsichere diagnostische Aussage,
- die zunehmende Etablierung der ERCP, die, obwohl invasiv, aufgrund der hohen diagnostischen Sicherheit und der Möglichkeiten der therapeutischen Intervention zum Goldstandard avancierte.

Die i.v. Cholangiographie ist heute obsolet. Einzige Ausnahme ist die Kombination mit der Spiral-CT für bestimmte chirurgische Fragestellungen (Abb. 1).

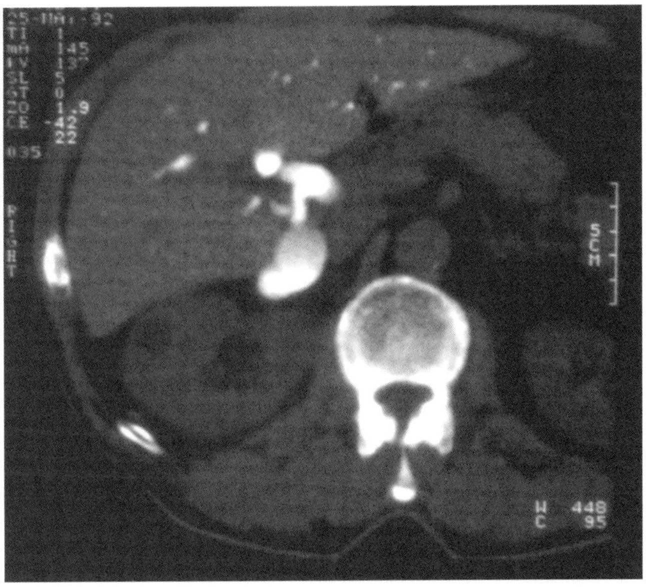

a

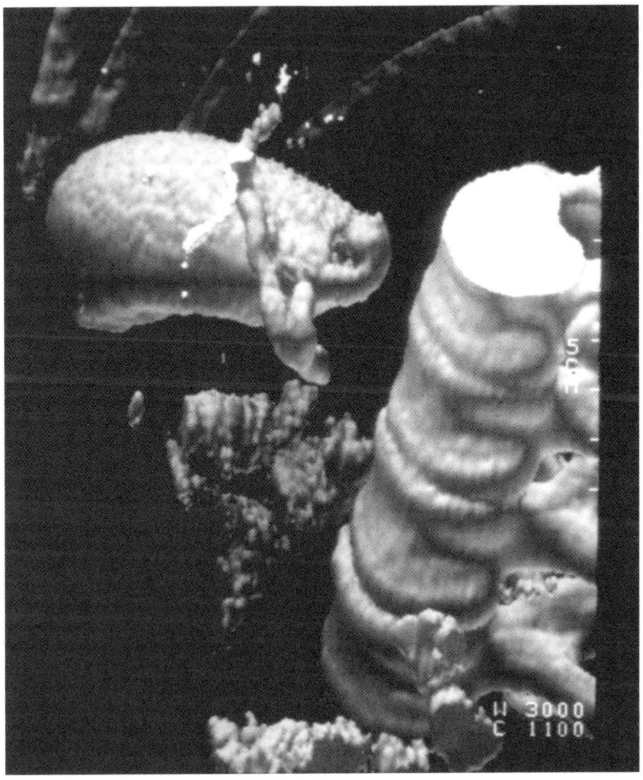

b

Abb. 1. CT-Cholangiographie. Spiral-CT mit 5 mm Schichtdicke, 5 mm/s Tischvorschub und einem Rekonstruktionsintervall von 2 mm. **a** Axiales Schnittbild, 45 min p.i. **b** 3D-Oberflächenrekonstruktion.

Sonographie

Der Ultraschall hat als bildgebende Methode der ersten Wahl in der Abklärung von Gallenerkrankungen auch für die Malignomdiagnostik einen hohen Stellenwert. Mit modernen transkutanen Sonographieverfahren ist auch die Beurteilung von Prozessen in der Gallenblasenwand und den Gallenwegen möglich. Die Sensitivität zur Erkennung kleiner Tumoren ist

allerdings gering. Frank et al. [7] fanden sonographisch nur ein Frühkarzinom (<1,5 cm) unter 60 Patienten. Zeichen der Malignität war die Leberinfiltration (94% Sensitivität) und die Infiltration in Nachbarorgane (37% Sensitivität).
Neuerdings hat die Endosonographie des hepatobiliären Systems an Bedeutung gewonnen. Dieses Verfahren ergänzt die ERCP, dürfte allerdings aufgrund der Kompliziertheit und des methodischen Aufwands zunächst keine häufige Anwendung finden. Dennoch ermöglicht die Endosonographie eine Analyse des Wandaufbaus der Gallenblase, die entscheidend ist für eine differenzierte Diagnostik und das Staging von Tumoren.

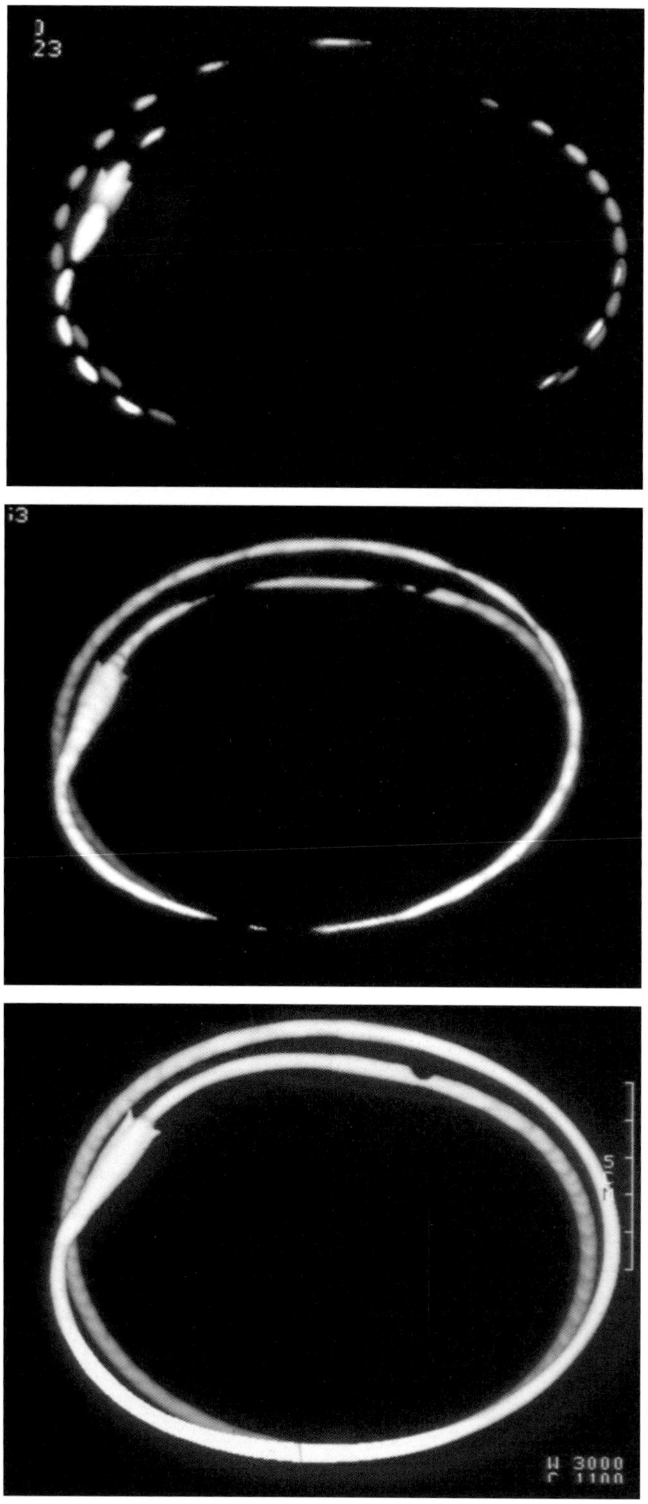

Abb. 2. Modell des Gallenwegsystems zur Verdeutlichung der Bedeutung des Einflusses von Schichtdicke, Tischvorschub und Schichtabstand: Ein 5mm PET-Schlauch, gefüllt mit verdünntem jodhaltigem Kontrastmittel (150 HU). **a** Schichtdicke 8 mm, Tischvorschub 8 mm/s, Schichtabstand 8 mm. **b** Schichtdicke 5 mm, Tischvorschub 7 mm/s, Schichtabstand 3 mm. **c** Schichtdicke 5 mm, Tischvorschub 5 mm/s, Schichtabstand 2 mm.

CT

Die CT war bis 1989 ein Verfahren zur schrittweisen Erzeugung von Einzelschichtdarstellungen des Körpers. Die Messzeit lag bei zirka 6–7 s für eine Schicht, die übliche Schichtdicke im Abdomen bei zirka 8 mm. Mit der Spiral-CT [3] wurde die Untersuchungszeit einer Abdomensequenz von 5–10 auf etwa 0,5 min verkürzt. Gleichzeitig konnte die Auflösung in Schichtvorschubrichtung verbessert werden.
Stand der Technik dürfte heute das Vorhandensein eines Spiral-CT (Einzeiler) mit einer Rotationszeit von < 2 s sein. Geräte dieser Leistungsklasse sind seit etwa 1991 verfügbar und somit jetzt mehr als 10 Jahre im klinischen Einsatz.
Eine häufig übersehene Problematik des Spiral-CT ist die Verbreiterung des Schichtsensitivitätsprofils. Während bei der inkrementellen CT die nominelle Schichtdicke (Kollimation) recht genau die effektive Schichtdicke darstellt, nimmt bei der Spiral-CT die effektive Schichtdicke mit zunehmendem Tischvorschubverhältnis («pitch») zu. Bei einer Tischvorschubgeschwindigkeit von 10 mm/s und einer Kollimation von 10 mm liegt die effektive Schichtdicke – auch als full width at half maximum (FWHM) bezeichnet – bei 12,4 mm. Bei einem Tischvorschubverhältnis von 2 kann näherungsweise eine Zunahme der effektiven Schichtdicke um 60% angenommen werden (Abb. 2).
Durch die Mehrschicht-CT (Multislice-CT; MSCT) wurde die Spiral-CT nochmals verbessert. Sie ermöglicht die Aufnahme von mehreren Schichtbildern gleichzeitig, durch die simultane Messung von derzeit bis zu 16 aneinander gereihten Detektorzeilen.
Vorteilhaft ist zum einen die Verbesserung der Auflösung in Schichtvorschubrichtung durch die dünnere nominelle Schichtdicke. Zum anderen kann durch Verwendung eines erst durch die Mehrschichttechnik möglichen, nichtlinearen Interpolationsalgorithmus die Verbreiterung des Schichtsensitivitätsprofils deutlich reduziert werden [4].
Das Bildgebungsprotokoll sollte eine möglichst hohe räumliche Auflösung in Tischvorschubrichtung gewährleisten. Zu fordern ist eine effektive Schichtdicke ≤ 5 mm und Schichtabstand von ≤ 3 mm (Abb. 2).

Tab. 1. MRT-Sequenzen für die Darstellung von Gallenblase und Gallenwegen[a]

	Orientierung	TE	TR	ETL	FA	SD	Gap
T1							
SE Atem-«Gating»	axial	15	<600	8	–	5	0,5
2D-GE	axial	min	100	–	60	5	1
2D-GE fs	koronar	min	100	–	60	5	1
T2							
SE Atem-«Gating»	axial	105	4000	16	–	5	1
MRCP							
Single Slice	parakoronar	maximal 849	unendlich	128	–	70	–

ETL = Echo Train length; FA = flip angle; fs = fettsupprimiert; Gap = Schichtabstand; SD = Schichtdicke; TE = Echozeit; TR = Repetitionszeit.
[a]Die Sequenzen sind optimiert für ein 1T-Gerät mit Verwendung einer «Phased-array»-Oberflächenspule.

Sinnvoll ist zunächst die Untersuchung in Nativtechnik zum Nachweis von verkalkten Konkrementen. Im Anschluss sollte eine Messung nach i.v. Kontrastmittelgabe in Frühphase (zirka 45 s nach Injektion) und Spätphase (zirka 2 min nach Injektion) erfolgen.

CT-Cholangiographie

Zur präoperativen Darstellung der Anatomie und zur Analyse von postoperativen Komplikationen kann eine CT nach i.v. Applikation von gallegängigem Kontrastmittel (CT-Cholangiographie; CTC) durchgeführt werden [5, 6] (Abb. 1). Zur Durchführung einer CTC wird zirka 45 min nach Infusion eines gallegängigen Kontrastmittels eine Dünnschicht-CT mit nachfolgender 3D-Rekonstruktion angefertigt. Die Schichtdicke sollte maximal 5 mm betragen, bei einem Rekonstruktionsintervall von maximal 2 mm. Die 3D-Nachbearbeitung umfasst Oberflächenrekonstruktionen sowie multiplanare Reformatierungen («maximum intensity projection» (MIP), «multiplanar reconstruction» (MPR)).

MRT

Konventionelle MRT-Bildgebungstechniken zur Darstellung der Gallenblase sind T1- und T2-gewichtete Spinechosequenzen (SE-Sequenzen) sowie T1-gewichtete Gradientenechosequenzen mit einem Spoilergradienten (SPGR, SGE, FLASH) [8]. Zusätzliche Verbesserungen stellen die Verwendung von «Phased-array»-Spulen (Mehrelementspulen) und die Fettunterdrückung dar.
Das technische Procedere muss für jede MRT-Installation individuell optimiert werden (Tab. 1).
T2-gewichtete SE-Sequenzen oder Echo-Train-SE-Sequenzen (TSE, FSE) erzeugen eine hohe Signalintensität in der Gallenblase bei guten Kontrast zum umgebenden Gewebe. Sie werden ergänzt mit T1-gewichteten Sequenzen vor und nach intravenöser Gabe von Gd-haltigem Kontrastmittel (z.B. Gd-DTPA, 0,01 mmol/kg Körpergewicht). Bei entsprechend atemkooperativen Patienten kann eine komplette abdominelle Untersuchungssequenz in einer Atemstillstandsphase erzeugt werden.
Kontrastangehobene T1-Sequenzen sollten 1–2 min nach Injektionsbeginn gestartet werden. Alle intrahepatischen Gefäße sind dann signalintens, und nur die Gallenwege kommen als hypointense Strukturen kontrastreich zur Darstellung.

MRC

Für die MRC werden stark T2-gewichtete Sequenzen eingesetzt, die einen hohen Kontrast zwischen Gallenflüssigkeit und Umgebung erzeugen. Zunächst wurden Gradientenechosequenzen verwendet, allerdings erfordern diese relativ lange Messzeiten. Schnelle SE-Sequenzen mit mehr als 128 Echos pro Anregungspuls verkürzen die Messzeiten erheblich. Zudem bieten sie ein besseres Kontrast-zu-Rausch-Verhältnis. Die Schnittbilder werden in MIP- oder MPR-Technik rekonstruiert. Die Qualität der Bilder ist der i.v. Cholangiographie deutlich überlegen – insofern kann die schnelle und einfach durchführbare MRC diese Untersuchung ersetzen. Bei pathologischen Befunden kann die exakte Abklärung dann durch eine endoskopische retrograde (ERCP) oder perkutan-transhepatische (PTC) Darstellung erfolgen.
Derzeit hat die MRC ihren Stellenwert als einfache Ergänzung der Oberbauch-MRT zur Darstellung von Lage und Größe des Gallengangsystems.

Das Gallenblasenkarzinom

Das Gallenblasenkarzinom ist eine relativ seltene Neoplasie, die bezüglich ihrer Häufigkeit an fünfter Stelle der gastroin-

Tab. 2. Differentialdiagnose des Gallenblasenkarzinoms

Cholezystitis	Generalisierte Wandverdickung, >10 mm
Xanthogranulomatöse Cholezystitis	Konkremente und eine lobulierte Raumforderung in der Gallenblase
Cholesterol-Polypen	Umschriebene Wandverdickung, kann auch Kontrastmittel anreichern
Adenomyomatose	Hyperplasie der Wand, zum Teil polypoide Wandstrukturen, verdickte Rokitansky-Aschoff'sche Sinus
Metastasen	Melanom, Lymphom
Tumorinvasion	Leber, Pankreas, Duodenum

Tab. 3. TNM-Staging des Gallenblasenkarzinoms

Klassifikation	Befund
Tis	Carcinoma in situ
T1a	Infiltration der Lamina propria
T1b	Infiltration der Muscularis
T2	Infiltration des perimuskulären Bindegewebes
T3	Perforation der Serosa oder Infiltration der Leber < 2 cm oder Infiltration eines Nachbarorgans
T4	Infiltration der Leber > 2 cm oder Infiltration von 2 oder mehr Nachbarorganen
N1	Lymphknotenmetastasen im L. hepatoduodenale, Leberhilus, um den D. zysticus oder D. choledochus
N2	Lymphknotenmetastasen peripankreatisch, perduodenal oder zoeliakal.

Tab. 4. Durchmesser des D. choledochus in mm [32–34]

	Normal	Grenzbereich	Pathologisch
Ultraschall	4–6	6–8	>8
i.v. Cholangiographie	3–9	9–12	>12
CT	4–6	7–10	>10

testinalen Malignome steht [9, 10]. Meist handelt es sich um Adenokarzinome. Primäre Gallenblasenkarzinome sind aggressiv wachsende Tumoren. Sie betreffen Frauen etwa drei- bis viermal häufiger als Männer. Die Tumoren treten eher im höheren Lebensalter auf, meist jenseits des 60. Lebensjahres. Etwa 75% der Patienten mit Gallenblasenkarzinom haben Gallensteine [8], aber nur etwa 1% der Patienten mit Gallensteinen entwickeln ein Gallenblasenkarzinom [11].
Als wichtiger prädisponierender Faktor für die Entstehung des Gallenblasenkarzinoms wird die chronische Cholezystitis angesehen. Die Inzidenz des Gallenblasenkarzinoms bei Patienten mit Porzellangallenblase liegt bei zirka 20%. Ein erhöhtes Risiko besteht darüber hinaus bei Patienten mit entzündlichen Darmerkrankungen und familiärer Polyposis. Ätiologisch wird ein Zusammenhang mit der Expression von Cyclooxygenase-II (Cox-II) diskutiert. Folglich könnten Cox-II-Hemmer einen protektiven Effekt haben [12]
Differentialdiagnosen des Gallenblasenkarzinoms sind Cholezystitis [13], xanthogranulomatöse Cholezystitis [14], Adenomyomatose [15], Lymphome (Burkitt-Lymphom), Metastasen [16] und andere Lebermalignome [17] Die xanthogranulomatöse Cholezystitis kann bildgebend nicht von anderen Formen der Cholezystitis differenziert werden [14]. Es existieren Fallberichte über arteriovenöse Malformationen der Gallenblase [18]. Gallenblasenkarzinome können choledochoduodenale Fisteln verursachen [19]. Es wurde auch über den Fall eines Adenokarzinoms in einer Gallenblasenduplikatur berichtet [20] (Tab. 2). Nierenzellkarzinome können in Gallenblase und Pankreas metastasieren [16]. Auch die postprimäre Organtuberkulose kann eine akute oder chronische Cholezystitis oder ein Karzinom imitieren [21]. Dem seltenen Fall einer umbilikalen Filia eines Gallenblasenkarzinom wurde ein Eigenname zugeordnet: Sister Mary Joseph's nodule [22].
Die häufigste regionale Ausbreitungsform stellt die Infiltration der Leber dar (>50%). Bei jeweils 10% der Patienten wird eine Infiltration in Duodenum und Kolon nachgewiesen. In mehr als 50% der Fälle findet sich eine regionale Lymphknotenfiliarisierung.Eine Infiltration der Gallenwege ist in über 62% der Patienten nachweisbar. Die Orte der lokalen Metastasierung hängen zusammen mit der lokalen Venendrainage [15, 23]. Eine hämatogene Ausbreitung ist selten.
Die Prognose ist schlecht und hängt stark von der Invasionstiefe sowie dem T-Stadium im TNM-System ab (Tab. 3). Die 5-Jahres-Überlebensrate liegt unter 5%.

Morphologie

Die transkutane Sonographie ist zur sicheren Differenzierung der Wandstrukturen von Gallenblase und Gallenwegen nur eingeschränkt geeignet. Der so genannte Power-Doppler-Ultraschall erwies sich als der herkömmlichen Duplexsonographie überlegen und zeigt bei gleicher Sensitivität eine höhere Spezifität [24].
Als bisher sicherstes bildgebendes Verfahren wird die Endosonographie angesehen [25]. Sie ist in der Lage, polypoide Gallenblasenläsionen mit 97% deutlich besser als die transkutane Sonographie (76%) zu differenzieren [26].
CT und MRT bieten ähnliche morphologische Kriterien in der Darstellung von hepatobiliären Tumoren. Zum Teil finden sich fokale Verdickungen der Gallenblasenwand mit exzentrischer Raumforderung (76%). Ferner kann es zu einer vollständigen Verlegung des Gallenblasenlumens durch den Tumor kommen, manchmal mit konzentrischem Wachstum des Tumors um Gallenblasenkonkremente. Karzinome der Gallenblase sind eher breitbasig, benigne Läsionen, insbesondere Cholesterolpolypen, eher gestielt [27].

Eine zonale Verdickung der Gallenblasenwand kann auf ein Karzinom hinweisen, wobei eine Wanddicke von mehr als 1 cm als verdächtig zu bezeichnen ist.
Im Magnetresonanztomogramm zeigt das Karzinom in T2-Wichtung eine diskrete Hyperintensität, in T1-Wichtung ist es iso- bzw. hypointens zum Lebergewebe.
Sinnvoll ist die Untersuchung vor und nach i.v. Kontrastmittelgabe mit ergänzender Subtraktion, wobei letztere durch Bewegungsartefakte meist nur eingeschränkt möglich ist. Die Präsenz von Fettgewebelamellen zwischen Tumor und Nachbarorganen kann eine Invasion ausschließen. Zusätzlich sind fettsupprimierte T1-gewichtete Sequenzen sinnvoll, um die Kontrastanreicherung als Zeichen der Tumorausbreitung zu erfassen. Hierbei ist auch eine Ausbreitung entlang der Gallenwege darstellbar.
Mit der MRT fanden Schwartz et al. [28] eine Sensitivität für die Infiltration der Leber von 100%, pathologische Lymphknoten wurden in 92% der Fälle erkannt.
Die Darstellung der Gallenblasen- und Gallenwegmorphologie gelang in der atemgetriggerten T2-FSE-Sequenz am besten. Auch zur Darstellung der Rokitansky-Aschoff'schen Sinus, einem wichtigen Merkmal der benignen Adenomyomatose, erwiesen sich diese Sequenzen als am besten geeignet [29].
Bei Verwendung von Oberflächenspulen gelingt es, eine früh Kontrastmittel anreichernde Zone in der Gallenblasenwand zu erkennen. Die Grenze der früh anreichernden Zone entspricht der Grenze der Tumorinfiltration. Zu späteren Messzeitpunkten reichert auch die benigne Randstruktur Kontrastmittel an [13]. Erstaunlicherweise können auch Cholesterolgranulome Kontrastmittel anreichern [30].
Im CT wird die höchste Sensitivität beim Nachweis von intraluminalen Karzinomen in der Spätphase nach i.v. Kontrastmittelinjektion erreicht. Hierbei ist als Anhaltswert eine Anreicherung von mehr als 10 HE als Hinweis auf ein Neoplasma zu werten [4] (Abb. 3).

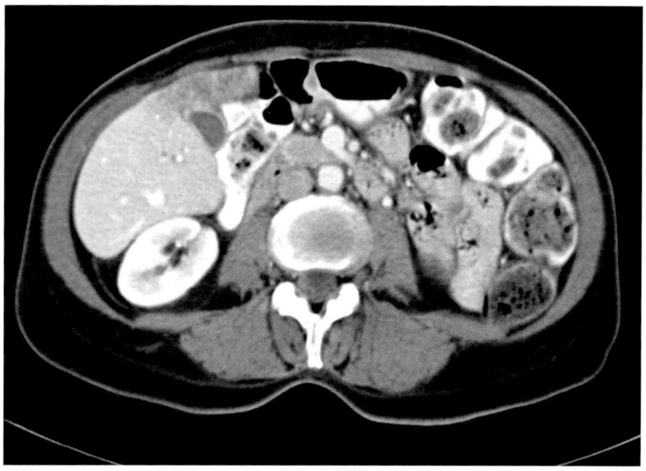

Abb. 3. CT: Gallenblasenkarzinom mit Infiltration der Leber.

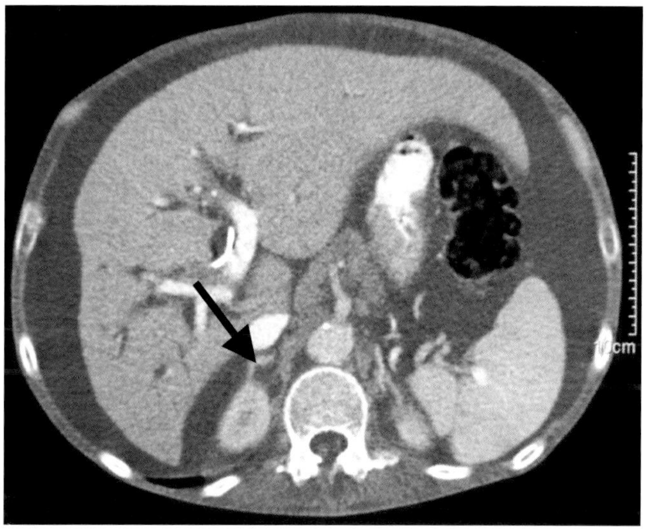

Abb. 4. CT: Zentral sitzendes Gallengangkarzinom. Lokal Raum fordernder Typ. (Pfeil). Die intrahepatischen Gallenwege wurden mittels perkutan-transhepatischer Cholangiodrainage entlastet.

Das Cholangiokarzinom

Weitaus häufiger als das intrahepatische cholangiozelluläre Karzinom ist das Karzinom des D. choledochus (extrahepatisches Cholangiokarzinom). Histologisch handelt es sich meist um muzinöse Adenokarzinome. Der Inzidenzgipfel liegt in der 6. und 7. Lebensdekade. Es bestehen eine Vielzahl von Risikofaktoren, insbesondere ist hier die Colitis ulcerosa sowie die damit verbundene primär sklerosierende Cholangitis zu nennen. Exposition zu Anillin-Farbstoffen oder Zysten des D. choledochus sind weitere prädisponierende Faktoren. Kardinalsymptom des Cholangiokarzinoms ist der Ikterus.
In etwa 10–25% der Fälle ist die Hepaticus-Gabel betroffen (Klatskin-Tumor). Etwa 50% der Karzinome entstehen im D. choledochus. Das Übergreifen einer Cholezystitis auf den Ductus hepaticus kann eine entzündliche Obliteration und posthepatische Cholestase mit Ikterus hervorrufen. Dieses so genannte Mirizzi-Syndrom ist von einem Cholangiokarzinom der Hepaticus-Gabel nur schwer zu differenzieren.
Lim [31] gibt eine Klassifikation der Cholangiokarzinome anhand des Wachstumsmusters und der Schnittbildmorphologie. Er differenziert intra- und extrahepatische Cholangiokarzinome in Raum fordernd solide Tumoren, periduktal wachsende und intraduktal wachsende Karzinome.
Der Wachstumstyp ist von großer Bedeutung für das chirurgische Vorgehen: Während Raum fordernde Karzinome eine Leberteilresektion mit tumorfreiem Rand erfordern, ist bei Tumoren vom periduktal wachsenden Typ eine ausgedehnte Leberresektion notwendig. Intraduktale Karzinome können lokal kontrolliert und mit geringem Randsaum reseziert werden, in diesen Fällen ist die Prognose gut.

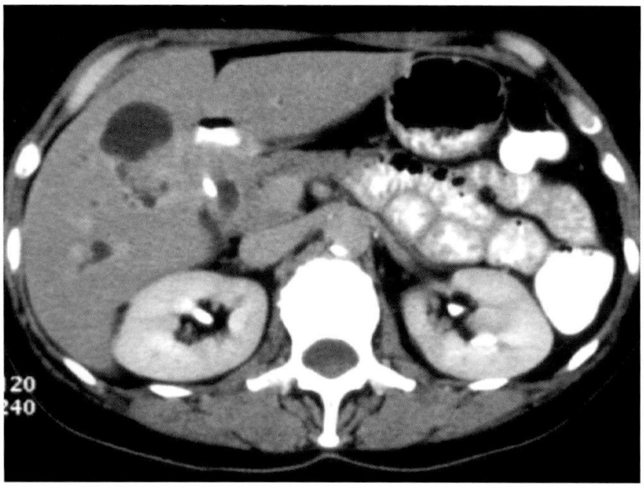

Abb. 5. CT: Cholangiozelluläres Karzinom mit Dilatation des D. choledochus und der intrahepatischen Gallenwege. Irreguläre Kontur der Gallenwege und Anreicherung der verdickten Gallenwegwand in der Spätphase. Periduktal infiltrierendes Karzinom.

Die Metastasierung der Cholangiokarzinome erfolgt meist lymphogen, zu etwa 30% in das Ligamentum hepatoduodenale und die Coeliacus-Lymphknoten (>15%). Eine Infiltration der Leber per continuitatem wird in etwa 20% der Fälle gefunden, in etwa 10% kommt es zur peritonealen Karzinomatose. Die hämatogene Filiarisierung ist extrem selten. In bis zu 81% der berichteten Fälle findet sich histologisch eine perineurale Ausbreitung [31].

Morphologie

Die Erweiterung der intrahepatischen Gallenwege ist das typische Zeichen des Gallengangkarzinoms (Abb. 4–6). Nur in etwa 25% der Fälle kann der Tumor selbst nachgewiesen werden, wobei ein exophytisches Wachstum leichter erkennbar ist. Ein intraduktal, polypoid wachsender Tumor entgeht in etwa 75% der Fälle dem CT-Nachweis. Wenn darstellbar, ist das Gallengangkarzinom in aller Regel nicht mehr zu resezieren [4, 10].

Durch die MSCT ist hier eine deutliche Verbesserung zu erwarten. Zum einen ermöglichen dünnere Schichten eine bessere Detaildarstellung, zum anderen erlaubt die Mehrphasendarstellung insbesondere die Visualisierung von Tumoren mit erhöhter Bindegewebskomponente. Die CT hat besondere Bedeutung im Nachweis von Komplikationen, wie der Kompression und Infiltration von Arteria hepatica und Vena portae.

Die MRT besitzt im Vergleich zur CT eine geringere räumliche Auflösung. Ferner ist die Problematik von Bewegungsartefakten deutlich größer. Vorteilhaft ist hingegen die hohe Kontrastdynamik der Weichteilgewebe. Besonders in T2-gewichteten Messungen, eventuell mit ergänzender Fettunter-

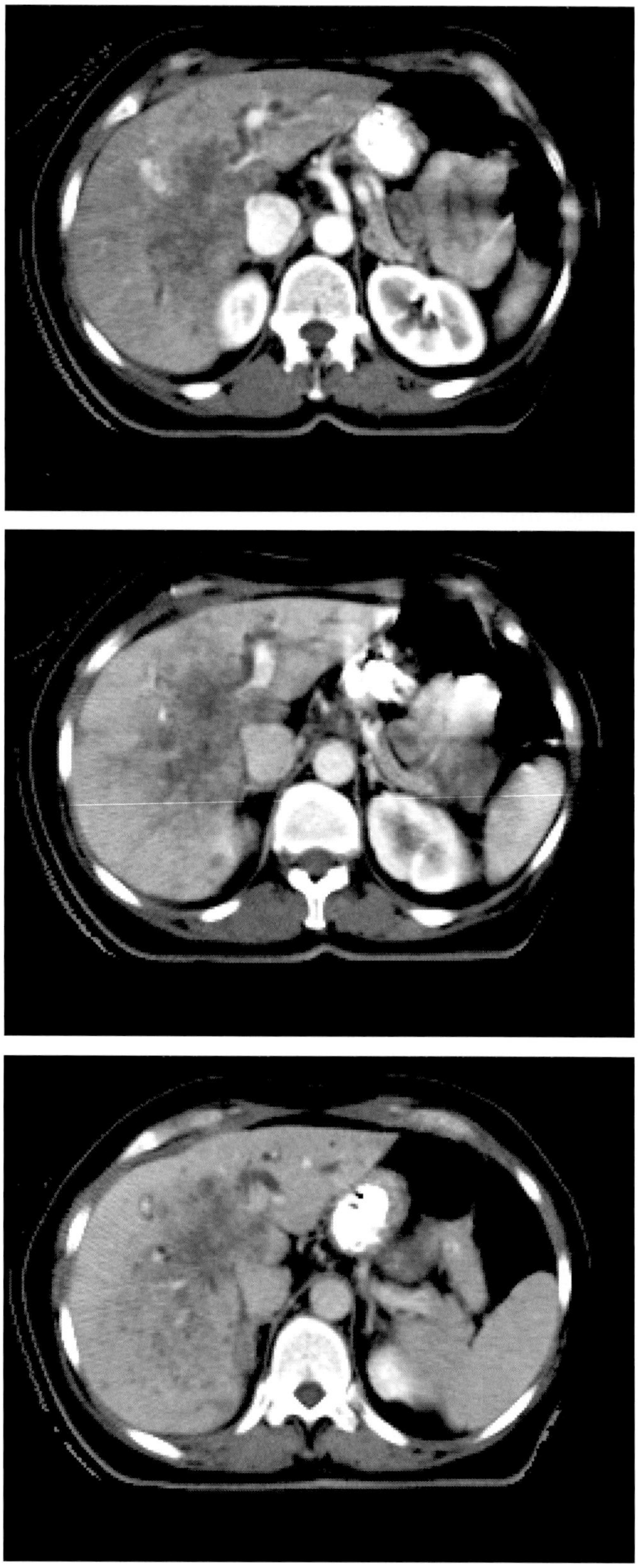

a

b

c

Abb. 6. CT: Ausgedehntes cholangiozelluläres Karzinom mit Leberinfiltration. Fortgeschrittenes Stadium eines Raum fordernden zentralen Karzinoms. **a** Frühphase, **b** Parenchymphase, **c** Spätphase.

drückung, sind tumoröse, entzündliche oder ödematöse Veränderungen mit hoher Empfindlichkeit nachweisbar. Von besonderer Bedeutung sind kontrastverstärkte Sequenzen in T1-Wichtung mit ergänzender Fettunterdrückung. Bei Suppression des Fettsignals bleiben nur kontrastverstärkte Strukturen im MRT-Bild hyperintens. Hierbei zeigt die Mehrheit der cholangiozellulären Karzinome eine starke desmoplastische Komponente mit entsprechend langsamer, verzögerter Kontrastmittelanreicherung im Vergleich zum umgebenden Gewebe. Es ist sogar eine gewisse Differenzierung zwischen Cholangiokarzinomen der Hepaticus-Gabel (Klatskin-Tumor) und hepatozellulären Karzinomen möglich, da letztere überwiegend gut vaskularisiert und stark Kontrastmittel anreichernd zur Darstellung kommen.

Diskussion

Trotz der schnellen Entwicklung der bildgebenden Diagnostik, mit immer neuen faszinierenden Möglichkeiten der Abbildung lebender Organe im Schnitt- oder Projektionsbild, gibt es noch Gebiete, die die moderne Technik an ihre Grenzen führen. Hierzu gehört die Primär- und Differentialdiagnose von malignen Erkrankungen des hepatobiliären Systems [32].
Die Früherkennung neoplastischer Prozesse in tubulären Organen erfordert die Erkennung von morphologischen Wandveränderungen, deren Größe im Bereich weniger Millimeter liegt (Tab. 4). Diese Früherkennung ist schwierig. Dazu kommt in der abdominellen Diagnostik der Einfluss von Bewegungsartefakten durch Atmung, Puls und Peristaltik. Die geringe Größe, die komplexe Anatomie und der geringe Dichteunterschied der zu untersuchenden Gewebe erschweren die Beurteilung.
Darüber hinaus wird insbesondere das Gallenwegkarzinom erst spät klinisch symptomatisch – in einem Stadium, in dem meist nur noch palliative Maßnahmen möglich sind. Insofern beschränkt sich die Aufgabe der bildgebenden Diagnostik bei hepatobiliären Erkrankungen auch heute noch im Wesentlichen auf die Ausbreitungsdiagnostik (Staging) und die Erfassung von Komplikationen.
Die Leistungsfähigkeit der diagnostischen Bildgebung ist in den letzten Jahren sprunghaft gewachsen. Diese gestiegene Leistungsfähigkeit gilt es, gezielt zu nutzen. Sowohl die CT als auch die MRT haben hierbei methodische Vor- und Nachteile: Die gute räumliche Auflösung und die relative Robustheit gegenüber Bewegungsartefakten sprechen für die CT. Die fehlende Strahlenexposition sowie der bessere Gewebekontrast sprechen für die MRT.
Es gilt, die methodischen Verbesserungen systematisch zu optimieren und die diagnostische Leistungsfähigkeit in kontrollierten Studien zu prüfen. Dies ist um so dringender zu fordern, als die in der medizinischen Literatur berichteten Erfahrungen mit CT und MRT bei malignen Erkrankungen von Gallenblase und Gallenwegen äußerst spärlich sind. Der Grund hierfür dürfte in der schlechten diagnostischen Leistung herkömmlicher Untersuchungskonzepte liegen.
Bemerkenswert ist die Arbeit von Lim [31]. Die von ihm vorgenommene Einteilung der Cholangiokarzinome nach dem Wachstumstyp ermöglicht eine differentialtherapeutische Planung, die ganz entscheidend von der präoperativen Bildgebung abhängt. CT und MRT müssen die Frage beantworten, ob es sich um eine lokale intraduktale Raumforderung, eine lokale extraduktale Tumorformation oder einen periduktal, infiltrativ wachsenden Prozess handelt. Diese Klassifikation gibt dem Radiologen eine systematische Grundlage zur Hand, die eine sorgfältige pathomorphologische Analyse der Schnittbilder erfordert.
Die eigentliche Herausforderung ist die Erkennung des frühen Karzinoms. Erst wenn die Leistungsfähigkeit der Schnittbilddiagnostik eine ausreichende Sicherheit gewährleistet, macht eine Vorsorgeuntersuchung von Patienten mit entsprechendem Risikoprofil Sinn.

Literatur

1 Kersjes W, Koster O, Heuer M, Schneider B: Ein Vergleich von Bildgebungsverfahren in der Diagnostik von Gallenblasen und Gallengangskarzinomen. Röfo Fortschr Geb Röntgenstr Neuen Bildgeb Verfahr 1990;153:174–180.
2 Lenriot J, Le Neel J, Hay J, Jaeck D, Millat B, Fagbiez P: Cholangio-pancreaticographie retrograde et sphincterotomie endoscopique pour lithiase biliaire. Gastroenterol Clin Biol 1993;17:244–250.
3 Kalender AW, Siessler W, Klotz E, Vock P: Spiral volumetric CT with single-breathhold technique, continuous transport and scanner rotation. Radiology 1990;176:181–183.
4 Prokop M: The biliary tract; in Prokop M, Galanski M (eds): Computed Tomography of the Body. Stuttgart, Thieme, 2003, pp 487–489.
5 Klein HM, Günther RW: Anatomic variants of the extrahepatic bile ducts with emphasis on 3D surface imaging. Semin Interv Radiol 1995;12:126–137.
6 Klein HM, Wein B, Truong S, Pfingsten FP, Günther RW: Computed tomographic cholangiography using spiral scanning and 3D image processing. Br J Radiol 1993;66:762–767.
7 Frank W, Graf O, Jantsch H, Lechner G, Maier A, Pichler W: Sonographie des Gallenblasenkarzinoms. Korrelation mit chirurgischen Befunden in 60 Fällen. Röfo Fortschr Geb Röntgenstr Nuklearmed 1989;150:556–561.
8 Brink JA, Borrello JA: MR imaging of the biliary system. Magn Reson Imaging Clin North Am 1995; 3:143–160.
9 Kyriacou E: Carcinoma of the gall-bladder. J Gastroenterol Hepatol 1999;14:215–219.
10 Reinhold C. Bret PM, Semelka RC: Gallbladder and biliary system; in Semelka RC, Ascher SM, Reinhold C (eds): MRI of the Abdomen. New York, Wiley-Liss, 1997, pp 137–185.
11 Nishizaki T, Matsumata T, Hashizume M, Maeda T, Otsuka K, Sugimachi K: Hepatic metastasis after laparoscopic cholecystectomy for polypoid gallbladder cancer followed by radical surgery. Surg Endosc 1994;8:1436–1438.
12 Hayashi N, Yamamoto H, Hiraoka N, Dono K, Ito Y, Okami J, Kondo M, Nagano H, Umeshita K, Sakon M, Matsuura N, Nakamori S, Monden M: Differential expression of cyclooxygenase-2 (COX-2) in human bile duct epithelial cells and bile duct neoplasm. Hepatology 2001;34:638–650.
13 Demachi H, Matsui O, Hoshiba K, Kimura M, Miyata S, Kuroda Y, Konishi K, Tsuji M, Miwa A: Dynamic MRI using a surface coil in chronic cholecystitis and gallbladder carcinoma: Radiologic and histopathologic correlation. J Comput Assist Tomogr 1997;21:643–651.

14 Casas D, Perez-Andres R, Jimenez JA, Mariscal A, Cuadras P, Salas M, Gomez-Plaza MC: Xanthogranulomatous cholecystitis: A radiological study of 12 cases and a review of the literature. Abdom Imaging. 1996;21:456–460.
15 Yoshimitsu K, Honda H, Jimi M, Kuroiwa T, Hanada K, Irie H, Tajima T, Takashima M, Chijiiwa K, Shimada M, Masuda K: MR diagnosis of adenomyomatosis of the gallbladder and differentiation from gallbladder carcinoma: Importance of showing Rokitansky-Aschoff sinuses. AJR Am J Roentgenol 1999;172:1535–1540.
16 Stattaus J, Mertens H, Mackowski JM, Hacklander T, Cramer BM: Metastasen eines Nierenzellkarzinoms in Pankreas und Gallenblase. Röfo Fortschr Geb Röntgenstr Neuen Bildgeb Verfahr 1999;170: 598–600.
17 Levy AD, Murakata LA, Rohrmann CA Jr: Gallbladder carcinoma: Radiologic-pathologic correlation. Radiographics 2001;21:295–314; questionnaire, 549–555; Erratum in Radiographics 2001;21: 766.
18 Tajima H, Hosaka J, Tajima N, Kumazaki T:. Arteriovenous malformation of the gallbladder. Eur Radiol 1997;7:333–334.
19 Okabe T, Ohwada S, Ogawa T, Takeyoshi I, Sato Y, Kamoshita N, Kon Y, Fukusato T, Ohhara K, Morishita Y: Gallbladder carcinoma with choledochoduodenal fistula: A case report with surgical treatment. Hepatogastroenterology 1999;46:1660–1663.
20 Kin Y, Yamaguchi A, Isogai M, Hori A: Duplication of the gallbladder with advanced adenocarcinoma: Diagnostic value of MRI and angiography. Hepatogastroenterology 1996;43:405–408.
21 Ruhl KM, Krones CJ, Hermanns B, Schumpelick V: Tuberkulose der Gallenblase. Chirurg 2003;74:478–481.
22 Bork K, Schreiber J, Brauninger W: «Sister Mary Joseph's nodule» bei Gallenblasenkarzinom. Dtsch Med Wochenschr 2002;127:553–556.
23 Suzuki M, Yamamoto K, Unno M, Katayose Y, Endo K, Oikawa M, Matsuno S: Detection of perfusion areas of the gallbladder vein on computed tomography during arterial portography (CTAP) – the background for dual S4a.S5 hepatic subsegmentectomy in advanced gallbladder carcinoma. Hepatogastroenterology 2000;47:631–635.
24 Uggowitzer M, Kugler C, Schramayer G, Kammerhuber F, Groll R, Hausegger KA, Ratschek M, Quehenberger F: Sonography of acute cholecystitis: Comparison of color and power Doppler sonography in detecting a hypervascularized gallbladder wall. AJR Am J Roentgenol 1997;168:707–712.
26 Sugiyama M, Atomi Y, Yamato T: Endoscopic ultrasonography for differential diagnosis of polypoid gall bladder lesions: Analysis in surgical and follow up series. Gut 2000;46:250–254.
27 Furukawa H, Takayasu K, Mukai K, Inoue K, Kyokane T, Shimada K, Kosuge T, Ushio K: CT evaluation of small polypoid lesions of the gallbladder. Hepatogastroenterology 1995;42:800–810.
28 Schwartz LH, Black J, Fong Y, Jarnagin W, Blumgart L, Gruen D, Winston C, Panicek DM: Gallbladder carcinoma: Findings at MR imaging with MR cholangiopancreatography. J Comput Assist Tomogr 2002;26:405–410.
28 Fujita N, Noda Y, Kobayashi G, Kimura K, Yago A: Diagnosis of the depth of invasion of gallbladder carcinoma by EUS. Gastrointest Endosc 1999;50: 659–663.
29 Yoshimitsu K, Honda H, Kuroiwa T, Irie H, Aibe H, Tajima T, Chijiiwa K, Shimada M, Masuda K: Liver metastasis from gallbladder carcinoma: Anatomic correlation with cholecystic venous drainage demonstrated by helical computed tomography during injection of contrast medium in the cholecystic artery. Cancer 2001;92:340–348.
30 Lee S: Differential diagnosis of gallbladder diseases by superselective angiography of the cystic artery (in Japanese). Nippon Shokakibyo Gakkai Zasshi 1993;90:673–684.
31 Lim JH: Cholangiocarcinoma: Morphologic classification according to growth pattern and imaging findings. AJR Am J Roentgenol 2003;181:819–827.
32 Gore RM, Yaghmai V, Newmark GM, Berlin JW, Miller FH: Imaging benign and malignant disease of the gallbladder. Radiol Clin North Am 2002;40: 1307–1323.
33 Behan M, Kazam E: Sonography of the common bile duct. AJR Am J Roentgenol 1978;130:701–709.
34 Sauerbrei EE, Cooperberg PL, Gordon P, Li D, Cohen MM, Burhenne HJ: The discrepancy betweeen radiographic and sonographic bile-duct measurements. Radiology 1980;137:751–754.
35 Mahour GH, Wakim KG, Ferris DO: The common bile duct in man. Its diameter and circumference. Ann Surg 1967;165:415–419.

7. Bundeskongress der Niedergelassenen Chirurgen
4. – 6. März 2005 ✧ CCN West, NürnbergMesse

Konzept: Medizinische Wirtschaftsdienste Quickborn

Themen:

Freitag, 4.3.2005	***Samstag, 5.3.2005***
➢ *Ambulante Hernienchirurgie heute (Symposium der Fa. Ethicon)* ➢ *Die Zukunft des niedergelassenen Vertragsarztes* ➢ *Erste Erfahrungen mit dem EBM 2000 Plus* ➢ *Bundesdelegiertentagung*	➢ *Fußchirurgie* ➢ *Neue Versorgungsstrukturen Was existiert – was hat sich bewährt?* ➢ *Maligne und semi-maligne Melanome*

Sonntag, 6.3.2005

➢ *Plastische Chirurgie*

➢ *Tipps und Tricks zum EBM 2000 Plus*

Workshops: Samstag, 5.3.2005	***Information und Organisation:***
Rechtsfragen *Konservative Frakturbehandlungen* *Praxismanagement* *Botulinumtoxin A – Korrektur dynamischer Gesichtsfalten* *Hygiene* *Symposium der Fa. C.R. Bard GmbH* *Internet – was kann ich, was darf ich?* *Moderne Wundversorgung* *Versorgung chronischer Wunden* ***Special:*** *Freier Zutritt für Arztfrauen und Arzthelferinnen*	*MCN Medizinische Congress-organisation Nürnberg AG* *Zerzabelshofstr. 29* *90478 Nürnberg* ☎ *09 11 / 3 93 16 24* *FAX 09 11 / 3 93 16 55* *E-Mail bnc@mcnag.info* *Internet www.mcn-nuernberg.de*

Chirurgische Gastroenterologie Interdisziplinär

Hauptthema · Main Topic

Chir Gastroenterol 2004;20:260–264

Positronenemissionstomographie zur Diagnostik von Gallenblasen- und Gallenwegkarzinomen

R. Kluge

Klinik und Poliklinik für Nuklearmedizin, Universität Leipzig, Deutschland

Schlüsselwörter
Cholangiokarzinom · Gallenblasenkarzinom · ^{18}F-FDG · Positronenemissionstomographie

Zusammenfassung
Die Positronenemissionstomographie (PET) mit ^{18}F-Fluordesoxyglukose ist eine sensitive und spezifische Methode zum Nachweis exophytisch oder polypoid wachsender Gallenwegtumoren und offenbar auch zum Nachweis von Gallenblasenkarzinomen geeignet. Sie sollte im Falle unklarer radiologischer Befunde und eines fehlenden bioptischen Malignitätsnachweises zum Einsatz kommen. Insbesondere bei Rezidivverdacht kann die PET klinisch nutzbringend sein, da ihre Aussagekraft nicht wesentlich durch posttherapeutische Gewebeveränderungen beeinträchtigt wird. Für den Nachweis lokoregionaler Lymphknotenmetastasen ist die Sensitivität der Methode gering, ihre Spezifität jedoch hoch, so dass eine Kombination von CT oder MRT mit PET die Treffsicherheit steigern kann. Von erheblicher klinischer Relevanz, insbesondere vor geplanter Tumorresektion, ist die Möglichkeit, durch PET in 20–30% der Fälle zuvor unbekannte Fernmetastasen zu entdecken. Die Wertigkeit der Methode zum frühzeitigen Nachweis eines Ansprechens auf Chemotherapie sollte untersucht werden.

Key Words
Cholangiocarcinoma · Gallbladder neoplasm · ^{18}F-FDG · Positron emission tomography

Summary
Positron Emission Tomography for the Diagnosis of Gallbladder Neoplasms and Cholangiocarcinomas
^{18}F-Fluorodeoxyglucose positron emission tomography (PET) is a sensitive and specific method for the detection of exophytic or polypoid cholangiocarcinomas and is regarded to be suitable for the detection of gallbladder neoplasms as well. The accuracy of PET is not substantially compromised by posttherapeutic tissue reactions. Therefore, the method may be of help especially for the detection of recurrences. The sensitivity for regional lymph node staging is low. However, since the method is very specific, a combination of CT or MRI with PET could increase the diagnostic accuracy. PET may have significant influence on treatment strategy due to the fact that unsuspected distant metastases are detected in 20–30% of the investigated patients. The value of PET for an early prediction of tumor response to chemotherapy should be further evaluated.

Einleitung

Im Gegensatz zu CT oder MRT, die primär die Darstellung der Morphologie zum Ziel haben, dient die Positronenemissionstomographie (PET) der nichtinvasiven Bildgebung von Funktionsprozessen in menschlichen Körpergeweben. Die Darstellung erfolgt durch Markierung mit positronenemittierenden Radionukliden (z.B. F-18, C-11 oder O-15). Auf onkologischem Gebiet wird die PET zur Darstellung des Glukose- oder Aminosäurestoffwechsels von Tumoren, der Tumorhy-

KARGER
Fax +49 761 4 52 07 14
E-mail Information@Karger.de
www.karger.com

Accessible online at:
www.karger.com/cga

Prof. Dr. Regine Kluge
Klinik und Poliklinik für Nuklearmedizin, Universität Leipzig
Stephanstraße 11, D-04103 Leipzig
Tel. +49 341 97 18-031, Fax -129
E-mail Regine.Kluge@medizin.uni-leipzig.de

poxie, der Proliferationsrate oder auch von speziellen im Tumorgewebe exprimierten Rezeptoren, Antigenen oder spezifischen Zellleistungen des Tumorgewebes eingesetzt. Während die meisten dieser Verfahren sich noch im experimentellen Stadium befinden, kann die Untersuchung des Glukosestoffwechsels mit ^{18}F-markierter Fluordesoxyglukose (^{18}F-FDG) heute schon als klinisch etabliertes Routineverfahren eingestuft werden. Da die meisten malignen Tumoren im Vergleich zum physiologischen Körpergewebe eine verstärkte Expression von Glukosetransportern und auch eine erhöhte Hexokinaseaktivität aufweisen, speichern diese Tumoren erheblich mehr Glukose und damit auch wesentlich mehr ^{18}F-FDG. Damit gelingt mit der PET eine spezifische Markierung nicht nur der Primärtumoren, sondern auch eventueller Metastasen [1].

Als Ganzkörperuntersuchung ist die PET somit für die Ausbreitungsdiagnostik von Tumoren prädestiniert. Im Gegensatz zu primär morphologisch bildgebenden Verfahren wie der CT oder der MRT ist die Aussagekraft der PET durch vorangegangene Therapiemaßnahmen nicht wesentlich eingeschränkt. Deshalb ist die Methode besonders gut dafür geeignet, verbliebenes vitales Tumorrestgewebe von narbigen oder fibrotischen Gewebereaktionen zu differenzieren. Aus diesem Grund ist die Methode insbesondere für die posttherapeutische Therapiekontrolle geeignet. Ein weiterer prinzipieller Unterschied zur morphologischen Bildgebung besteht darin, dass die Reaktion von Tumorgewebe auf eine wirksame Therapie sich wesentlich schneller in einer Abnahme des pathologisch erhöhten Glukosestoffwechsels als in einer signifikanten Größenänderung des Tumors niederschlägt. Vor allem bei Chemotherapievarianten, die bekanntermaßen nur bei einem Teil der Patienten zum Erfolg führen, bietet die PET somit eine Möglichkeit, sehr frühzeitig die Wirksamkeit der Therapie beurteilen zu können und damit sowohl Kosten als auch unnötige Medikamentennebenwirkungen für die Patienten zu vermeiden [2].

Die klinische Wertigkeit der ^{18}F-FDG-PET bei onkologischen Fragestellungen wurde innerhalb der letzten 20 Jahre an vielen tausend Patienten untersucht und in mehr als 10 000 Arbeiten publiziert. In Deutschland werden die Ergebnisse in regelmäßigen Abständen von interdisziplinären Expertenkommissionen zusammengestellt. In Konsensuspapieren erfolgt eine Einstufung der verschiedenen Indikationen nach dem Evidenzgrad [3].

Einsatz der Positronenemissionstomographie bei Karzinomen der Gallenwege oder der Gallenblase

Im Gegensatz zum umfangreichen Schrifttum, das sich mit der diagnostischen Genauigkeit von ^{18}F-FDG-PET bei einer Vielzahl maligner Tumoren beschäftigt, liegen zum Einsatz der Methode bei Karzinomen der Gallenwege oder der Gallenblase nur wenige Studien vor. Das mag bei den Gallenwegtu-

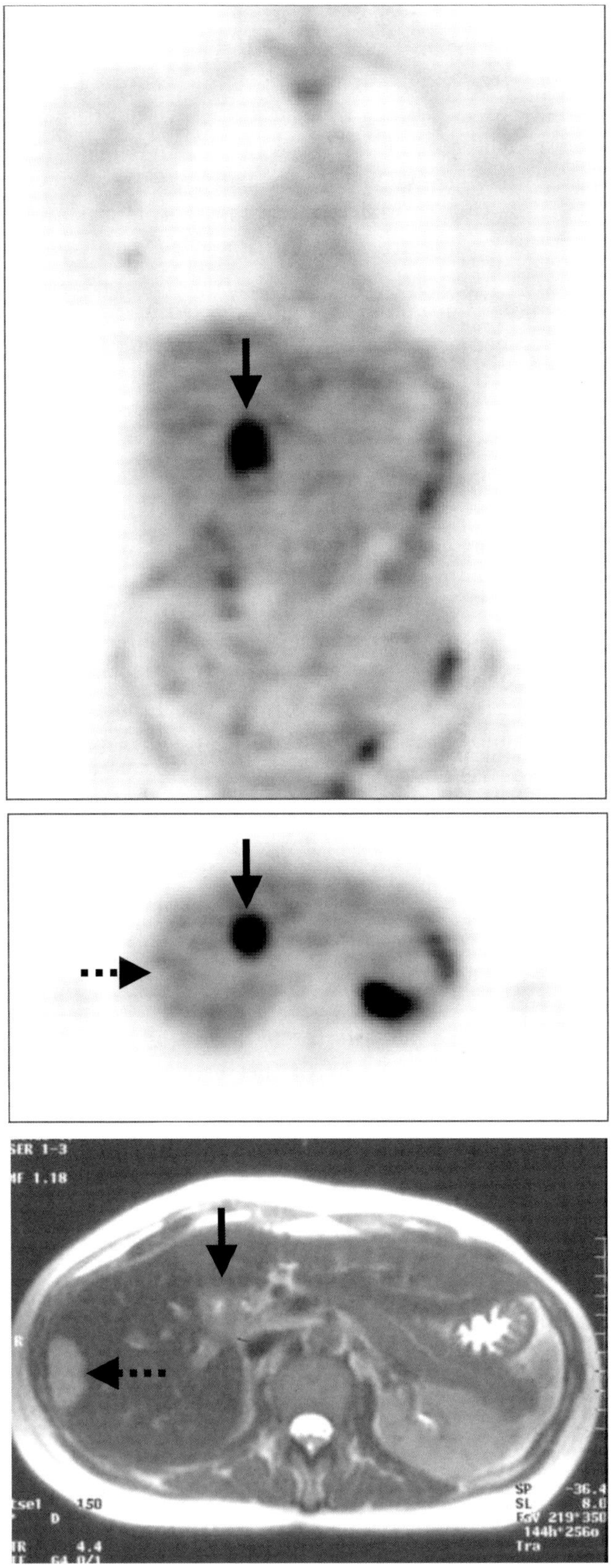

a

b

c

Abb. 1. 46-jährige Patientin mit hilärem Cholangiokarzinom G3 pT3 pN1 (2/12 Lymphknoten). **a** ^{18}F-FDG PET als maximale Intensitätsprojektion in anteriorer Sicht. Transaxialer Schnitt in Tumorhöhe in PET (**b**) und MRT (**c**). Der Tumor (➧) reichert intensiv ^{18}F-FDG an. Fehlende FDG-Anreicherung in einem Hämangiom im rechten Leberlappen (···➧). Sowohl PET als auch MRT falsch-negativ bezüglich des Nachweises der Lymphknotenmetastasen (nicht dargestellt).

moren einerseits der relativen Seltenheit der Erkrankung und andererseits der bis vor wenigen Jahren extrem schlechten Prognose der Erkrankung geschuldet sein, bei den Tumoren der Gallenblase zum Teil wohl auch der Tatsache, dass diese Tumoren häufig erst als Zufallsbefunde im Rahmen einer Cholezystektomie auffallen und andererseits erst in jüngster Zeit neuere Therapiestrategien zum Einsatz kommen.

Positronenemissionstomographie zur Differenzierung zwischen benignen und malignen Veränderungen an Gallenwegen oder Gallenblase

Mehrere kleinere Studien konnten zeigen, dass primäre Cholangiokarzinome mit einer Sensitivität von über 85% detektiert werden können, sofern es sich um eine noduläre Struktur mit einem Durchmesser > 1 cm handelt [4–8]. Das gilt sowohl für peripher intrahepatisch [7] als auch für im Hilusbereich (Abb. 1) [4, 5, 8, 9] oder extrahepatisch lokalisierte Tumoren [6]. Dagegen ist bei infiltrativ wachsenden Tumoren die Sensitivität der Methode stark eingeschränkt (laut Anderson et al. [8] 18% und laut Kato et al. [6] 36%), was am begrenzten Auflösungsvermögen der Methode (zirka 5–6 mm) liegt. Da jedoch auch mit morphologisch bildgebenden Verfahren der Nachweis solcher Tumoren schwierig ist und die PET eine hohe Spezifität besitzt, kann in unklaren Fällen eine ergänzende PET-Untersuchung zur Klärung beitragen. So gelang Kato et al. [6] der korrekte Malignitätsnachweis von 6 im CT nicht sicher bezüglich ihrer Dignität einzuordnenden Fällen (unklare geringe Wandverdickung, Artefakte durch Drainagen) mittels PET.

Eine diagnostische Herausforderung ist die frühzeitige Erkennung eines Cholangiokarzinoms bei Patienten mit primär sklerosierender Cholangitis (PSC). Da PSC-Patienten mit etwa 8% ein erheblich erhöhtes Risiko haben, an einem Cholangiokarzinom zu erkranken, besteht vor allem für diese Patientengruppe Bedarf an einer Methode, die es erlaubt, sich entwickelnde Karzinome frühzeitig zu identifizieren. Aufgrund der multiplen morphologischen Veränderungen bei PSC können das die primär morphologisch orientierten Verfahren wie MRT oder CT nicht mit ausreichender Sensitivität leisten. Keiding et al. [4] fanden bei 6 Patienten mit PSC und Cholangiokarzinom pathologische PET-Befunde, während 9 Patienten mit PSC ohne Karzinom richtig-negative PET-Befunde aufwiesen. Auch in unserer eigenen Patientengruppe wurden keine falsch-positiven PET-Befunde bei PSC gefunden, während Anderson et al. [5] bei 1 von 5 PSC-Patienten einen falsch-positiven PET-Befund erhoben [5]. Inwiefern die PET tatsächlich geeignet ist, frühzeitig eine maligne Entartung zu identifizieren, lässt sich aus den derzeit vorhandenen Daten nicht ableiten.

Fritzscher-Ravens et al. [9] beobachteten, dass muzinöse Adenokarzinome im Bereich des Leberhilus sich nicht mit einem positiven PET-Befund darstellten, während alle Karzinome mit niedrigem Muzingehalt richtig-positiv gefunden wurden. Hierbei handelt es sich offenbar um ein Phänomen, das unabhängig von der individuellen Tumorart für muzinöse Neoplasien Gültigkeit besitzt. So fanden Berger et al. [10] eine hochsignifikante negative Korrelation zwischen dem Muzingehalt und der ^{18}F-FDG-Anreicherung in muzinösen Tumoren mit einer mittleren Sensitivität von nur 59% für die ^{18}F-FDG-PET-Untersuchungen.

Neben malignen Tumoren weisen auch floride oder granulomatöse Entzündungsprozesse in der Regel einen gesteigerten Glukosemetabolismus auf. Aus diesem Grund können prinzipiell auch Entzündungsprozesse im Bereich der Leber oder Gallenblase zu falsch-positiven PET-Befunden bezüglich einer Tumordiagnose führen. Begleitende Entzündungsprozesse, wie sie im Rahmen einer PSC regelmäßig auftreten, gehen aber offenbar in der Regel nicht mit diesem Problem einher [4, 5]. Leberabszesse haben dagegen erwartungsgemäß regelmäßig eine pathologisch gesteigerte ^{18}F-FDG-Aufnahme [11]. Unsere Arbeitsgruppe berichtete kürzlich über einen Patienten mit Mirizzi-Syndrom und ausgedehnter Entzündungsreaktion, bei dem sowohl Ultraschall und MRT wie auch die ^{18}F-FDG-PET-Untersuchung einheitlich ein Gallengangkarzinom mit Hilusinfiltration diagnostizierten [12]. Umgebungsreaktionen im Bereich biliärer Stents können zu geringgradigen ^{18}F-FDG-Mehranreicherungen führen, die jedoch anhand der Form des Mehranreicherungsherds und bei Korrelation mit dem CT- oder MRT-Befund keinen Anlass zu Fehlinterpretationen geben [8].

Bezüglich der Detektion maligner Tumoren der Gallenblase liegen keine größeren Studien vor. Koh et al. [13] teilten mit, dass in drei Einzelfällen eine korrekte Dignitätsbestimmung von kleinen polypoiden Läsionen in der Gallenblase (>1 cm) gelang]. Anderson et al. [8] beschrieben eine Sensitivität von 78% für die Identifikation maligner Tumorreste nach Cholezystektomie.

Positronenemissionstomographie zum Tumor-Staging

Für eine Beurteilung des Tumorbefalls lokoregionaler Lymphknoten bei Tumoren der Gallenwege hat die PET offenbar nur einen begrenzten Wert. In unseren Untersuchungen konnte von 15 Fällen mit histologisch gesicherter Lymphknotenmetastasierung nur in zwei Fällen eine vom Primärtumor abgrenzbare zusätzliche pathologische ^{18}F-FDG-Anreicherung als Ausdruck einer solchen Metastasierung nachgewiesen werden [5], Kato et al. [6] gelang dies in 5 von 13 Fällen [6]. Die Ursache für diese eingeschränkte Sensitivität liegt im begrenzten Auflösungsvermögen der Methode, das insbesondere eine Abgrenzung von Metastasen gegenüber dem Primärtumor erschwert. Bekanntermaßen weisen aber auch CT und MRT nur eine begrenzte Treffsicherheit für diese Fragestellung auf. Kato et al. [6] fanden in 7 von 13 Fällen richtig-positive CT-Befunde und somit eine im Vergleich zur PET etwas höhere

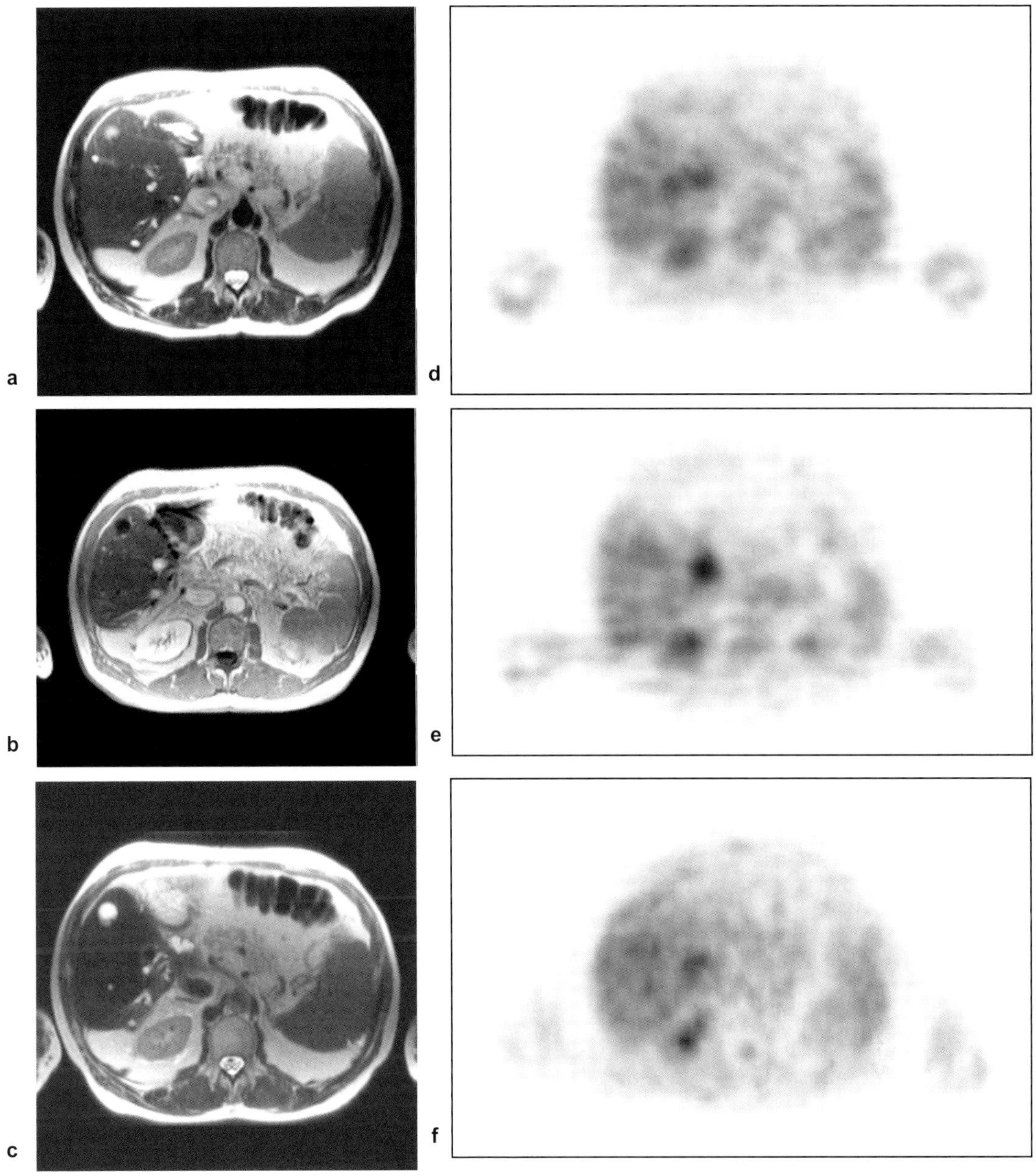

Abb. 2. 69-jähriger Patient mit Zustand nach erweiterter Hemihepatektomie links wegen eines hilären Cholangiokarzinoms G2 pT3 pN0 pM0 5 Jahre zuvor.
a–c MRT-Untersuchungen,
d–f ^{18}F-FDG-PET.
a, d Rezidivverdacht bei Ca-19-9-Anstieg von 20 auf 64 U/l, MRT unverändert zur Voruntersuchung ohne Anhalt für - Rezidiv, PET dringender Verdacht auf Rezidiv.
b, e 6 Monate später MRT mit Verdacht auf Rezidiv, PET deutlich progredient.
c, f 8 Wochen nach Radiochemotherapie. Befund rückläufig. PET zeigt jedoch weiterhin vitales Tumorgewebe.

Sensitivität. Dem stehen jedoch 7 von 17 falsch-positive CT-Befunde gegenüber, während die PET in 17 von 17 Fällen richtig-negativ war. Dies könnte ein Hinweis auf einen klinischen Nutzen einer Kombination von CT/MRT mit PET für diese Fragestellung sein, was durch die Markteinführung kombinierter PET/CT-Geräte in den letzten Jahren sicher befördert werden wird.

Eine wichtige Verbesserung der Diagnostik liefert die PET offensichtlich für den Nachweis von Fernmetastasen. Übereinstimmend wird eine Änderung des geplanten therapeutischen Vorgehens in etwa 25–30% der Patienten durch den Nachweis bisher unbekannter Fernmetastasen bei der PET-Untersuchung angegeben [5, 7–9]. Das betrifft insbesondere den Nachweis pulmonaler oder extraabdominaler Lymphknotenmetastasen sowie intrahepatischer Metastasen. Verschiedene Studien weisen darauf hin, dass eine Peritonealkarzinose mittels ^{18}F-FDG-PET mit einer Sensitivität von etwa 60% nachgewiesen werden kann [5, 14, 15]. Wichtig ist hierbei, dass nicht nur fokale Anreicherungsherde in der Nähe der vorderen Bauchwand als Hinweis auf eine noduläre Karzinomatose, sondern auch diffuse, gleichmäßige Mehranreicherungen im unteren Abdomen als Ausdruck einer diffusen Karzinomatose gewertet werden sollten. Durch Kombination mit dem CT lässt sich die Sensitivität offenbar weiter verbessern [14, 15]. Dem präoperativen Nachweis unentdeckter Fernmetastasen durch PET bei jedem 3. bis 4. Patienten kommt erhebliche klinische Relevanz zu, da die chirurgische Resektion von Gallenwegtumoren sehr invasiv und risikoreich ist und Patienten mit Fernmetastasierung hiervon keinen Überlebensvorteil haben.

Positronenemissionstomographie für Therapieansprechen und Rezidivnachweis

Bisher wurden keine Studien zu diesen Fragestellungen beim Gallengang- oder Gallenblasenkarzinom publiziert. Klinische Erfahrungen zeigen jedoch Vorteile der PET im Vergleich zu CT oder MRT bei der Erkennung von Tumorrezidiven insbesondere in der postoperativen Situation und nach Radiatio (Abb. 2). Das stimmt überein mit Erfahrungen bei anderen Tumorentitäten, z.B. dem kolorektalen Karzinom, wo der Einsatz von PET bei Rezidivverdacht bereits zum klinischen Standard gehören sollte [16]. Die Ursache liegt darin, dass die Aussagekraft der PET im Gegensatz zu MRT oder CT nicht nennenswert durch posttherapeutische Gewebeveränderungen oder Fremdmaterial wie Stents oder Clips beeinträchtigt wird.

Mit dem zunehmenden Einsatz neoadjuvanter Chemotherapien oder Radiochemotherapien wächst der Bedarf an Methoden, die eine rasche Beurteilung des Tumoransprechens erlauben. Prinzipiell sollte die PET auf Grund von Erfahrungen bei anderen Tumorentitäten [17] und der hohen Sensitivität bei Gallenwegtumoren hierfür gut geeignet sein. Hier scheinen klinische Studien dringlich erforderlich, wobei neben der prinzipiellen Wirksamkeit auch der optimale Kontrollzeitpunkt herausgefunden werden muss. Der Einsatz der PET zur Beurteilung der Wirksamkeit lokaler Therapiemaßnahmen wie der photodynamischen Therapie ist nach unseren Erfahrungen offenbar weniger Erfolg versprechend (noch nicht publizierte Daten), was durch die fehlende Beeinflussung des Stoffwechsels in den nicht durch die Therapie erreichten Tumoranteilen bedingt sein dürfte.

Literatur

1 Hesse S, Kluge R, Sabri O: Klinische Anwendungen der Positronenemissionstomographie (PET). Ärztebl Sachsen 2002:438–442.

2 Young H, Baum R, Cremerius U, Herholz K, Hoekstra O, Lammertsma AA, Pruim J, Price P: Measurement of clinical and subclinical tumour response using [^{18}F]-fluorodeoxyglucose and positron emission tomography: Review and 1999 EORTC recommendations. Eur J Cancer 1999;35:1773–1782.

3 Reske SN, Kotzerke J: FDG-PET for clinical use. Results of the 3rd German Interdisciplinary Consensus Conference, 'Onko-PET III'. Eur J Nucl Med 2001;28:1707–1723.

4 Keiding S, Hansen SB, Rasmussen HH, Gee A, Kruse A, Roelsgaard K, Tage-Jensen U, Dahlerup JF: Detection of cholangiocarcinoma in primary sclerosing cholangitis by positron emission tomography. Hepatology 1998;28:700–706.

5 Kluge R, Schmidt F, Caca K, Barthel H, Hesse S, Seese A, Huster , Berr F: Positron emission tomography with [^{18}F]Fluoro-2-deoxy-D-glucose for diagnosis and staging of bile duct cancer. Hepatology 2001;33:1029–1035.

6 Kato T, Tsukamoto E, Kuge Y, Katoh C, Nambu T, Nobuta A, Kondo S, Asaka M, Tamaki N: Clinical role of ^{18}F-FDG PET for initial staging of patients with extrahepatic bile duct cancer. Eur J Nucl Med Mol Imaging 2002;29:1047–1054.

7 Kim YJ, Yun M, Lee WJ, Kim KS, Lee JD: Usefulness of ^{18}F-FDG PET in intrahepatic cholangiocarcinoma. Eur J Nucl Med Mol Imaging 2003;30: 1467–1472.

8 Anderson CD, Rice MH, Pinson CW, Chapman WC, Chari RS, Delbeke D: Fluorodeoxyglucose PET imaging in the evaluation of gallbladder carcinoma and cholangiocarcinoma. J Gastrointest Surg 2004;8:90–97.

9 Fritscher-Ravens A, Bohuslavizki KH, Broering DC, Jenicke L, Schafer H, Buchert R, Rogiers X, Clausen M: FDG PET in the diagnosis of hilar cholangiocarcinoma. Nucl Med Commun 2001;22: 1277–1285.

10 Berger KL, Nicholson SA, Dehdashti F, Siegel BA: FDG PET evaluation of mucinous neoplasms: Correlation of FDG uptake with histopathologic features. Am J Roentgenol 2000;174:1005–1008.

11 Son HB, Han CJ, Kim BI, Jeong SH, Kim YC, Lee JO, Choi CY, Im SM: Evaluation of various hepatic lesions with positron emission tomography (in Korean). Taehan Kan Hakhoe Chi 2002;8:472–480.

12 Feisthammel J, Kahn T, Mössner J, Caca K, Kluge R: Mirizzi syndrome mimicking gallbladder cancer – a persisting diagnostic chameleon. Gut 2004;(im Druck).

13 Koh T, Taniguchi H, Yamaguchi A, Kunishima S, Yamagishi H: Differential diagnosis of gallbladder cancer using positron emission tomography with fluorine-18-labeled fluoro-deoxyglucose (FDG-PET). J Surg Oncol 2003;84:74–81.

14 Turlakow A, Yeung HW, Salmon AS, Macapinlac HA, Larson SM: Peritoneal carcinomatosis: Role of ^{18}F-FDG PET. J Nucl Med 2003;44:1407–1412.

15 Suzuki A, Kawano T, Takahashi N, Lee J, Nakagami Y, Miyagi E, Hirahara F, Togo S, Shimada H, Inoue T: Value of ^{18}F-FDG PET in the detection of peritoneal carcinomatosis. Eur J Nucl Med Mol Imaging 2004;31:1413–1420.

16 Dietlein M, Weber W, Schwaiger M, Schicha H: ^{18}F-Fluorodeoxyglukose-Positronenemissionstomographie in der Rezidivdiagnostik des kolorektalen Karzinoms: Evidenzbasierte Empfehlungen und Kosten/Nutzenabwägungen. Nuklearmedizin 2003; 42:145–156.

17 Kostakoglu L, Goldsmith SJ: ^{18}F-FDG PET evaluation of the response to therapy for lymphoma and for breast, lung, and colorectal carcinoma. J Nucl Med 2003;44:224–239.

Chirurgische Gastroenterologie Interdisziplinär

Hauptthema · Main Topic

Chir Gastroenterol 2004;20:265–271

Stellenwert der endoskopischen retrograden Cholangiopankreatographie, der perkutan-transhepatischen Cholangiographie, der Endosonographie und der endoluminalen Sonographie in der Behandlung des Gallenblasen- und des Gallengangkarzinoms

U. Weickert R. Jakobs J.F. Riemann

Medizinische Klinik C, Klinikum der Stadt Ludwigshafen gGmbH, Deutschland

Schlüsselwörter
Gallenblasenkarzinom · Gallengangkarzinom · Endosonographie · Endoskopisch-retrograde Cholangiopankreatographie · Intraduktaler Ultraschall

Zusammenfassung
Mittels Endosonographie kann die Verdachtsdiagnose eines Gallenblasenkarzinoms erhärtet und die lokale Tumorausdehnung zuverlässig bestimmt werden. Die endoskopisch-retrograde Cholangiopankreatographie (ERC) bzw. die perkutan-transhepatische Cholangiographie (PTC) sowie der intraduktale Ultraschall kommen nahezu ausschließlich bei Vorliegen eines tumorbedingten obstruktiven Ikterus zum Einsatz. Neben der Diagnosesicherung besteht die Möglichkeit einer Stent-Platzierung in gleicher Sitzung. In der Diagnostik des Gallengangkarzinoms ergänzen sich die verschiedenen Verfahren. Der Endosonographie sind insbesondere die Tumoren des mittleren und distalen Drittels des Ductus hepatocholedochus zugänglich. Die ERC und PTC sind einerseits invasive diagnostische Verfahren, andererseits bieten sie die Möglichkeit einer Zytologie/Histologiegewinnung und erlauben in einem Arbeitsgang die Sicherstellung des Galleflusses. Die Cholangioskopie und der intraduktale Ultraschall im Rahmen der ERC/PTC tragen zur Sicherung der Diagnose bei und ermöglichen die präziseste Bestimmung der Längenausdehnung des Tumors.

Key Words
Gall bladder cancer · Bile duct cancer · Endosonography · Endoscopic retrograde cholangiopancreatography · Intraductal ultrasonography

Summary
Significance of Endoscopic Retrograde Cholangiopancreatography, Percutaneous Transhepatic Cholangiography, Endosonography, and Endoluminal Sonography in the Treatment of Gall Bladder and Bile Duct Cancer
Endosonographic findings can confirm the diagnosis of gallbladder cancer and determine the tumor stage. Endoscopic retrograde cholangiopancreatography (ERC) or percutaneous transhepatic cholangiography (PTC) and intraductal ultrasound are mainly performed in the presence of cholestasis. Confirming the diagnosis and stenting can be performed in one session. There are several diagnostic tools necessary in the diagnosis of bile duct cancer. Tumors of the middle and distal part of the extrahepatic bile duct are accessible to endosonography. ERC and PTC are invasive procedures for the diagnosis of bile duct cancer. However, they offer the opportunity to obtain material for cytological and/or histological investigation. Moreover, bile flow can be assured by inserting endoprostheses during the procedure. Cholangioscopy and/or intraductal ultrasonography can be performed during ERC. They confer to the diagnosis of a malignant bile duct tumor and are the most accurate methods to determine the longitudinal spread.

KARGER

Fax +49 761 4 52 07 14
E-mail Information@Karger.de
www.karger.com

Accessible online at:
www.karger.com/cga

Dr. Uwe Weickert
Medizinische Klinik C
Klinikum der Stadt Ludwigshafen am Rhein gGmbH
Bremserstraße 79, D-67063 Ludwigshafen
Tel. +49 621 503 41-00, Fax -14
E-mail weickeru@klilu.de

Einleitung

Die Möglichkeit einer effektiven Früherkennung – vergleichbar der Situation beim kolorektalen Karzinom – besteht weder für das Gallenblasen- noch für das Gallengangkarzinom. Daher findet eine Diagnostik in aller Regel erst statt, wenn das Tumorleiden symptomatisch geworden ist [1]. Selten führen unspezifische abdominelle Beschwerden zur Diagnose eines Gallenblasenkarzinoms, in der Mehrzahl der Fälle wird dieses Karzinom erst intraoperativ bzw. bei der histologischen Aufarbeitung des Operationspräparats oder in einem weit fortgeschrittenen Tumorstadium gestellt [2, 3]. Die Diagnose eines Gallengangkarzinoms erfolgt zumeist zu einem Zeitpunkt, wenn das Tumorwachstum zu einem obstruktiven Ikterus geführt hat.

Das Gallenblasenkarzinom wächst vornehmlich per continuitatem [2]. Die vom Gallengangepithel ausgehenden Gallengangkarzinome zeigen charakteristischerweise eine ausgeprägte Tendenz zu infiltrierendem, submukösem Wachstum entlang der Gallenwege [4].

Beim Gallenblasenkarzinom steht neben der Sicherung der Diagnose die Festlegung des Tumorstadiums im Vordergrund, um eine Weichenstellung hin zu einem kurativen oder palliativen Therapiekonzept stellen zu können [5]. Da das Gallengangkarzinom klinisch in der Regel durch das Auftreten eines Ikterus in Erscheinung tritt, steht hier zunächst die Abgrenzung zu einer benignen Ursache des obstruktiven Ikterus im Vordergrund. Das Tumor-Staging stellt auch hier die Weichen zu den verschiedenen Formen einer kurativen oder palliativen Therapie. Sowohl für das Gallenblasen- als auch für das Gallengangkarzinoms gilt, dass die einzige kurativ-therapeutische Option die chirurgische R0-Resektion ist [6, 7].

Unverändert steht die transkutane Sonographie am Anfang des diagnostischen Algorithmus. Die Magnetresonanztomographie hat vor allem in der Diagnostik der hilären Gallengangkarzinome große Bedeutung erlangt [8]. In der vorliegenden Arbeit wird eine aktuelle Bestimmung des Stellenwerts der Endosonographie, der endoskopisch-retrograden Cholangiographie (ERC) bzw. perkutan-transhepatischen Cholangiographie (PTC) und der intraduktalen Sonographie (IDUS) vorgenommen. Da die Endosonographie von diesen Methoden als einzige «extraduktal» und somit am wenigsten invasiv ist, wird sie jeweils an erster Stelle besprochen.

Diagnostik des Gallenblasenkarzinoms

Endosonographie

Die Unterscheidung zwischen einer entzündlich verdickten Gallenblasenwand und dem Vorliegen eines Gallenblasenkarzinoms ist für die Planung eines chirurgischen Eingriffs von großer Bedeutung. Die Endosonographie löst die Gallenblasenwand in drei Schichten auf. Die innere echoreiche Schicht entspricht im Wesentlichen der Mukosa, die mittlere echoärmere der Muscularis propria und die äußere echoreichere Schicht der Subserosa/Serosa [9].

Ein sicheres endosonographisches Kriterium für das Vorliegen eines invasiven Gallenblasenkarzinoms ist die Destruktion der Wandschichtung. In einer Vergleichsstudie an 25 Patienten mit einer Gallenblasenwandverdickung, die mittels transkutaner Sonographie, Endosonographie, Computertomographie und Magnetresonanztomographie untersucht wurden, wies der endosonographische Nachweis dieses Kriteriums die höchste Spezifität (100%) für die Diagnose eines Gallenblasenkarzinoms auf [9].

Prinzipiell kann eine präoperative zytologische Sicherung eines Gallenblasenkarzinoms auch mittels endosonographischer Feinnadelaspiration durchgeführt werden. In einer aktuellen Untersuchung gelang bei 6 Patienten mit einem Gallenblasenkarzinom die zytologische Sicherung in 5 Fällen [10].

Um eine Korrelation zwischen dem endosonographischen Erscheinungsbild von Gallenblasentumoren und der histopathologischen lokalen Tumorausdehnung herzustellen, wurde anhand der Befunde von 39 Patienten eine Unterteilung in vier Kategorien vorgenommen [11]. Beim Typ A lag ein gestielter Tumor mit intakter benachbarter Gallenblasenwand vor. Beim Typ B handelte es sich um einen breit aufsitzenden Tumor mit irregulärer Oberfläche, aber intakter echoreicher äußerer Gallenblasenwand. Beim Typ C war die äußere echoreiche Schicht irregulär, beim Typ D war sie vom Tumor durchbrochen [11]. Die Untersuchung zeigte hohe Korrelationen zwischen Typ A und Tis (-1), Typ B und T1–2, Typ C und T2 sowie Typ D und T3–4.

In einer aktuellen Arbeit zur Endosonographie im lokalen Staging des Gallenblasenkarzinoms wurde die hohe Korrelation der endosonographischen Befundung in diese 4 Kategorien mit dem histopathologischen Tumor-Staging des Operationspräparats bestätigt [12]. Bei 41 Patienten betrug die diagnostische Genauigkeit der Zuordnung Typ A zu pTis, Typ B zu pT1, Typ C zu pT2 bzw. Typ D zu pT3–4 100, 76, 85 bzw. 93% [12].

Die zitierten Arbeiten führten keinen direkten Vergleich mit einer leistungsfähigen transkutanen Sonographie durch. Eine Überlegenheit der Endosonographie im Vergleich zur transkutanen Sonographie ist unstrittig in den Fällen gegeben, bei denen ungünstige Ultraschallbedingungen eine zuverlässige transkutane Beurteilung verhindern.

ERC/PTC

Eine ERC wird gewöhnlich nur bei ikterischen Patienten mit einem Gallenblasenkarzinom durchgeführt. Bei weit fortgeschrittenem Tumor oder einer Komorbidität der zumeist älteren Patienten, die eine Operation nicht zulässt, liegt die Bedeutung der ERC in der Möglichkeit des palliativen Gallengang-Stenting. Sind die Gallenwege endoskopisch nicht er-

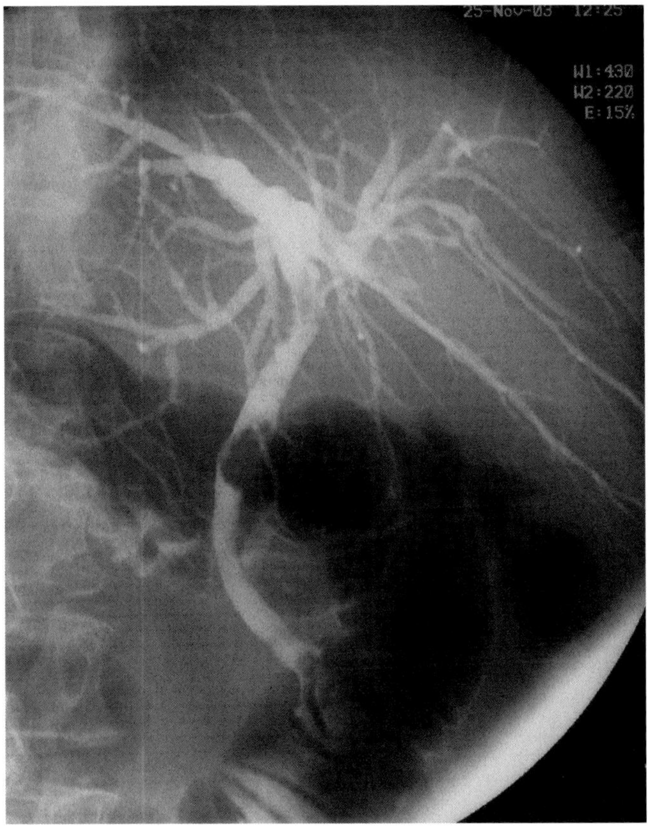

Abb. 1. Gallengangtumor (histologisch: Adenokarzinom) im mittleren Drittel des Ductus hepatocholedochus.

reichbar (Zustand nach Gastrektomie), bietet die PTC die Möglichkeit einer exakten Gangdarstellung. Ihr Stellenwert liegt aber fast ausschließlich in der Option eines Stenting bei Patienten, die nicht mehr kurativ operabel sind. Eine Darstellung der Gallenblase mittels Kontrastmittel über einen offenen Ductus cysticus ist technisch möglich, spielt aber in der klinischen Praxis keine Rolle [13].

Abgeschilferte Tumorzellen aus der Gallenblase führen bei einer zytologischen Untersuchung von Galle zu einer möglichen Tumorzelldetektionrate von bis zu 50% [14]. Die zytologische Untersuchung der Galle im Zusammenhang mit einem möglichen Gallenblasenkarzinom hat sich im klinischen Alltag nicht durchsetzen können. Dies liegt unter anderem an der Notwendigkeit einer sehr zügigen Aufarbeitung der Galle, um verwertbare zytologische Präparate zu erzielen. In einzelnen Fällen, bei denen ohnehin eine ERC durchgeführt wird, kann diese Untersuchung dennoch hilfreich sein.

Endoluminale Sonographie

Eine Infiltration des Gallengangs durch ein Gallenblasenkarzinom lässt sich minisonographisch zwar zuverlässig nachweisen, in der klinischen Praxis kommt ihr aber nur ein begrenzter Stellenwert zu, da die vorgeschaltete Bildgebung mittels Sonographie, Computertomographie und zunehmend Magnetresonanztomographie (MRT) inklusive Magnetresonanzcholangiopankreatikographie (MRCP) dies bereits aufzeigen kann [15]. Der Versuch einer direkten Tumordarstellung eines Gallenblasenkarzinoms, das nicht in die unmittelbare Nähe des Gallengangs infiltrierend wächst, ist durch die geringe Eindringtiefe der Minisonde (zirka 20 mm) limitiert [16].

Diagnostik des Gallengangkarzinoms

Endosonographie

Endosonographisch lassen sich der distale und mittlere Ductus hepatocholedochus vorzüglich darstellen (Abb. 1), für die hilusnahe Region gilt dies aufgrund der begrenzten Eindringtiefe der Endosonographie nur eingeschränkt [17]. Eine tumorös bedingte Gallengangstenose kann direkt dargestellt werden, die leberwärts dilatierten Gallengänge ebenfalls. Die verdickte Gallengangwand ist dabei in der Regel echoarm, die Infiltration in die Umgebung lässt sich endosonographisch darstellen. Lokoregionäre Lymphknotenvergrößerungen (Ligamentum hepatoduodenale) können endosonographisch beurteilt werden, wobei wie bei anderen Tumorentitäten auch ein metastatischer Befall bei einer Größe von mindestens 10 mm angenommen wird. Periduodenale, zöliakale und mesenteriale Lymphknoten können dargestellt werden, um gegebenenfalls ein N2-Stadium zu diagnostizieren. Eine Infiltration der Portalvene und/oder Arteria hepatica kann sowohl mit dem Radiärscanner als auch – mit der zusätzlichen Option der Duplexsonographie – dem Linearscanner beurteilt werden. Eine sichere Beurteilung gelingt auch bei dieser Frage vornehmlich im Bereich des mittleren und distalen Gallenganganteils (diagnostische Genauigkeit 91%) [18], eine Tumorinfiltration in die Vena portae im Hilusbereich kann mit der Endosonographie nicht so zuverlässig aufgezeigt werden wie mit der Minisonde (diagnostische Genauigkeit 57 versus 100%) [18].

In geübten Händen weist die endosonographische Feinnadelpunktion bei klinisch vermutetem hilären Gallengangtumor eine vorzügliche Trefferquote auf [19]. In einer Studie an 44 Patienten mit in der Computertomographie und/oder ERC diagnostizierter hilärer Gallengangstenose erfolgte eine Endosonographie-Feinnadelpunktion, nachdem die zuvor gewonnene Zytologie/Histologie nicht wegweisend war. In 43/44 Fällen konnte mit einer 22G-Nadel diagnostisch auswertbares Material gewonnen werden. In 31 Fällen wurde ein Malignom gesichert, bei 26 Patienten lag ein Cholangiokarzinom vor. Die Sensitivität und Spezifität betrugen 89 und 100%. Aufgrund des Zytologieresultats änderte sich die geplante chirurgische Strategie bei 27 der 44 Patienten. Komplikationen aufgrund der Punktion traten in dieser Serie nicht auf [19].

ERC/PTC

Die ERC erlaubt invasiv eine zuverlässige Darstellung der Gallengangmorphologie. Die PTC liefert zumindest eine gleichwertige Darstellung, wird aber bei endoskopisch erreichbaren Gallenwegen als alleinige diagnostische Maßnahme selten eingesetzt.

Die Gangmorphologie in der ERC erlaubt häufig keine sichere Unterscheidung zwischen benignen und malignen Gallengangstenosen. In vielen Fällen weist die Anamnese auf die Natur der Stenose, wenn beispielsweise eine Gallengangstenose nach einer laparoskopisch durchgeführten Cholezystektomie in direkter Nähe zu OP-Clips auftritt. Der Nachweis von Gallengangkonkrementen beweist keineswegs die benigne Natur einer Stenose, da die Abflussbehinderung durch eine maligne Stenose eine Steinbildung begünstigt haben kann.

Von entscheidender Bedeutung ist daher die Kombination der Darstellung der Gallengangmorphologie mit einer gezielten Zytologie-/Histologiegewinnung. Um eine zytologische oder histologische Sicherung herbeizuführen, bietet sowohl der endoskopisch-transpapilläre als auch der perkutan-transhepatische Zugang mehrere Optionen: einerseits die Gewinnung von Galle zur zytologischen Untersuchung auf abgeschilferte Tumorzellen und andererseits die Bürstenzytologie (Abb. 2) bzw. Zangenbiopsie (Abb. 3) direkt aus den tumorös infiltrierten Gallengangsegmenten. Die transpapilläre Biopsiegewinnung weist eine Sensitivität für das Vorliegen einer malignen Stenose von bis zu 80% auf [20, 21]. Bei einer Spezifität nahe 100% sowohl für die Gallengangzytologie als auch -histologie ist zur Optimierung der Sensitivität eine Kombination beider Methoden am Erfolg versprechendsten [22, 23]. Wird die Zytologieprobe nur über einen Zugang gewonnen, kann die zweifache Bürstenzytologie aus einer Gallengangstenose vor und nach Dilatation bzw. Bougierung die Sensitivität erhöhen. Bei einer Untersuchung an 139 Patienten mit der Verdachtsdiagnose einer malignen Gallengangstenose lag die Sensitivität der Zytologie vor bzw. nach Dilatation/Bougierung bei 35 bzw. 31%, die Kombination ergab eine signifikant höhere Sensitivität von 44% [24].

Eine Verbesserung der Sensitivität der ERC/PTC mit Biopsiegewinnung lässt sich durch den Einsatz der Cholangioskopie erreichen. Von besonderer Bedeutung ist der Nachweis so genannter Tumorgefäße, die sich neben irregulären Kaliberschwankungen durch einen geschlängelten Verlauf auszeichnen. In einer Untersuchung an 63 Patienten wies der cholangioskopische Nachweis solcher Tumorgefäße eine Sensitivität von 61% und eine Spezifität von 100% auf. Der präoperative Nachweis der Malignität einer Gallengangstenose ließ sich im Vergleich zur alleinigen PTC mit Biopsie von 80 auf 96% erhöhen [25].

In der Festlegung der Tumorausdehnung bietet für die unterhalb der Hepaticus-Gabel lokalisierten Gallengangkarzinome die ERC eine hervorragende Darstellung der Gangmorphologie. Ist die Hepaticus-Gabel tumorös infiltriert, droht nach

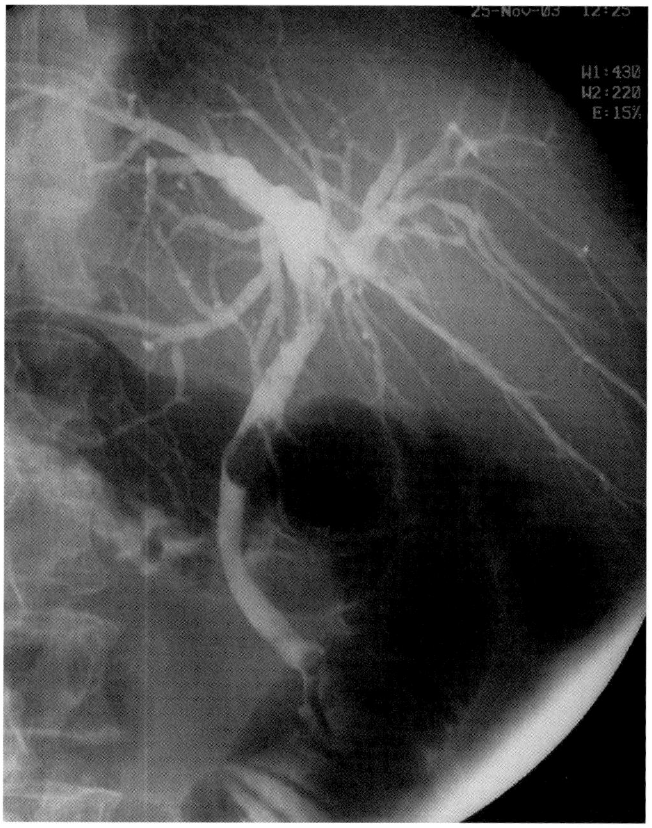

Abb. 2. Zytologiebürste im Tumorbereich.

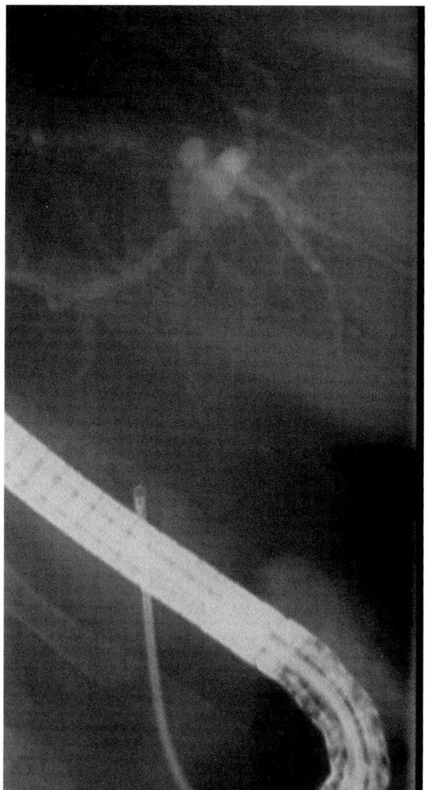

Abb. 3. PE-Zange im Tumorbereich.

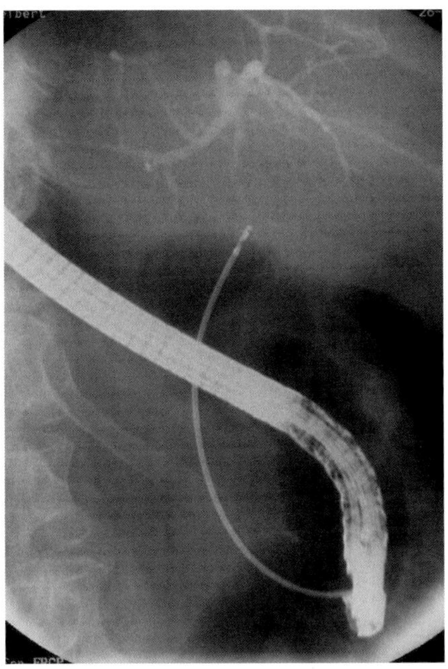

Abb. 4. IDUS im Gallengang.

Einbringen von Kontrastmittel über die Stenose(n) hinaus nach proximal die Gefahr einer iatrogenen Cholangitis. Daher sollte eine ERC vor dem Überspritzen einer Hepaticus-Gabel-Stenose beendet und eine MRCP angeschlossen werden [26]. Zusätzlich zu einer Darstellung der Tumorausdehnung kann sie bei nichtresektablen Tumoren die Planung einer palliativen endoskopischen Endoprotheseneinlage mit einem verringerten Cholangitisrisiko unterstützen [27]. Hierbei wird aufgrund des Befunds der MRT/MRCP die Erfolg versprechendere Seite für eine einseitige Endoprothesenimplantation bestimmt und die Gegenseite im Verlauf der endoskopischen Untersuchung nicht durch Injektion von Kontrastmittel kontaminiert [27].

Das Risiko einer iatrogenen Cholangitis durch die PTC bzw. perkutane transhepatische Cholangiodrainage liegt deutlich unter dem durch eine ERC, sie wird in der klinischen Praxis aber seit Verfügbarkeit der MRCP in der primären Diagnostik aufgrund der Invasivität seltener eingesetzt [26]. Möglicherweise ist sie bei der aktuell verfügbaren Magnetresonanztechnologie bei Hepaticus-Gabel-Tumoren zur Zeit noch präziser in der Beurteilung der Tumorausdehung [28].

Bei Vorliegen einer primär sklerosierenden Cholangitis ein sich entwickelndes Cholangiokarzinom in einem frühen Stadium zu diagnostizieren, ist anhand der Gallengangmorphologie (ERC) nicht zuverlässig möglich [29]. Die Beurteilung der Dynamik der Stenosenentwicklung zusammen mit der Gewinnung einer Gallengangzytologie/-histologie ist gelegentlich wegweisend [30].

IDUS

Minisonden für die IDUS werden vorzugsweise mit einer Frequenz von 20 MHz (10–30 MHz) verwendet. Die Auflösung erreicht 0,1 mm, die Eindringtiefe liegt bei zirka 20 mm (Abb. 4) [16]. Der Durchmesser der Sonden von 1,3–2,6 mm erlaubt das Vorführen über den Arbeitskanal eines Duodenoskops. Häufig wird vor der Minisondenuntersuchung eine endoskopische Papillotomie durchgeführt, prinzipiell kann die Untersuchung aber ohne vorherige Papillotomie erfolgen [17]. Für die Positionierung kann ein Führungsdraht, über den die Minisonde vorgeführt wird, hilfreich sein. Einen entsprechenden Zugang vorausgesetzt, können Minisonden gleichermaßen perkutan-transhepatisch im Gallengangsystem eingesetzt werden [16]. Die minisonographische Untersuchung während des langsamen Sondenrückzugs wird auf einem Video dokumentiert. Nach Abschluss der Untersuchung kann die Videoaufzeichnung nochmals eingehend begutachtet werden. Der Zeitbedarf für eine Untersuchung mit der Minisonde liegt bei zirka 7 min und ist deutlich geringer als der für eine sorgfältig durchgeführte konventionelle Endosonographie (zirka 30 min). Da eine Gallengangdrainage zu einer minisonographisch erfassten Wanddickenzunahme auf zirka das Doppelte führt, ist eine Untersuchung vor Einbringen einer Endoprothese von Vorteil [31]. Da diese Wandverdickung sich erst nach mehr als 1 Woche entwickelt, ist bei bereits einliegender Endoprothese eine möglichst frühzeitige Untersuchung anzustreben [31].

In der Unterscheidung benigner von malignen Gallengangstenosen wird das Vorhandensein einer normalen Schichtung (innere echoarme Schicht, der Mukosa und fibromuskulären Schicht entsprechend; echoreiche äußere Schicht, der Grenze zum umliegenden Gewebe entsprechend) ebenso wie die Wanddicke bewertet [31, 32]. Sowohl eine Schichtdestruktion wie auch eine lokale Tumorformation von mehr als 10 mm Durchmesser weisen auf die maligne Genese einer Stenose hin (Abb. 5). Diese Kriterien sind insbesondere für die Fälle von Bedeutung, in denen die histologische Sicherung mittels Biopsie misslingt [33, 34].

Führt ein Tumor weder zu einer Schichtdestruktion noch zu einer Wandverdickung, ist eine minisonographische Identifizierung des Tumors nicht möglich. Eine Wanddestruktion ist andererseits nicht spezifisch für eine maligne Stenose, da eine ausgeprägte Cholangitis zu einem gleichartigen minisonographischen Erscheinungsbild führen kann. Sowohl bei der primär sklerosierenden Cholangitis als auch bei anderen unspezifischen Cholangitiden kann eine asymmetrische Wandverdickung bei erhaltener Schichtung beobachtet werden, die eine Unterscheidung von einem Cholangiokarzinom nicht zulässt [35].

Insgesamt kann die Genese einer Gallengangstenose am sichersten geklärt werden, indem die Gewinnung einer Histologie mittels Biopsiezange mit einer minisonographischen Untersuchung kombiniert wird. In einer Untersuchung an 60 Patienten konnte so präoperativ bei 59 der 60 Patienten die korrekte Diagnose gestellt werden [15].

Im Rahmen des Stagings von Gallengangtumoren gilt zumindest für die A. hepatica dextra, dass eine Tumorinfiltration

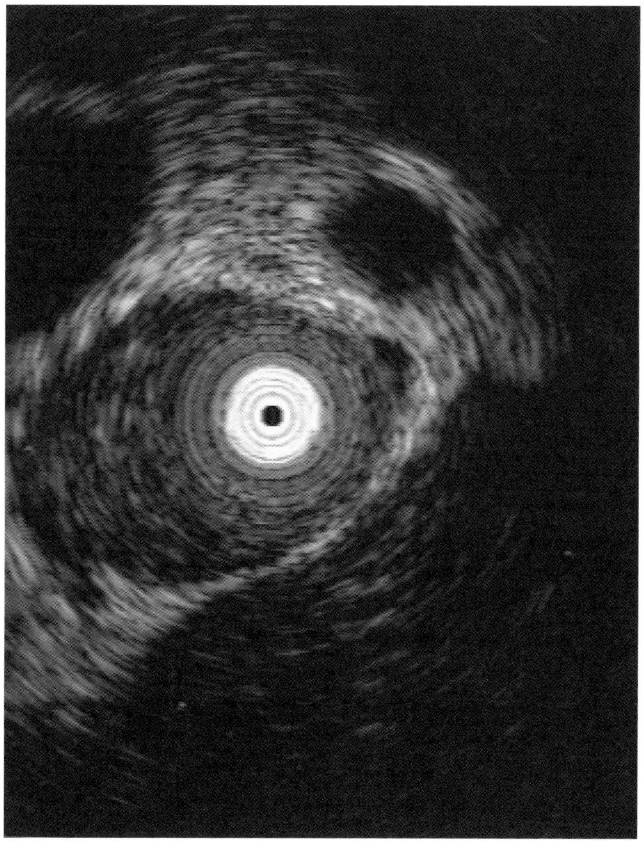

Abb. 5. Minisonographisches Bild der asymmetrischen Gallengangwandverdickung mit Schichtdestruktion.

mittels Minisonde sicher erkannt werden kann [36]. In einer Studie an 20 Patienten, die präoperativ sowohl mittels Minisonde als auch mittels Angiographie untersucht worden waren, war die Minisondenuntersuchung der Angiographie bei jeweils 100% Spezifität in der Sensitivität überlegen (50 versus 100%) [36].
Bezüglich der Beurteilung einer Tumorinvasion in die V. portae scheint die Minisonde der konventionellen Endosonographie überlegen – dies gilt insbesondere für die hilusnahe Region [18]. In einer Untersuchung an 18 Patienten, bei denen der intraoperative Befund zum Vergleich herangezogen wurde, konnte eine Tumorinvasion in die V. portae in allen Fällen korrekt mit der Minisonde dargestellt werden [18].
Das Wachstum eines distalen Gallengangkarzinoms in den Pankreaskopf kann mit der Minisonde ebenfalls zuverlässig nachgewiesen werden [37].
Die ausgeprägte Wachstumstendenz von Gallengangtumoren entlang der Gallenwege führt häufig zu Tumorresten im Resektionsrand und unterstreicht die Bedeutung der präoperativen Einschätzung der Längenausdehnung des Tumors [4]. Um die minisonographische Einschätzung durch entzündliche Wandveränderungen nach Endoprotheseneinlage nicht zu erschweren, ist eine Untersuchung vor einer endoprothetischen Versorgung sinnvoll [31, 38]. In einer Untersuchung an 19 Patienten erwies sich die präoperative Einschätzung der Längenausdehnung des Tumorwachstums mittels Minisonde als signifikant genauer im Vergleich zur Cholangiographie, die die Längsausdehnung häufig unterschätzte [38].
Gelegentlich verhindern hochgradige Tumorstenosen ein Vorführen der Minisonde nach proximal, so dass nur die distale Begrenzung des Tumorbefalls eingeschätzt werden kann.
Die Untersuchung mit der Minisonde bezüglich befallener lokaler Lymphknoten ist mit der gleichen Genauigkeit wie mit der konventionellen Endosonographie möglich [39].

Ausblick

Um alle Aspekte des Tumorwachstums von Gallenblasen- und Gallengangkarzinomen zu erfassen, ist zur Zeit eine Kombination verschiedener Bildgebungsverfahren mit ihren jeweiligen Vorteilen und Limitationen notwendig. Inwieweit die sich in den letzten Jahren stetig verbessernde MRT einschließlich Magnetresonanzcholangiographie und -angiographie die vorstehenden Methoden in der Diagnostik zu ersetzen vermag, bleibt abzuwarten.

Literatur

1 Weickert U: Tumoren der Gallenblase und der extrahepatischen Gallengänge; in Dancygier H (Hrsg): Klinische Hepatologie. Grundlagen, Diagnose und Therapie hepatobiliärer Erkrankungen. Berlin, Springer, 2003, pp 883–894.
2 Misra S, Chaturvedi A, Misra NC, Sharma ID: Carcinoma of the gallbladder. Lancet Oncol 2003;4: 167–176.
3 North JH, Pack MS, Hong C, Rivera DE: Prognostic factors for adenocarcinoma of the gallbladder: An analysis of 162 cases. Am Surg 1998;64:437–440.
4 Tannapfel A, Wittekind C: Anatomie und Pathologie des intrahepatischen und extrahepatischen Gallengangskarzinoms. Pathologe 2001;21:114–123.
5 Orth K, Beger HG: Gallbladder carcinoma and surgical treatment. Langenbecks Arch Surg 2000; 385:501–508.
6 Schauer RJ, Meyer G, Baretton G, Schildberg FW, Rau HG: Prognostic factors and long-term results after surgery for gallbladder carcinoma: A retrospective study of 127 patients. Langenbecks Arch Surg 2001;386:110–117.
7 Janargin WR, Fong Y, Blumgart LH: The current management of hilar cholangiocarcinoma. Adv Surg 1999;33:345–371.
8 Gore RM, Yaghmai V, Newmark GM, Berlin JW, Miller FH: Imaging benign and malignant disease of the gallbladder. Radiol Clin North Am 2002;40: 1307–1323.
9 Mizuguchi M, Kudo S, Fukahori T, Matsuo Y, Miyazaki K, Tokunaga O, Koyama T, Fujimoto K: Endoscopic ultrasonography for demonstrating loss of multiple-layer pattern of the thickened gallbladder wall in the preoperative diagnosis of gallbladder cancer. Eur Radiol 1997;7:1323–1327.
10 Jacobson BC, Pitman MB, Brugge WR: EUS-guided FNA for the diagnosis of gallbladder masses. Gastrointest Endosc 2003;57:251–254.
11 Fujita N, Noda Y, Kobayashi G, Kimura K, Yago A: Diagnosis of the depth of invasion of gallbladder carcinoma by EUS. Gastrointest Endosc 1999;50: 659–663.

12 Sadamoto Y, Kubo H, Harada N, Tanaka M, Eguchi T, Nawata H: Preoperative diagnosis and staging of gallbladder carcinoma by EUS. Gastrointest Endosc 2003;58:536–541.
13 Kruskal JB, Kane RA, Gramm HF: Strategies for imaging biliary neoplasms. Crit Rev Diagn Imaging 1997;38:231–294.
14 Akosa AB, Barker F, Desa L, Benjamin I, Krausz T: Cytologic diagnosis in the management of gallbladder carcinoma. Acta Cytol 1995;39:494–498.
15 Domagk D, Poremba C, Dietl KH, Senninger N, Heinecke A, Domschke W, Menzel J: Endoscopic transpapillary biopsies and intraductal ultrasonography in the diagnosis of bile duct strictures: A prospective study. Gut 2002;51:240–244.
16 Jakobs R, Riemann JR: Intraductal ultrasound; in Riemann JF, Neuhaus H (eds):Interventional Endoscopy in Hepatology. Proceedings of the Falk Symposium 116 Held in Basel, Switzerland, 25 October, 1999 (Part III of the Basel Liver Week 1999). London, Kluwer Academic Publishers 2000, pp 36–44.
17 Menzel J, Domschke W: Gastrointestinal miniprobe sonography: The current status. Am J Gastroenterol 2000;95:605–616.
18 Tamada K, Ido K, Ueno N, Ichiyama M, Tomiyama T, Nishizono T, Wada S, Noda T, Tano S, Aizawa T, Ueno T, Kimura K: Assessment of portal vein invasion by bile duct cancer using intraductal ultrasonography. Endoscopy 1995;27:573–578.
19 Fritscher-Ravens A, Broering DC, Knoefel WT, Rogiers X, Swain P, Thonke F, Bobrowski C, Topalidis T, Soehendra N: EUS-guided fine-needle aspiration of suspected hilar cholangiocarcinoma in potentially operable patients with negative brush cytology. Am J Gastroenterol 2004;99:45–51.
20 Nimura Y: Staging of biliary carcinoma: Cholangiography and cholangioscopy. Endoscopy 1993; 25:76–80.
21 Sugiyama M, Atomi Y, Wada N, Kubota A, Muto T: Endoscopic transpapillary bile duct biopsy without sphincterotomy for diagnosing biliary strictures: A prospective comparative study with bile and brush cytology. Am J Gastroenterol 1996;91: 465–467.
22 Ponchon T, Gagnon P, Berger F, Labadie M, Liaras A, Chavaillon A, Bory R: Value of endobiliary brush cytology and biopsies for the diagnosis of malignant bile duct stenosis: Results of a prospective study. Gastrointest Endosc 1995;42:565–572.
23 Jailwala J, Fogel EL, Sherman S, Gottlieb K, Flueckiger J, Bucksot LG, Lehman GA: Triple-tissue sampling at ERCP in malignant biliary obstruction. Gastrointest Endosc 2000;51:383–390.
24 de Bellis M, Fogel EL, Sherman S, Watkins JL, Chappo J, Younger C, Cramer H, Lehman GA: Influence of stricture dilation and repeat brushing on the cancer detection rate of brush cytology in the evaluation of malignant biliary obstruction. Gastrointest Endosc 2003;58:176–182.
25 Kim H-J, Kim M-H, Lee S-K, Yoo K-S, Seo D-W, Min Y-I: Tumor vessel: A valuable cholangioscopic clue of malignant biliary stricture. Gastrointest Endosc 2000;52:635–638.
26 Khan SA, Davidson BR, Goldin R, Pereira SP, Rosenberg WMC, Taylor-Robinson SD, Thillainayagam AV, Thomas HC, Thursz MR, Wasan H: Guidelines for the diagnosis and treatment of cholangiocarcinoma: Consensus document. Gut 2002;51(suppl 6):VI1–9.
27 Hintze RE, Abou-Rebyeh H, Adler A, Veltzke W, Felix R, Wiedenmann B: Magnetic resonance cholangiopancreaticography-guided unilateral endoscopic stent placement for Klatskin tumor. Gastrointest Endosc 2001;53:40–46.
28 Otto G, Romaneehsen B, Bittinger F, Mönch C, Thelen M, Hadian A, Lohse AW: Preoperative imaging of hilar cholangiocarcinoma: Surgical evaluation of standard practices.
29 Campbell WL, Peterson MS, Federle MP, Siqueira ES, Slivka A, Grazioli L, Ichikawa T, Oliver JH, Kim T, Li W: Using CT and cholangiography to diagnose biliary tract carcinoma complicating primary sclerosing cholangitis. AJR Am J Roentgenol 2001;177:1095–1100.
30 Gores GJ: Cholangiocarcinoma: Current concepts and insights. Hepatology 2003;37:961–969.
31 Tamada K, Tomiyama T, Ichiyama M, Oohashi A, Wada S, Nishizono T, Tano S, Aizawa T, Ido K, Kimura K: Influence of biliary drainage catheter on bile duct wall thickness as measured by intraductal ultrasonography. Gastrointest Endosc 1998;47: 28–32.
32 Tamada K, Tomiyama T, Oohashi A, Aizawa T, Nishizono T, Wada S, Tano S, Miyata T, Satoh Y, Ido K, Kimura K: Bile duct wall thickness measured by intraductal US in patients who have not undergone previous biliary drainage. Gastrointest Endosc 1999;48:199–203.
33 Tamada K, Tomiyama T, Wada S, Ohashi A, Satoh Y, Ido K, Sugano K: Endoscopic transpapillary bile duct biopsy with the combination of intraductal ultrasonography in the diagnosis of biliary strictures. Gut 2002;50:326–331.
34 Vazquez-Sequeiros E, Baron TH, Clain JE, Gostout CJ, Norton ID, Petersen BT, Levy MJ, Jondal ML, Wiersema MJ: Evaluation of indeterminate bile duct strictures by intraductal US. Gastrointest Endosc 2002;56:372–379.
35 Tamada K, Ueno N, Tomiyama T, Oohashi A, Wada S, Nishizono T, Tano S, Aizawa T, Ido K, Kimura K: Characterization of biliary strictures using intraductal ultrasonography: Comparison with percutaneous cholangioscopic biopsy. Gastrointest Endosc 1998;47:341–349.
36 Tamada K, Ido K, Ichiyama M, Tomiyama T, Nishizono T, Wada S, Noda T, Tano S, Aizawa T, Ueno T, Kimura K: Assessment of hepatic artery invasion by bile duct cancer using intraductal ultrasonography. Endoscopy 1995;27:579–583.
37 Tamada K, Ueno N, Ichiyama M, Tomiyama T, Nishizono T, Wada S, Oohashi A, Tano S, Aizawa T, Ido K, Kimura K: Assessment of pancreatic parenchymal invasion by bile duct cancer using intraductal ultrasonography. Endoscopy 1996;28: 492–496.
38 Tamada K, Nagai H, Yasuda Y, Tomiyama T, Ohashi A, Wada S, Kanai N, Satoh Y, Ido K, Sugano K: Transpapillary intraductal US prior to biliary drainage in the assessment of longitudinal spread of extrahepatic bile duct carcinoma. Gastrointest Endosc 2001;53:300–307.
39 Menzel J, Poremba C, Dietl K-H, Domschke W: Preoperative diagnosis of bile duct strictures – comparison of intraductal ultrasonography with conventional endosonography. Scand J Gastroenterol 2000;35:77–82.

Chirurgische Gastroenterologie Interdisziplinär

Hauptthema · Main Topic

Chir Gastroenterol 2004;20:272–278

Chirurgische Strategie beim Karzinom der Gallenblase und der extrahepatischen Gallenwege

T.W. Kraus F.M. Klenke P. Schemmer M.W. Büchler

Abteilung für Allgemeine, Visceral- und Unfallchirurgie, Chirurgische Universitätsklinik Heidelberg, Deutschland

Schlüsselwörter

Cholangiozelluläres Karzinom · Gallenwegkarzinom · Gallenblasenkarzinom · Chirurgische Therapie

Zusammenfassung

In der Behandlung von Malignomen der Gallenblase und der extrahepatischen Gallenwege stellt die chirurgische Resektion bis heute die einzige kurative Behandlungsoption dieser seltenen Problemtumoren dar. Aufgrund der nur selten gestellten Frühdiagnose und der engen Lagebeziehung zu komplexen Nachbarstrukturen ist jedoch nur eine Minderheit der betroffenen Patienten chirurgisch kurativ resezierbar. Ausgewählten Patienten kann jedoch durch eine adäquate chirurgische Therapie eine ernstzunehmende Heilungschance bei akzeptabler perioperativer Morbidität gegeben werden. Der möglichst sicheren Erzielung tumorfreier Absetzungsränder kommt größte Bedeutung in der chirurgischen Strategie zu. Chirurgische Standardtherapie mit kurativer Intention ist beim Gallenblasenkarzinom die konventionelle En-bloc-Resektion der Gallenblase und des Ductus cysticus unter Mitnahme einer an das Gallenblasenbett angrenzenden Lebergewebezone sowie der Lymphknoten am Ductus cysticus, dem hepatoduodenalen Ligament, supra- und gegebenenfalls auch retropankreatisch. Beim Gallenwegkarzinom ist die komplette Resektion des extrahepatischen Gallengangs mit Absetzung im suprapankreatischen Segment unter En-bloc-Erfassung der Lymphknoten im hepatoduodenalen Ligament Basis jeder chirurgischen Therapie unter kurativer Zielsetzung. In Einzelfällen können additive multiviszerale Resektionsformen oder ultraradikale Verfahren Chancen einer Prognoseverbesserung ermöglichen.

Key Words

Carcinoma · Cholangiocellular · Biliary tract · Gallbladder · Surgical therapy

Summary

Surgical Strategy in Carcinomas of the Gallbladder and the Extrahepatic Biliary Duct

The treatment of malignancies of the gallbladder and the extrahepatic biliary tract by surgical resection is still the only curative treatment option of this rare and problematic tumor entity today. Due to the rare early diagnosis and the close site to complex adjoining structures, only a minority of patients is resectable in a curative manner. In selected patients an adequate surgical therapy can improve prognostic survival chances combined with an acceptable perioperative morbidity. In surgical strategies, obtaining tumor-free resection margins is most relevant. The basic surgical policy with curative intention in gallbladder carcinomas is the conventional en-bloc resection of the gallbladder and the cystic duct enclosing liver tissue adjoining the gallbladder bed and the lymph nodes at the cystic duct, the hepatoduodenal ligament, and the suprapancreatic tissue. In carcinomas of the extrahepatic bile duct, the complete resection of extrahepatic bile ducts with closure in its suprapancreatic segment plus en-bloc removal of all adjacent lymphatic tissues of the hepatoduodenal ligament is the basis of all surgical strategies with curative objective. In individual cases supplementary multivisceral resection or ultra-radical procedures provide a chance for prognostic improvements.

KARGER

Fax +49 761 4 52 07 14
E-mail Information@Karger.de
www.karger.com

Accessible online at:
www.karger.com/cga

Prof. Dr. med. Thomas W. Kraus
Abteilung für Allgemeine, Visceral- und Unfallchirurgie
Chirurgische Universitätsklinik Heidelberg
Im Neuenheimer Feld 110, D-69120Heidelberg
Tel. +49 62 21 56-362 19, Fax -55 06
E-mail thomas.kraus@med.uni-heidelberg.de

Einleitung

Gallenwegkarzinome sind mit einer Inzidenz von 1:250 000 seltene Tumoren. Gallenblasenkarzinome haben eine Inzidenz von 1:100 000, Frauen sind etwa viermal häufiger betroffen als Männer. In 1% aller entfernten Gallenblasen wird ein Karzinom als Zufallsbefund gefunden. Der Altersgipfel von Gallenblasen- und Gallenwegkarzinomen liegt um das 70. Lebensjahr. Karzinome der Gallenblase und der extrahepatischen Gallenwege entstehen durch maligne Transformation des Gallenblasen- bzw. Gallengangepithels. Histologisch unterscheiden sich dabei Gallenblasenkarzinome nicht von Gallenwegkarzinomen. In beiden Fällen liegen in über 90% der Fälle gut bis mäßig differenzierte Adenokarzinome vor. Die Ausbreitung der Gallenwegtumoren erfolgt periduktal entlang der Gallenwege sowie der Perineuralscheiden ohne Kapselbildung. Zudem sind diskontinuierliche Wachstumsformen beschrieben. Wegen dieser besonderen Wachstumscharakteristika sind die exakte Tumormasse und Tumorausdehnung prä- wie auch intraoperativ nur schwer festleg- bzw. abgrenzbar. Adenokarzinome der Gallenblase und Gallenwege sind pathologisch als Einheit mit gleicher Histologie und Wachstumscharakteristik aufzufassen. Dennoch bestehende Unterschiede in der prätherapeutischen Diagnostik, der Therapie und der Prognose ergeben sich aus anatomischen Besonderheiten der Primärlokalisation. Extrahepatische Gallenwegtumoren werden mit der mehrfach modifizierten Klassifikation nach Bismuth-Corlette typisiert. Als Klatskin-Tumoren werden Karzinome mit Primärlokalisation an der Hepaticus-Gabel (Typ III, IV nach Bismuth) bezeichnet. Neben der exakten Tumorlokalisation ist die Tumorausdehnung (T-Status, UICC) wichtigster Prognosefaktor, welcher die R0-Resektabilität und damit das Langzeitüberleben beeinflusst. Dem Tumor-Staging kommt zur Einschätzung der Verhältnismäßigkeit geplanter chirurgischer Interventionen besonders bei Planung erweiterter Resektionen oder Lebertransplantationen entscheidende Bedeutung zu.

Material und Methoden

Eine Literatursuche in MEDLINE wurde unter Einschluss aller Veröffentlichungen bis September 2003 durchgeführt. Die systematische Literatursuche erfolgte nach den Stichworten «Cholangiocellulary Carcinoma», Biliary Tract Carcinoma», Gallbladder Carcinoma», Surgical Strategy», und «Therapy» in Kombination. Ergebnisse der Literatursuche wurden mit unseren Erfahrungen aus über 76 Operationen von Gallenblasen- und Gallenwegkarzinomen in den letzten 10 Jahren kombiniert.

Ergebnisse

Prinzipien und Optionen chirurgischer Therapie beim Gallenwegkarzinom

Eine Vielzahl interdisziplinärer, meist nur palliativ wirksamer Verfahren konkurrieren bei der Behandlung extrahepatischer Gallenwegkarzinome. Die chirurgische Therapie stellt bis heute jedoch die einzige potentiell kurative Behandlungsoption dar. Die Übertragbarkeit allgemeiner Radikalitätsprinzipien der onkologischen Chirurgie sind für Tumorlokalisationen im Leberhilus stark eingeschränkt. Die Definition therapeutischer Standards fällt deshalb bei extrahepatischen Gallenwegtumoren, besonders Klatskin-Tumoren, schwer. Der möglichst sicheren Erzielung tumorfreier Absetzungsränder kommt operationsstrategisch vorrangige Bedeutung zu. Die komplette Resektion des extrahepatischen Gallengangs mit Absetzung im suprapankreatischen Segment unter En-bloc-Erfassung der Lymphknoten im hepatoduodenalen Ligament ist Kernkonzept jeder chirurgischen Therapie der extrahepatischen Cholangiokarzinome mit kurativer Zielsetzung.

Die komplette Resektion des extrahepatischen Gallengangs kann potentiell durch zu Leber und/oder zum Pankreas/Duodenum weiter ausgedehnte Resektionsverfahren ergänzt werden. So kann bei sehr distal-ampulärer oder proximal-hilärer Tumorlokalisation erst durch multiviszerale Resektionen potentiell noch R0-Radikalität erzielt werden (Mitnahme von Pankreaskopf, Duodenum, Lebersegmenten, Leberlappen, Gefäßersatz). Derart erweiterte Resektionen, vor allem kombinierte Leber- und Pankreasresektionen, sind jedoch mit einer erhöhten perioperativen Morbidität und Mortalität assoziiert und müssen sorgfältig indiziert sein. Ultraradikale Verfahren, wie erweiterte Pankreas- oder Leberresektionen oder auch die Hepatektomie mit konsekutiver Lebertransplantation, beinhalten nur für ausgewählte Patienten Chancen einer Prognoseverbesserung. Aus der oft limiterten Resektionsmöglichkeit ergibt sich der große Bedarf für palliative bzw. adjuvante Therapiekonzepte.

Die Einzelschritte des standardisierten Operationsablaufs gliedern sich in:

- Laparotomie
- Allgemeine Inspektion und Palpation
- Duodenale Mobilisation / Kocher-Manöver
- Freilegung retropankreatischer und zöliakaler Lymphknoten, Schnellschnitte
- Absetzung und Übernähung des distalen Gallengangs, Schnellschnitte
- Absetzung Arteria gastroduodenalis und ihrer Äste inklusive lokaler Lyphknotendissektion
- Aszendierende zirkuläre Präparation des Ligamentum hepatoduodenale en bloc
- Zirkuläre skelettierende Präparation der Oberfläche von Pfortader und Arteria hepatica
- Dissektion der Pfortaderbifurkation, Absetzung der einmündenden Äste
- Retrograde Cholezystektomie, Absetzung Ductus cysticus und Arteria cystica
- Dissektion der linken Leberarterie bis zur Aufzweigung in den linken und mittleren paramedianen Ast
- Dissektion der rechten Leberarterie bis zur Aufzweigung in den anterioren und posterioren Ast

- Absetzung der Gallenwege en bloc mit präpariertem Lymphgewebe ≥ 15–20 mm oberhalb des Tumors
- Schnellschnitt des proximalen Gallengangs / der intrahepatischen Gallenwegstümpfe, gegebenenfalls Nachresektion
- Bei Bifurkationsresektionen Mitnahme von Glisson-Kapsel und etwa 10 mm Lebergewebe
- Rekonstruktion durch Y-Roux-Hepatikojejunostomie.

Nach Literaturübersicht sollten folgende operationsstrategische Überlegungen bei Planung und Durchführung der Resektion extrahepatischer Gallenwegkarzinome Anwendung finden:

Komplette infrahiläre Resektion des Ductus hepatocholedochus

Rezidive nach chirurgischer Resektion von extrahepatischen Gallenwegtumoren stellen sich meist als Lokalrezidive dar. Bei der Resektion muss also ein hinreichender longitudinaler sowie transversaler Sicherheitsabstand erzielt werden. Somit ist zur Erzielung einer R0-Situation als Minimalforderung bei allen extrahepatischen Gallenwegtumoren jeglicher Lokalisation (auch gabelnaher Lokalisation im Leberhilus) grundsätzlich eine En-bloc-Resektion der gesamten extrahepatischen Gallenwege und Gallenblase mit distaler Absetzung des Ductus choledochus im retroduodenalen Segment und möglichst proximal-hilärer Absetzung durchzuführen. Nach proximal (intrahepatisch) wird übereinstimmend im Hilus ein tumorfreier Sicherheitsabstand der Gallengangstümpfe von etwa 15–20 mm für ausreichend gehalten. In den retroduodenalen und intrapankreatischen Gallengangabschnitten sind longitudinale Sicherheitsabstände nicht exakt definiert, da nicht entscheidungsrelevant. Bei Tumornachweis im distalen Absetzungsrand des D. choledochus ist in dieser Situation entweder Inoperabilität gegeben bzw. unter fortbestehend kurativer Zielsetzung des Eingriffs nur noch eine erweiterte Resektion unter additiver Mitentfernung von Duodenum und Pankreaskopf onkologisch sinnvoll (partielle Duodenopankreatektomie, Whipple-Operation). Schnellschnitte zur Verifizierung der Tumorfreiheit der Absetzungsränder sowohl am proximalen und distalen Gallenwegresektat sind damit immer zwingend erforderlich. Die Resektion des Gallengangs erfolgt immer unter gleichzeitiger Mitnahme des angrenzenden pericholedochalen Weich- und Lymphgewebes (En-bloc-Lymphdissektion, Skelettierung der Gefäße im Ligament). Die Rekonstruktion des Galleabflusses nach Hepatocholedochusresektion erfolgt durch Hepatikojejunostomie. Das L. hepatoduodenale kann für Gallenwegtumoren analog zum Mesorektum beim Rektumkarzinom als onkologisches Kompartiment («holy plain») aufgefasst werden.

Lymphknotendissektion

Lymphknotenbefall wird bei Klatskin-Tumoren bei bis zu 44% der Fälle beobachtet [1]. In mehreren Studien wurde für extrahepatische Gallenwegkarzinome eine signifikante Korrelation des Lympknotenstatus mit der postoperativen Langzeitüberlebensprognose nach Resektion festgestellt. Andere Serien konnten diese Korrelation aber nicht bestätigen [1–3]. Somit ist bislang keinesfalls erwiesen, ob, wann und in welchem Umfang eine Lymphdissektion des L. hepatoduodenale oder zusätzlicher Stationen die Prognose bei positivem Befall verbessern kann.

Trotz kontroverser Daten gilt unter kurativer Behandlungsintention jedoch die möglichst vollständige Ausräumung des Lymphgewebes im L. hepatoduodenale gegenwärtig als chirurgischer Standard [4–6]. Nach En-bloc-Dissektion sollte eine Schnellschnittdiagnostik von auffallend großen bzw. indurierten Lymphknoten erfolgen. Bei dringendem intraoperativem Verdacht bzw. in Kenntnis eines ligamentären Lymphknotenbefalls sollte die Indikation zu multiviszeral erweiterten Resektionen oder Transplantationen zurückhaltend gestellt werden [7]. Unklarheit besteht über die Indikation zur so genannten erweiterten Lymphdissektion mit zusätzlicher Erfassung supra-, retropankreatischer und zölikaler Stationen. Diese Stationen sind in zirka 10–25% der Fälle tumorinfiltriert. Bei Tumorbefall dieser Lymphknoten muss nach Ansicht vieler Autoren von einer disseminierten Erkrankung ausgegangen werden. Die diagnostische Entnahme einzelner Lymphknoten in diesen Stationen ist technisch relativ einfach über ein Kocher-Mannöver möglich. Ihre routinemäßige Miterfassung zur Schnellschnittdiagnostik wird deshalb in der Anfangsphase der Operation vielfach befürwortet. Wird ein Befall dieser Stationen intraoperativ gesichert, erscheinen besonders isoliert zur Leber hin erweiterte multiviszerale Resektionen nicht mehr indiziert. Andererseits wäre eine komplette Ausräumung auch dieser Stationen nur über eine simultane additive Duodenopankreatektomie nach Whipple erreichbar. Die heutige Datenlage erlaubt keine abschließende Beurteilung der Sinnhaftigkeit solcher ultraradikal erweiterten Resektionen in dieser Problemsituation.

Vermeidung peritonealer Gallekontamination

Peritoneale Implantationsmetastasen bedingen einen Teil der Rezidive nach chirurgischer Resektion extrahepatischer Gallenwegtumoren. Die Exfoliation von Tumorzellen in Gallengänge wurde nachgewiesen. Somit besteht eine Gefahr der Tumorzelldissemination über intraoperativ eröffnete Gallengänge, die Implantationsmetasten zur Folge haben können. Jede intraoperative Kontamination des Operationsfelds mit Gallensekreten muss deshalb vermieden werden [8]. Der Gallengang ist vor seiner Durchtrennung abzuklemmen und zu übernähen. Bei nach distal erweiterten Resektionen zum Duodenum und Pankreaskopf wird mit gleicher Zielsetzung ein «Double-Stapling» der Absetzungsränder von Magen, Duodenum bzw. Jejunum proklamiert [9, 10].

Additive Duodenopankreatektomie bei proximaler und supraampulärer Lokalisation

Liegen Anhaltspunkte für eine direkte Infiltration des retropankreatischen Choledochussegments vor, ist eine onkologische R0-Radikalität nur noch durch eine zusätzliche Resektionserweiterung und Mitnahme von Pankreaskopf und Duodenum (als magenerhaltende Duodenopankreatektomie) erreichbar. Diese Ausdehnung der Operation wird bei Tumorlokalisation im distalen oder mittleren Choledochusdrittel sowie bei intraoperativ gesichert negativem Lymphknotenstatus meist befürwortet. Umstritten ist die Indikation bei Lymphknotenfilialisierung Die Indikation zur partiellen Duodenopankreatektomie wird aber auch schon grundsätzlich mit der onkologischen Notwendigkeit einer erweiterten Lymphknotendissektion distaler Sammellymphknoten-Stationen (N1b-Gruppen) zur Erzielung erhöhter Kurationssicherheit begründet. Diese Stationen weisen bekanntermaßen häufig eine Lymphknotenmetastasierung auf [11]. Nur durch eine solche Operationserweiterung ist in der Praxis eine wirklich vollständige Ausräumung dieser Stationen erreichbar (Kombinierte N1a- und N1b-Ausräumung). Dies wäre dann konzeptionell auch bei den proximalen Tumoren oder Gallenblasenkarzinomen zu erwägen. Im Falle proximal im Leberhilus lokalisierter Primärtumoren, bei denen meist auch begleitende Leberresektionen notwendig sind, wird jedoch die Praktikabilität derartiger simultan-distaler Operationserweiterungen (besonders zum Pankreas hin) wegen der meist hohen Morbidität und Mortalität kontrovers eingeschätzt [12].

A. hepatica und Pfortaderresektionen bei lokalisierter Infiltration

Die Hepaticus-Gabel ist anatomisch meist extrahepatisch lokalisiert und liegt der Pfortaderbifurkation oberflächlich auf. Pfortaderinfiltrationen sind deshalb bei Klatskin-Tumoren häufig. Bedingt durch die Nachbarschaft hilärer bzw. intrahepatischer Gallenwege zu Pfortader und Segmentarterien ist immer von einer potentiellen Infiltration dieser Gefäße auszugehen und im Rahmen der Diagnostik nach entsprechenden Indizien zu fahnden. Besteht intraoperativ ein Anhalt für eine umschriebene Gefäßinfiltration des Tumors im Leberhilus oder L. hepatoduodenale ist die Mitresektion des betroffenen A.-hepatica- oder Pfortadersegments zu erwägen, da Gefäßinfiltrationen die Heilungschancen verringern [9]. Neuhaus et al. [9] konnten jedoch eine signifikante Verbesserung der 5-Jahres-Überlebensrate nach Trisegmentresektion durch additive Pfortaderresektion nachweisen. Die Rekonstruktion extrahepatischer Gefäße durch Veneninterponate ist gefäßchirurgisch wenig problematisch und bedingt isoliert gesehen keine relevante Erhöhung der perioperativen Morbidität oder Mortalität [3].

Leberresektionen

Tumorinfiltrationen entlang der Hauptgallengänge im Hilus führen oft zur Infiltration des angrenzendem Leberparenchyms. Die Gallengangbifurkation berührt im Hilus dorsal die Oberfläche des Lobus caudatus der Leber (Segment I). Ventral bestehen enge Kontaktflächen zu den Segmenten IV und V. Eine Infiltration dieser Segmente ist deshalb besonders häufig anzutreffen, lässt sich jedoch intraoperativ nur selten vor Resektion bestätigen bzw. eindeutig ausschließen. Bei den Typen I und II wird daher von einigen Autoren die atypische Keilexzision von angrenzendem Lebergewebe, die so genannte isolierte Hilusresektion, als indiziert angesehen [13]. In 97% der Fälle zweigt zudem der Gallengangast zum Segment I direkt von der Hepaticus-Gabel oder maximal 10 mm peripher davon ab. Neben dem gerade für dieses Segment sehr engen direkten Parenchymkontakt spricht auch dies für eine routinemäßige Entfernung des Lobus caudatus bei Tumoren vom Typ III und IV [13, 14]. Hierbei erfolgt die Resektion des extrahepatischen Gallengangs sowie additiv die Hemihepatektomie (rechts oder links) unter Mitnahme des Lobus caudatus. Manche Gruppen streben bei Klatskin-Tumoren (Typen III und IV) aus prinzipiellen Erwägungen immer eine erweiterte rechtsseitige Leberresektion unter Erfassung der Segmente 4–8 und 1 («rechtsseitige Trisegmentektomie») an [15]. Hierdurch sind potentiell größere tumorfreie Resektionsränder bei hilärem Tumorsitz erzielbar, da die Distanz zwischen Hepaticus-Gabel und erster Segmentaufzweigung des Ductus hepaticus sinister meist größer ist als am Ductus hepaticus dexter [16, 17]. Rechtsseitigen Leberresektionen sollten somit gegenüber linksseitigen Resektionen bei symmetrischem Tumorsitz im Zweifel der Vorzug gegeben werden. Die postoperative Mortalität von Patienten nach kombinierter Gallenweg- und Lebersegmentresektion liegt in der Literatur innerhalb der ersten 3 Monate um 15% [3]. Sind vaskuläre Strukturen distal ihrer Bifurkation tumorbefallen ist eine gefäßchirurgische Rekonstruktion nach Resektion kaum möglich. Dann ist die Mitresektion der vaskulär abhängigen Lebersegmente zur Vermeidung ischämischer Lebernekrosen erforderlich (Hemihepatektomie «de nécessité»).

Ultraradikale Resektionsverfahren / Organtransplantation

Auch formell kurativ durchgeführte Resektionen erbringen oft unbefriedigende Heilungsraten. Die Tumorfreiheit der Absetzungsränder ist für gute Behandlungsergebnisse entscheidend [4, 5, 18]. Es muss beachtet werden, dass auch die intraoperative Qualitätssicherung durch Beurteilung der Absetzungsränder im Schnellschnitt unsicher ist [3]. Entsprechend weisen verschiedene Autoren darauf hin, dass sich auch nach formell kurativen Resektionen der extrahepatischen Gallenwege in bis zu 76% Lokalrezidive im späteren Verlauf nachweisen lassen [19]. Von einer noch aggressiveren Steigerung der Eingriffsradikalität erhoffen sich verschiedene Gruppen Ergebnisverbesserungen. Das ultraradikale Konzept einer totalen Hepatocholedochusresektion mit Hepatektomie, ausgedehnter regionaler Lymphadenektomie und konsekutiver Lebertransplantation zielt in diese Richtung. Jedoch waren die bisherigen Ergebnisse mit 5-Jahres-Überlebensraten zwischen 5 und 36% zumeist enttäuschend [6, 20]. Das Verfahren der erweiterten Gallengangresektion mit partieller Duodenopankreatektomie, Hepatektomie und konsekutiver Lebertransplantation zielt auf eine noch weitergehende Radikalität mit ausgedehnter Lymphadenektomie bis hin zu den Lymphknoten am Truncus coeliacus, Pankreasoberrand und paracaval. Bis zu 93% der Resektionen konnten hiermit formell kurativ abgeschlossen werden wodurch eine 5-Jahres-Überlebensrate von 38% erreicht werden konnte [9]. Der aufwendigen Patientenselektion (maximaler Aufwand zum Ausschluss von Fernmetastasen) scheint zur Erzielung verbesserter Therapieergebnisse gerade nach Transplantation entscheidende Bedeutung zuzukommen [21]. Wegen der fortbestehend großen Organknappheit stellt die Lebertransplantation, trotz der in fortgeschrittenen Stadien im Vergleich zu weniger aggressiven Verfahren teilweise günstiger erscheinenden Ergebnisse, weiterhin nur eine Therapieoption für wenige Sonderfälle dar [21]. Bei Cholangiokarzinompatienten mit assoziierter fortgeschrittener Leberzirrhose stellt die Transplantation jedenfalls den einzigen chirurgischen Ansatz dar [3].

Zum noch radikalerer Ansatz einer erweiterten Gallengangresektion, Exenteration des Oberbauchs und konsekutiver Cluster-Transplantation der Oberbauchorgane (Pankreas, Leber, Duodenum, Jejunumsegmente) liegen bislang nur vereinzelte Ergebnisse vor. Auch dieses Verfahren kam bislang nur bei Patienten mit sehr ungünstigen Selektionskriterien, wie positivem Lymphknotenstatus oder direkter Tumorinvasion in Pankreas oder Duodenum, zum Einsatz. Da mit dem Verfahren immerhin noch in 91% der Fälle tumorfreie Absetzungsränder erzielt werden konnten, deuten die schlechten Ergebnisse (5-Jahres-Überlebensrate um nur 9%) auf einen hohen Anteil schon zum Operationszeitpunkt systemisch disseminierter Erkrankungen hin. Aufwand, Morbidität und Mortalität des Verfahrens sind jedoch trotz jüngerer Verbesserungen noch so hoch, dass die Methode nur als experimentelles Verfahren in ausgewählten Zentren durchgeführt werden sollte [3, 22].

Prinzipien und Optionen der chirurgischer Therapie beim Gallenblasenkarzinom

Die chirurgische Standardtherapie beim Gallenblasenkarzinom unter kurativer Intention ist die konventionelle En-bloc-Resektion der Gallenblase und des Ductus cysticus unter Erfassung einer zirka 3–4 cm breiten, an das Gallenblasenbett angrenzenden Lebergewebezone [23, 24]. Der D. cysticus sollte immer möglichst nahe am D. choledochus abgesetzt werden. Hier ist die histologische Tumorfreiheit des Absetzungsrands mittels Schnellschnittuntersuchung noch intraoperativ sicherzustellen (radikale Cholezystektomie). Gleichzeitig ist eine möglichst vollständige Lymphadenektomie am D. cysticus, im hepatoduodenalen Ligament sowie eine Ausräumung der Sammellymphknoten-Stationen, besonders supra- und gegebenenfalls auch retropankreatisch durchzuführen [25, 26]. Der onkologische Wert einer Ausräumung auch der entfernteren Sammellymphknoten-Stationen ist umstritten. Die hierdurch erhobenen Befunde können jedoch zumindest zur prognostischen Einschätzung der individuellen Situation beitragen. Einzelne Gruppen weisen auf einen sehr hohen Stellenwert des Lymphknotenstatus für die Prognose des Langzeitüberlebens hin [25]. Beim Gallenblasenkarzinom werden in bis zu 75% der Fälle zum Diagnosezeitpunkt schon Lymphknotenmetastasen angetroffen [27]. Alternativ zur keilförmigatypischen und deshalb relativ unstandardisierten Leberresektion des Gallenblasenbetts wird dem leberchirurgisch Erfahrenen empfohlen, eine gezielt anatomische interlobäre Resektion der Lebersegmente IV und V durchzuführen [28]. Diese Empfehlung gilt besonders für jüngere, perioperativ belastbare Patienten. Sie berücksichtigt die klinische Erfahrung, wonach aus Angst vor Verletzung großer hilusnaher Gefäße das theoretisch geforderte Resektionsausmaß bei der einfachen Wedge-Resektion oft nicht erreicht wird. Zudem besteht bei akzidenteller Verletzung hilusnaher Gefäße das Risiko sekundärer ischämischer Parenchymnekrosen der Leberperipherie. Es besteht weitgehender Konsens, dass bei intraoperativ gesicherter Lymphknotenmetastasierung eine über die umschriebene Resektion hinausgehende Leberresektion nicht mehr erfolgen sollte [29]. Für die klinische Praxis ist zudem entscheidend, zu welchen Zeitpunkt ein Tumorleiden der Gallenblase bekannt wird.

Ist ein Gallenblasenkarzinom präoperativ bekannt oder wird es intraoperativ schon vor Exstirpation der Gallenblase erkannt, liegt meist ein fortgeschrittenes Tumorstadium mit schlechter Prognose vor. Zur präoperativen Abklärung und zum Staging sind die schon bei den extrahepatischen Gallenwegkarzinomen angeführten Schnittbildverfahren maßgebend. Bei Ikterus muss zudem eine kannalikuläre Diagnostik (endoskopisch retrograde Cholangiopankreatographie) angeschlossen werden. Bei der Therapieplanung sind in dieser Situation sowohl die Ausdehnung der Tumors als auch Alter und Morbidität des Patienten zu berücksichtigen. In dubio ist bei hochgradigem Verdacht auf Karzinom das onkologische Vorgehen bei entsprechender Patienteneignung auch ohne eindeutige Sicherung zu wählen. Bei ausgedehnten Tumoren mit großflächiger Leberinfiltration (T4), intrahepatischer Metastasierung, hämatogener Fernmetastasierung oder über pericholedochale Stationen hinausgehendem Lymphknotenbefall besteht Konsens, dass eine über die Cholezystektomie hinausgehende Resektionserweiterung nicht mehr indiziert ist. Die Risiken ausgedehnter Leberresektionen sind bei tiefer Leberinfiltration wegen der schlechten Therapieergebnisse nicht zu rechtfertigen. Auch durch eine zusätzliche Hemi- oder Trisegmentektomie konnten in früheren Untersuchungen keine Prognoseverbesserungen in T3- und T4-Stadien erzielt werden [25].

Unklar ist der Stellenwert verschiedener ultraradikaler chirurgischer Therapieverfahren bei fortgeschrittenem Gallenblasenkarzinom. In der Literatur finden sich Mitteilungen, wonach bei ausgewählten Patienten in fortgeschrittenen Tumorstadien (Nevin-Stadium V) durch eine partielle Pankreatikoduodenektomie und Lymphadenektomie durchaus Überlebens- sowie Lebensqualitätsvorteile gegenüber der palliativen Therapie erzielbar sein sollen [30]. Eine andere Gruppe wies jedoch darauf hin, dass Überlebensvorteile durch Pankreatikoduodenektomie und Lymphadenektomie nur für Patienten im Stadium pN1a (hepatoduodenales Ligament), nicht mehr aber im Stadium pN1b (entferntere Sammellymphknoten) feststellbar waren [23]. Auch Shirai et al. [31] publizierten gute Ergebnisse mit einem Spektrum ultraradikaler Resektionsverfahren. In dieser Serie wurde eine 5-Jahres-Überlebensrate von 85% bei 20 Patienten mit negativem Lymphknotenstatus und von immerhin 45% bei 20 Patienten mit positivem Lympknotenstatus (jeweils zumeist Stadium II) erreicht. 26 der Patienten waren einer Pankreatikoduodenektomie unterzogen worden [31]. Zu diesen Therapieansätzen liegen aber nur insgesamt wenige Daten und keine kontrollierten Studien vor. Die Indikationsstellung zur primär nur palliativen Cholezystektomie bei Patienten mit Gallenblasenkarzinom in fortgeschrittenen Stadien zielt auf die Vermeidung sekundär infektiöser Komplikationen (Empyem, Cholangitis). Sie sollte eher zurückhaltend gestellt werden. Bei Cholestase ist den unten beschriebenen interventionellen Drainageverfahren gegenüber einem operativen Vorgehen in diesem Patientengruppe wegen der sehr schlechten Überlebensprognose meist der Vorzug zu geben.

Wird die Diagnose erst intraoperativ überraschend am aufgeschnittenen Präparat nach Standardcholezystektomie gestellt, liegen meist Karzinome mit auf die Mukosa (pT1a) oder Muscularis (pT1b) limitierter Ausdehnung ohne Lymphknotenbeteiligung vor, die definitionsgemäß Frühkarzinome darstellen [32]. Die meisten Tumoren in diesen Stadien sind Inzidentalome, welche erst nach Cholezystektomie wegen anderer Ursache erkannt werden [32]. In einer solchen Situation sollte immer nach einfacher Cholezystektomie eine Lymphdissektion des L. hepatoduodenale angeschlossen werden. Das weitere Vorgehen (gegebenenfalls Leberresektion) sollte sowohl die intraoperative Beurteilung der Tumorinfiltrationstiefe sowie den Lymphknotenstatus an Schnellschnittpräparaten berücksichtigen. Die hepatische Infiltrationstiefe des Tumors kann mittels intraoperativem Ultraschall abgeschätzt werden [33]. Ist die Muscularis infiltriert und liegt ein negativer Lymphknotenstatus vor, sollte bei limitierter Infiltrationstiefe auf jeden Fall eine Lebernachresektion erfolgen. Bei Lymphknotenbefall berichteten verschiedene Autoren sehr schlechte Gesamtergebnisse mit 5-Jahres-Überlebensraten unter 5% [34]. Andere Autoren ordnen dem isolierten Lymphknotenstatus allerdings keine so entscheidende Bedeutung hinsichtlich der Indikationsstellung zur Leberresektion nach Cholezystektomie zu [33, 35–38].

Wird die Diagnose postoperativ als histologischer Zufallsbefund am pathologischen Präparat gestellt, gelten grundsätzlich die gleichen Kriterien wie für einen intraoperativen Zufallsbefund. Bestehen histologisch Anhaltspunkte für ein wandübergreifendes Wachstum oder eine lokale Lymphangiosis carcinomatosa, sollte in dieser Situation eine Relaparotomie und gegebenenfalls Nachresektion in der ersten postoperativen Woche erfolgen. Präoperativ ist allerdings ergänzend eine Schnittbilduntersuchung der Leber zur besseren Abschätzung der hepatischen Infiltrationstiefe sinnvoll (T-Stadium). Es liegen Daten vor, die darauf hinweisen, dass eine Cholezystektomie im Stadium pT1a noch ausreicht um mit hoher Wahrscheinlichkeit Kuration zu erzielen, während bei pTb unbedingt eine Leberresektion angeschlossen werden sollte [32, 37]. Wir würden allerdings in dubio relaparotomieren und das Leberbett der Gallenblase nachresezieren. In der Literatur gibt es auch Hinweise, dass gerade eine Leberresektion in den Stadien T1/T2 onkologisch signifikante Überlebensvorteile bietet [39]. Bei älteren und morbiden Risikopatienten kann bei dieser Konstellation oder bei histologischen Grenzbefunden auf eine Nachresektion verzichtet bzw. nur eine Elektrokoagulationsverschorfung des Blasenbetts mit lokaler Lymphadenektomie angeschlossen werden.

Diskussion

Die chirurgische Strategie beim Karzinom der Gallenblase und der extrahepatischen Gallenwege hat sich in Bezug auf die Grundprinzipien der chirurgischen Therapie in den letzten Jahren kaum verändert. Zu bemerken ist eine Tendenz zu erweiterten Leberresektionsformen in internationalen Zentren [1]. Die Rate formell kurativer R0-Resektionen lässt sich hierdurch erhöhen. In einer der größten Serien beim hilären Gallenwegkarzinom wurde eine R0-Resektionsrate von 29% nach Hilusresektion, von 55 bzw. 59% nach Hemihepatektomie rechts bzw. links und von 65% bei Trisegmentektomie erzielt. Die größte R0-Resektionsrate ergab sich mit 93% nach Hepatektomie und Lebertransplantation. Dies ist nicht verwunderlich, garantiert aber noch keine Kurationssicherheit. So wurde im Subkollektiv der R0-Trisegment-resezierten Patienten im Vergleich mit allen anderen Resektionsformen die beste 5-Jahres-Überlebensquote von 57% erzielt [15]. Aufgrund der erhöhten Rate von kurativen Resektionen durch aggressive Operationsstrategien empfehlen die meisten Autoren erweiterte Leberresektionen bis zum Stadium IVa, sofern keine ausgedehnten Invasionen der Pfortader oder A. hepatica vorliegen [40]. Allerdings konnten hierdurch statistisch meist keine signifikanten Überlebensverlängerungen nachgewiesen werden [41]. Auch im Falle von Bismuth-Typ-I- und -II-Karzinomen entwickelt sich die chirurgische Behandlungsstrategie in den großen Zentren eher zu aggressivem Vorgehen. Dieses schließt nicht mehr nur die konventionelle Hilusresektion, sondern eine Resektionserweiterung durch rechte oder linke Hemihepatektomie ein. Hierdurch wurde in einzelnen Serien ein signifikant verlängertes Überleben nachgewiesen [42]. Bei Gallenblasenkarzinomen wird demgegenüber wegen der meist äußerst schlechten Prognose weiterhin eine Zurückhaltung gegenüber ultraradikalen Operationsverfahren empfohlen [43].

Literatur

1 Kosuge T, Yamamoto J, Shimada K, Yamasaki S, Makuuchi M: Improved surgical results for hilar cholangiocarcinoma with procedures including major hepatic resection. Ann Surg 1999;230:663–671.

2 Albores-Saavedra J, Henson DE, Sobin LH: The WHO Histological Classification of Tumors of the Gallbladder and Extrahepatic Bile Ducts. A commentary on the second edition. Cancer 1992;70: 410–414.

3 Iwatsuki S, Todo S, Marsh JW, Madariaga JR, Lee RG, Dvorchik I, Fung JJ, Starzl TE: Treatment of hilar cholangiocarcinoma (Klatskin tumors) with hepatic resection or transplantation. J Am Coll Surg 1998;187:358–364.

4 Klempnauer J, Ridder GJ, Werner M, Weimann A, Pichlmayr R: What constitutes long-term survival after surgery for hilar cholangiocarcinoma? Cancer 1997;79:26–34.

5 Pichlmayr R, Weimann A, Klempnauer J, Oldhafer KJ, Maschek H, Tusch G, Ringe B: Surgical treatment in proximal bile duct cancer. A single-center experience. Ann Surg 1996;224:628–638.

6 Ringe B, Wittekind C, Bechstein WO, Bunzendahl H, Pichlmayr R: The role of liver transplantation in hepatobiliary malignancy. A retrospective analysis of 95 patients with particular regard to tumor stage and recurrence. Ann Surg 1989;209:88–98.

7 Washburn WK, Lewis WD, Jenkins RL: Aggressive surgical resection for cholangiocarcinoma. Arch Surg 1995;130:270–276.

8 Tanaka N, Nobori M, Suzuki Y: Does bile spillage during an operation present a risk for peritoneal metastasis in bile duct carcinoma? Surg Today 1997;27:1010–1014.

9 Neuhaus P, Blumhardt G: Extended bile duct resection – a new oncological approach to the treatment of central bile duct carcinomas? Description of method and early results. Langenbecks Arch Chir 1994;379:123–128.

10 Verbeek PC, Van der Heyde MN, Ramsoekh T, Bosma A: Clinical significance of implantation metastases after surgical treatment of cholangiocarcinoma. Semin Liver Dis 1990;10:142–144.

11 Ouchi K, Matsuno S, Sato T: Long-term survival in carcinoma of the biliary tract. Analysis of prognostic factors in 146 resections. Arch Surg 1989;124: 248–252.

12 Tsukada K, Yoshida K, Aono T, Koyama S, Shirai Y, Uchida K, Muto T: Major hepatectomy and pancreatoduodenectomy for advanced carcinoma of the biliary tract. Br J Surg 1994;81:108–110.

13 Mizumoto R, Suzuki H: Surgical anatomy of the hepatic hilum with special reference to the caudate lobe. World J Surg 1988;12:2–10.

14 Iwasaki Y, Okamura T, Ozaki A, Todoroki T, Takase Y, Ohara K, Nishimura A, Otsu H: Surgical treatment for carcinoma at the confluence of the major hepatic ducts. Surg Gynecol Obstet 1986 162:457–464.

15 Neuhaus P, Jonas S, Bechstein WO, Lohmann R, Radke C, Kling N, Wex C, Lobeck H, Hintze R: Extended resections for hilar cholangiocarcinoma. Ann Surg 1999;230:808–818.

16 Altaee MY, Johnson PJ, Farrant JM, Williams R: Etiologic and clinical characteristics of peripheral and hilar cholangiocarcinoma. Cancer 1991;68: 2051–2055.

17 Bismuth H, Nakache R, Diamond T: Management strategies in resection for hilar cholangiocarcinoma. Ann Surg 1992;215:31–38.

18 Blumgart LH, Benjamin IS: Liver resection for bile duct cancer. Surg Clin North Am 1989;69:323–337.

19 Mittal B, Deutsch M, Iwatsuki S: Primary cancers of extrahepatic biliary passages. Int J Radiat Oncol Biol Phys 1985;11:849–854.

20 Meyer CG, Penn I, James L: Liver transplantation for cholangiocarcinoma: Results in 207 patients. Transplantation 2000;69:1633–1637.

21 Bismuth H: Revisiting liver transplantation for patients with hilar cholangiocarcinoma: The Mayo Clinic proposal. Liver Transpl 2000;6:317–319.

22 Starzl TE, Todo S, Tzakis A, Podesta L, Mieles L, Demetris A, Teperman L, Selby R, Stevenson W, Stieber A: Abdominal organ cluster transplantation for the treatment of upper abdominal malignancies. Ann Surg 1989;210:374–385.

23 Chijiiwa K, Tanaka M: Carcinoma of the gallbladder: An appraisal of surgical resection. Surgery 1994;115:751–756.

24 Morrow CE, Sutherland DE, Florack G, Eisenberg MM, Grage TB: Primary gallbladder carcinoma: Significance of subserosal lesions and results of aggressive surgical treatment and adjuvant chemotherapy. Surgery 1983;94:709–714.

25 Bartlett DL, Fong Y, Fortner JG, Brennan MF, Blumgart LH: Long-term results after resection for gallbladder cancer. Implications for staging and management. Ann Surg 1996;224:639–646.

26 de Aretxabala X, Roa I, Burgos L: Gallbladder cancer, management of early tumors. Hepatogastroenterology 1999;46:1547–1551.

27 Piehler JM, Crichlow RW: Primary carcinoma of the gallbladder. Surg Gynecol Obstet 1978;147: 929–942.

28 Bismuth H, Houssin D, Castaing D: Major and minor segmentectomies 'reglees' in liver surgery. World J Surg 1982;6:10–24.

29 Benoist S, Panis Y, Fagniez PL: Long-term results after curative resection for carcinoma of the gallbladder. French University Association for Surgical Research. Am J Surg 1998;175:118–122.

30 Nakamura S, Nishiyama R, Yokoi Y, Serizawa A, Nishiwaki Y, Konno H, Baba S, Muro H: Hepatopancreatoduodenectomy for advanced gallbladder carcinoma. Arch Surg 1994;129:625–629.

31 Shirai Y, Yoshida K, Tsukada K, Muto T, Watanabe H: Radical surgery for gallbladder carcinoma. Long-term results. Ann Surg 1992;216:565–568.

32 Ouchi K, Sugawara T, Ono H, Fujiya T, Kamiyama Y, Kakugawa Y, Mikuni J, Endo K: Diagnostic capability and rational resectional surgery for early gallbladder cancer. Hepatogastroenterology 1999; 46:1557–1560.

33 Azuma T, Yoshikawa T, Araida T, Takasaki K: Intraoperative evaluation of the depth of invasion of gallbladder cancer. Am J Surg 1999;178:381–384.

34 Ogura Y, Mizumoto R, Isaji S, Kusuda T, Matsuda S, Tabata M: Radical operations for carcinoma of the gallbladder: present status in Japan. World J Surg 1991;15:337–343.

35 Fujita N, Noda Y, Kobayashi G, Kimura K, Yago A: Diagnosis of the depth of invasion of gallbladder carcinoma by EUS. Gastrointest Endosc 1999;50: 659–663.

36 Onoyama H, Yamamoto M, Tseng A, Ajiki T, Saitoh Y: Extended cholecystectomy for carcinoma of the gallbladder. World J Surg 1995;19:758–763.

37 Paquet KJ: Appraisal of surgical resection of gallbladder carcinoma with special reference to hepatic resection. J Hepatobiliary Pancreat Surg 1998;5: 200–206.

38 Yamamoto M, Onoyama H, Ajiki T, Yamada I, Fujita T, Saitoh Y: Surgical results of operations for carcinoma of the gallbladder. Hepatogastroenterology 1999;46:1552–1556.

39 Cubertafond P, Mathonnet M, Gainant A, Launois B: Radical surgery for gallbladder cancer. Results of the French Surgical Association Survey. Hepatogastroenterology 1999;46:1567–1571.

40 Uchiyama K, Nakai T, Tani M, Onishi H, Kinoshita H, Kawai M, Ueno M, Yamaue H: Indications for extended hepatectomy in the management of stage IV hilar cholangiocarcinoma. Arch Surg 2003;138: 1012–1016.

41 Miyazaki M, Ito H, Nakagawa K, Ambiru S, Shimizu H, Okaya T, Shinmura K, Nakajima N: Parenchyma-preserving hepatectomy in the surgical treatment of hilar cholangiocarcinoma. J Am Coll Surg 1999;189:575–583.

42 Capussotti L, Muratore A, Polastri R, Ferrero A, Massucco P: Liver resection for hilar cholangiocarcinoma: In-hospital mortality and longterm survival. J Am Coll Surg 2002;195:641–647.

43 Shimada H, Endo I, Sugita M, Masunari H, Fujii Y, Tanaka K, Misuta K, Sekido H, Togo S: Hepatic resection combined with portal vein or hepatic artery reconstruction for advanced carcinoma of the hilar bile duct and gallbladder. World J Surg 2003;27: 1137–1142.

Chirurgische Gastroenterologie Interdisziplinär

Hauptthema · Main Topic

Chir Gastroenterol 2004;20:279–285

Chirurgische Therapie des Cholangiokarzinoms

C.W. Strey[a] M. Golling[a] W. Schwarz[b] W.O. Bechstein[a]

[a] Abteilung für Allgemein- und Gefäßchirurgie,
[b] Institut für Diagnostische und Interventionelle Radiologie, Johann Wolfgang Goethe-Universtität, Frankfurt/M., Deutschland

Schlüsselwörter
Cholangiokarzinom · Klatskin-Tumor · Therapie

Zusammenfassung
Die chirurgische Resektion eröffnet als einzige Therapieform eine mögliche Kuration für das zentrale (Klatskin-Tumor) und periphere Cholangiokarzinom. Auch wenn eine R0-Resektion erreicht werden kann, bleibt die Prognose mit einem 3- bzw. 5-Jahresüberleben von 30–50% bzw. 10–30% schlecht. Die Möglichkeiten zur Verbesserung der Prognose sind allein durch die Weiterentwicklung der chirurgischen Technik limitiert. Die Analyse der gegenwärtig verfügbaren klinischen Daten zeigen ein Verbesserungspotential der chirurgischen Ergebnisse durch die portalvenöse Embolisation, die Trisegmentektomie mit Segment-1-Resektion und die Resektion der Portalvene. Da die Gesamtergebnisse nach Resektionen weiterhin enttäuschen und der Anteil der potentiell kurativ behandelten Patienten gering ist, zielen neu eingesetzte Strategien auf eine Vergrößerung dieser potentiell kurativ zu behandelnden Patientengruppe. Dies könnte z.B. durch eine Verbesserung der Frühdiagnoserate und durch die Anwendung von multimodalen Konzepten durch die Kombination aus Chirurgie und adjuvanten oder neoadjuvanten Behandlungskonzepten erreicht werden. Aufgrund der insgesamt geringen Zahl der Cholangiokarzinomfälle und der Komplexität der einzusetzenden diagnostischen und therapeutischen Verfahren könnte die Konzentration der Patienten in spezialisierten hepatobiliären Zentren die weitere Optimierung der Behandlungsverfahren erleichtern.

Key Words
Cholangiocarcinoma · Klatskin's tumor · Surgical treatment

Summary
Surgical Treatment of the Cholangiocarcinoma
Surgical treatment is the only potentially curative option for central (Klatskin's tumor) and peripheral cholangiocarcinoma. Even if a R0 resection can be achieved, the prognosis with a 3- and 5-year survival of around 30–50% and 10–30% is dismal. Options for the improvement of prognosis by purely advancing the surgical techniques are restricted. The analysis of currently available clinical data reveals a potential impact of selective portal vein embolism, trisegmentectomy plus caudate lobe resection, and portal vein resection. Since the overall surgical results are still disappointing and the group of patients under a potential curative regimen still remains small, newly applied strategies aim for an increase of the number of those patients amenable to potentially curative resections. This increase could be achieved by earlier diagnosis and through the application of multimodal strategies, combining surgical resections with adjuvant or neoadjuvant concepts. Due to the limited number of cases of cholangiocarcinoma and the complexity of the applied diagnostic and therapeutic procedures, it would be beneficial for the improvement of the overall survival of patients with cholangiocarcinomas to concentrate the treatment of these patients in specialized hepatobiliary centers.

KARGER

Fax +49 761 4 52 07 14
E-mail Information@Karger.de
www.karger.com

Accessible online at:
www.karger.com/cga

PD Dr. med. Markus Golling
Abteilung Allgemein- und Gefäßchirurgie
Johann Wolfgang Goethe-Universtität
Theodor-Stern-Kai 7, D-60590 Frankfurt
Tel. +49 69 6301-5251, Fax -7452
E-mail Markus.Golling@kgu.de

Einleitung

Cholangiokarzinome (CCC) entstehen als Adenokarzinome in den Epithelien der Gallengänge. Aufgrund der Lokalisation ihres Auftretens können sie in intrahepatische- (periphere) und extrahepatische (zentrale, hiläre (Klatskin-Tumoren)) Gallengangskarzinome eingeteilt werden. In einer aktuellen Analyse der Tumorinzidenzen in Großbritannien waren 7,5% aller gastrointestinalen Karzinome primären Lebertumoren und 2,7% extrahepatische CCC [1]. In der Gruppe der primären Lebertumoren liegt das CCC mit 5–20% an zweiter Stelle [2].
Ätiologisch zeigten sich eine starke Assoziation mit parasitären Erkrankungen (*Opisthorchis viverrini, Clonorchis sinensis*) [3], Choledochuszysten, Caroli-Erkrankung, der Hepatolithiasis [4] und der primär sklerosierenden Cholangitis [5]. Die Colitis ulcerosa [6], die Einnahme oraler Kontrazeptiva sowie der Kontakt mit toxischen Substanzen (z.B. Asbest, PCB, Nitrosamine) sind weitere Risikofaktoren für das Auftreten eines CCC [2]. Das Durchschnittsalter der Patienten mit peripherem CCC liegt um 55 Jahre, wobei Männer häufiger betroffen sind als Frauen. Im Gegensatz zum hepatozellulären Karzinom findet sich eine Zirrhose in lediglich 20% der Fälle, eine Cholelithiasis allerdings in bis zu 60% der Fälle. Die Inzidenz für extrahepatische CCC sind bei Juden, Indianern und Japanern mit 7,5:100 000 häufiger anzutreffen. Ein deutlicher Altersgipfel existiert nicht. Die Altersspanne von 20–80 Jahre ist durch die unterschiedliche Ätiologie erklärbar. In zirka 15% der Fälle sind alle extrahepatischen Abschnitte befallen. Das extrahepatische (hiläre oder zentrale) CCC dehnt sich entlang der Gallenwege aus und wird seit Klatskins detaillierter Darstellung im Jahr 1965 als Klatskin-Tumor bezeichnet [7]. Die Besonderheit dieses Tumors ergibt sich aus der anatomischen Nähe zur Portalvene und den Leberarterien und aus der Infiltration dieser Strukturen bei gleichzeitig makroskopisch nur schwer erkennbaren Tumorgrenzen.
Ergebnisse von randomisierten klinischen Studien stehen gegenwärtig zur Therapieauswahl des CCC nicht zur Verfügung. An dieser Stelle wird daher anhand der bislang veröffentlichten klinischen Daten und unter Berücksichtigung der unterschiedlichen tumorbiologischen Aspekte und der begleitenden Erkrankungen der Leber eine Therapieempfehlung für das intrahepatische und das hiläre CCC formuliert. Das in unserer Klinik angewandten Konzept wird beispielhaft dargestellt, wobei die Komplexität der Situation des einzelnen Patienten immer eine individuelle Abwägung und Verfahrensauswahl erfordert.

Anatomie/Pathologie

Die Adenokarzinome der intra- und extrahepatischen Gallenwege sind seltene Tumoren. Sie entstehen durch maligne Transformation des Epithels der Gallenwege. Die Ausbreitung der CCC erfolgt ohne Kapselbildung nach zentral als auch nach peripher bzw. sowohl periduktal als auch perineural. Vor allem infolge der perineuralen Tumorpropagation werden rasch auch entfernte Nervenplexi (Plexus pancreaticus capitalis, paraaortaler Plexus) erreicht. Die Ausbreitung entlang der Gallenwege ist zum Teil diskontinuierlich und erschwert die prä- und intraoperative Diagnostik [8].
In der molekularbiologischen Analyse zeigen die Tumoren unter anderem eine Überexpressionen von *COX-2, K-ras, p53, c-erb B-2* (*HER-2/neu*), *c-Met* sowie eine Inaktivierung verschiedener Gene (*APC, hMLH1,TIMP-3, p16*). Diese Veränderungen können dann durch einen nachfolgenden «loss of heterozygosity» zu einer Tumorinduktion bzw. -propagation führen [2].

Definition

Die Adenokarzinome der intra- und extrahatischen Gallenwege werden unterschiedlichen UICC-TNM-Klassifikationen zugeteilt. Während die peripheren CCC (fälschlich häufig cholangiozelluläre Karzinome genannt) nach der UICC-Klassifikation für Lebertumoren eingeteilt werden, fallen Klatskin-Tumoren (proximale Gallengangstumoren) unter die UICC-Klassifikation für extrahepatische Gallengänge. Die gängige, für die chirurgische Resektion der Klatskin-Tumoren relevante Einteilung erfolgt nach Bismuth und Corlette [9]. Nach dieser Einteilung beschreibt Typ I nur die Beteiligung des distalen Ductus hepaticus und Typ II die Beteiligung der Gabel des rechten und linken Hauptgallengangs. Typ III beschreibt die Beteiligung der Gabel entweder mit dem rechten (Typ IIIa) oder dem linken Hauptgallengang (Typ IIIb). Typ IV betrifft die erste Aufteilung des rechten und linken Hauptgallengangs. (Abb. 1).

Klinische Präsentation

Während die peripheren CCC aufgrund ihrer Lokalisation erst sehr spät durch Raumforderung oder durch Metastasierung mit häufig unspezifischen Schmerzen in Erscheinung treten, werden die hilären und distalen Formen typischer Weise in mehr als 90% durch einen schmerzlosen Ikterus als Leitsymptom auffällig. Weiterhin finden sich Abgeschlagenheit und Gewichtsverlust, der in zirka 35% der Fälle mit Schmerzen bzw. Juckreiz assoziiert ist. Demgegenüber ist eine akute Cholangitis mit 10% eher selten [10]. Die differentialdiagnostischen Erwägungen richten sich bei den peripheren Karzinomen vorwiegend auf andere primäre benigne und – meist jedoch – maligne Lebertumoren. Als Ursache für den schmerzlosen Ikterus kommen neben nichtcholangiolären Tumoren im Verlauf der ableitenden Gallenwege auch benigne Veränderungen in Betracht, deren radiomorphologische Abgrenzung (es zeigt sich jeweils eine Verdickung der Gallengang-

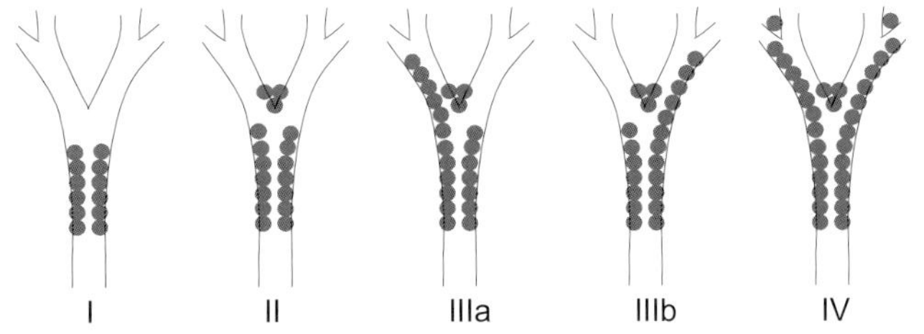

Abb. 1. Klassifikation der Beteiligung der Gallenwege durch das hiläre CCC, Klatskin-Tumor nach Bismuth/Corlette [9].

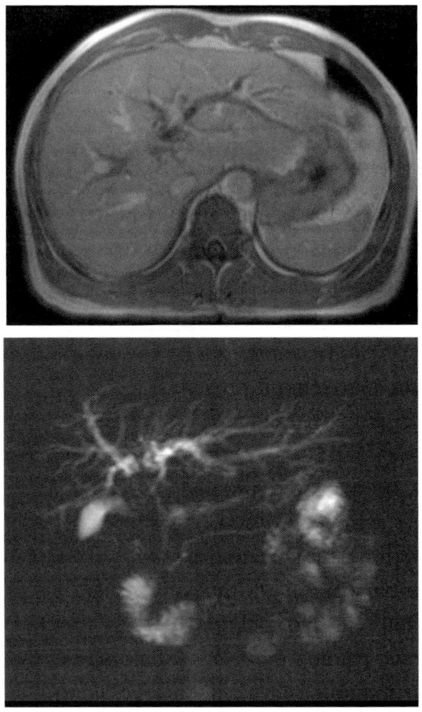

Abb. 2. Präoperative MRT und MRC eines Patienten (männlich, 36 Jahre) mit Klatskin-Tumor (Typ IV). **a** MRT: Nachweis eines Aufstaus der intrahepatischen Gallengänge (Pfeile) bei Kontrastierung der Lebervenen, der Vena cava inferior und der Aorta nach Kontrastmittelgabe (Gd-DTPA, T1-Gewichtung). **b** MRC: Nachweis einer filiformen Stenose des Ductus hepaticus mit Beteiligung der Hepaticus-Gabel sowie des rechten und linken Gallengangs mit Dilatation der intrahepatischen Gallenwege, regelrechte Darstellung des Ductus wirsingianus.

wand mit Stenose und prästenotischer Dilatation) in einigen Fällen schwierig ist. Hierzu zählen neben Gallensteinen (Mirizzi-Syndrom), die primär sklerosierende Cholangitis und andere entzündlich bedingte Stenosen der Gallenwege [11, 12]

Bildgebende Diagnostik

Für die bildgebende Diagnostik ergeben sich zwei zentrale Fragestellungen zur anschließenden Therapieentscheidung. Zum einen ist eine Abgrenzung zu benignen Choledochusverschlüssen und eine präzise Beschreibung der lokalen und systemischen Tumorausbreitung zu fordern. Dies gestattet dann auch eine Klassifikation des Tumors und erlaubt eine Einschätzung der potentiellen Resektabilität. Darüber hinaus werden lymphatische Abflusswege beurteilt und der Status der Metastasierung erhoben.
Aufgrund der engen anatomischen Beziehungen im Leberhilus ist die radiologische Diagnostik zur Beantwortung dieser Fragestellungen anspruchsvoll, und im Zweifel müssen mehrere komplementäre Verfahren zur Darstellung herangezogen werden. Als Primärdiagnostik bietet sich die transabdominelle Sonographie an. Diese ermöglicht eine schnelle und zuverlässige Erkennung von Gallengangerweiterungen und Stenosen [13]. Bei Nachweis von Gallensteinen ist, abgesehen von einer nachgeschalteten endoskopischen retrograden Cholangiographie (ERC) gegebenenfalls mit Steinextraktion, keine weitere Diagnostik erforderlich. Zur Fortsetzung der diagnostischen Sequenz hat sich die Magnetresonanz-Cholangiographie (MRC) bewährt (Abb. 2). Bei eindeutigem Befund kann dann auf eine endoskopische Darstellung der Gallenwege verzichtet werden, sofern keine Stent-Einbringung erforderlich ist. In Zweifelsfällen eröffnet die ERC neben der Möglichkeit zur Erhebung einer zusätzlichen Bildmorphologie (Abb. 3) und der Stent-Einlage die Option zur Gewinnung einer Bürstenzytologie für den histologischen Tumornachweis. Hierbei ist zu berücksichtigen, dass die präoperative Gallenwegintervention immer erst nach einer suffizienten Schnittbilddiagnostik erfolgen sollte, da eine Stent-Einlage die differentialdiagnostische Befundung extrem erschweren kann.
Ein weiterer Vorteil der MRT-Untersuchung ist die gleichzeitige Durchführung der Magnetresonanz-Angiographie (MR-Angiographie) (Abb. 4) und die Darstellung der Organanatomie von Leber und umgebendem Gewebe («one stop shopping»). Weitere ergänzende Schichtbildverfahren bringen in der Regel keine weitere Klärung so dass die Spiral-CT und/oder die Angio-CT alternative, nicht aber additive Schnittbildverfahren darstellen.
Als weitere ergänzende Untersuchung kann auch beim Cholangiokarzinom die Anfertigung einer Positronenemissionstomographie (PET) zum Metastasenausschluss erwogen werden [14]. Zur Bedeutung der PET in diesem Zusammenhang liegen jedoch noch keine umfangreichen Daten vor.

Weitere Diagnostik

Bei schmerzlosem Ikterus bestätigen die Laborwerte die Cholestase mit einer AP- ,GGT- und Bilirubinerhöhung. Eine milde Leberfunktionseinschränkung (Quick, INR, Albumin, CHE) kann, muss aber nicht vorhanden sein. Als prädiktiver Tumormarker haben das CA 19-9 und CEA – vor allem im Verlauf der primär sklerosierenden Cholangitis – an Relevanz gewonnen [15]. Bei entsprechender Benutzung einer Formel zeigte sich eine Spezifität von 100% bei allerdings niedrigen Sensitivität von 67%. Außerhalb des Kontexts der primär sklerosierenden Cholangitis zeigt die für das CCC zur Verfügung stehende Tumormarkerdiagnostik nur eine geringe Spezifität. Das Alpha-Fetoprotein befindet sich in der Regel im Normbereich, während das Ca 19-9 in 50% der Fälle über 100U/l erhöht ist. Weiterhin ist das CEA in 53% der CCC-Fälle erhöht [16].

Chirurgische Indikationsstellung

Für das periphere CCC gelten die gleichen Regeln wie für alle Tumoren der Leber. Die Grenze der Resektabilität wird durch die Menge und Funktion des verbleibenden Lebergewebes, und nicht durch die Ausdehnung des zu resezierenden Tumors bestimmt.

Kontraindikation

Als Kontraindikation zur Resektion bei CCC gelten unter anderem die medizinische Komorbidität, die einen Eingriff in dieser Größenordnung als nicht vertretbar erscheinen lässt, die Inoperabilität aufgrund eines fortgeschrittenen Leidens wie Peritonealkarzinose sowie nicht kurativ angehbare periphere Metastasierung. Im Besonderen liegt eine nichtresektable Situation vor, bei:

- zweiseitiger Beteiligung von Gallengängen 2. Ordnung (Bismuth-Corlette IV),
- Atrophie eines Leberlappens mit gleichzeitiger Infiltration/«encasement» der gegenüberliegenden Pfortader
- Atrophie eines Leberlappens mit gleichzeitig gegenüberliegenden Infiltration von Gallengängen 2. Ordnung und
- Zirrhose mit portaler Hypertension.

In diesen Situationen, deren genaue Einschätzung oft erst intraoperativ erfolgen kann, sollte von einer Resektion Abstand genommen werden [17].

Präoperative Vorbereitung

Die präoperative Vorbereitung hat 2 Ziele:

1) Die Ermöglichung der Operabilität (Senkung der Cholestase bzw. Behandlung einer begleitenden Cholangitis),
2) Die Ermöglichung der Resektabilität (Hypertrophieinduktion des verbleibenden Leberparenchyms).

Ad 1) Präoperative Drainage: Der Weg und Wert einer präoperativen Drainage werden zum Teil kontrovers diskutiert [18–20]. Prinzipiell steht mit der transhepatischen und endoskopisch eingelegten Drainage ein ante- und retrograder Weg zur Wahl. Während ältere Arbeiten noch auf einen möglichen schädigenden Faktor (z.B. Komplikationen durch Drainagenanlage) verweisen, legen andere Arbeitsgruppen größten Wert auf eine präoperative Gallenwegdrainage [21]. Nach unserer Auffassung ist die Entlastung der Gallenwege jedoch in erster Linie bei hochgradig stenosierenden, im Hilus lokalisierten Tumoren mit schwerer chronischer Cholestase sowie bei laborchemisch manifester Leberfunktionsminderung gerechtfertigt. Eine Absenkung des Bilirubins auf Werte < 2 mg/dl wird von einigen Autoren empfohlen [21].

Ad 2) Portalvenöse Embolisation: Bei zu geringem Restvolumen der Leber besteht die Möglichkeit zur Induktion der Atrophie der tumortragenden Lebersegmente mit konsekutiver Hypertrophie des Restgewebes. Wir bevorzugen die interventionelle Embolisation gegenüber der Ligatur des Pfortaderasts aus zwei Gründen: Zum einen ist bei Klatskin-Tumoren eine Präparation der meist infiltrierten Pfortader ohnehin nicht möglich ohne den Tumor zu tangieren, und andererseits erlaubt die Pfortaderembolisation eine vollständigere portalvenöse Exklusion der Segmente ohne Möglichkeit der Kollateralisation.

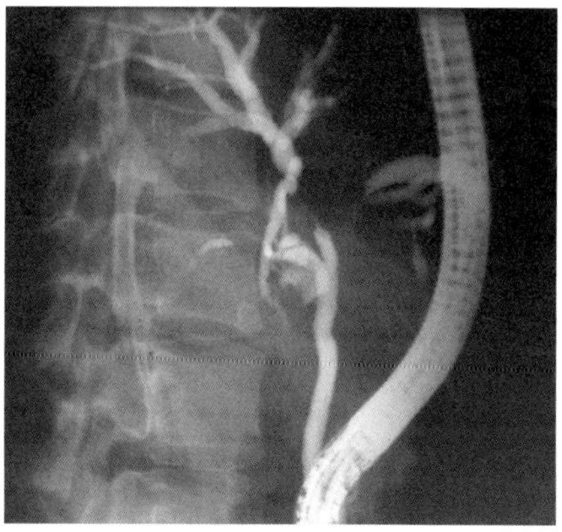

Abb. 3. Präoperative ERC eines Patienten (männlich, 36 Jahre) mit Klatskin-Tumor (Typ IV). Seitbild der ERC mit jeweils Nachweis einer filiformen Stenose (Pfeile) im Bereich der Hepaticus-Gabel mit Beteiligung des rechten und linken Gallengangs und prästenotischer Gallenwegdilatation.

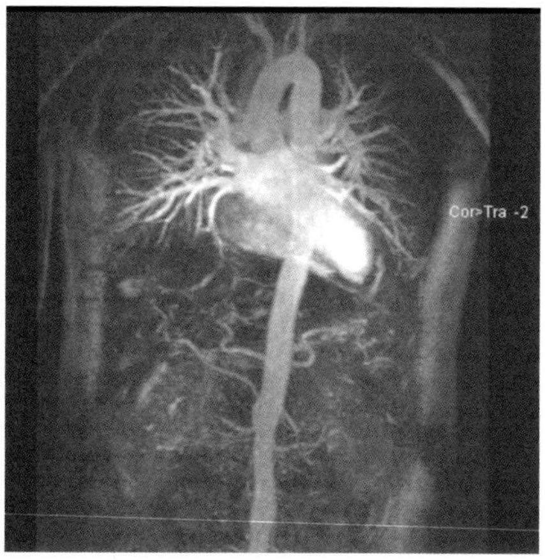

Abb. 4. MR-Angiographie vor erweiterter Hemihepatektomie rechts. Nachweis einer arteriellen Gefäßvariante: Abgang der rechten Arteria hepatica (Pfeil) aus der Arteria mesenterica superior; Abgang der linken Arteria hepatica aus dem Truncus coeliacus.

Während ältere Arbeiten noch eine Volumenzunahme der verbleibenden Restleber von 32–127% beschrieben [21, 22], gilt in neueren Untersuchungen eine Volumenvergrößerung (Leberrestvolumens (future liver remnant volume; FLRV)) von 13–44% als realistisch [23, 24]. Die Heterogenität der Hypertrophieinduktion erklärt sich im Einzelfall durch die unterschiedliche Leberfunktion (bei normaler Leberfunktion ist die Hypertrophie größer als bei chronischer Lebererkrankung [23]) und die Intervalldauer (2–8 Wochen) bis zur Operation.

Chirurgische Technik

Klatskin-Tumoren

Die chirurgische Resektion von zentralen (hilären) CCC stellt in vielfacher Hinsicht eine Besonderheit dar. Zum einen lässt sich ein Sicherheitsabstand (> 10 mm) in aller Regel nicht realisieren. Bei Befall des distalen Gallengangs (suprapankreatisch) ist entweder Inoperabilität oder eine Erweiterung des Eingriffs (Kausch-Whipple-Operation) festzulegen. Potentiell ist bei Klatskin-Tumoren immer von einer Infiltration benachbarter Strukturen (Pfortader, Leberarterie) auszugehen. Sowohl direkte (Gefäßpellotierung, Thrombose, Perfusionsminderung) als auch indirekte Zeichen (Atrophie des entsprechenden Leberlappens) einer Gefäßbeteiligung sind eher selten anzutreffen, sollten dann aber auch die entsprechenden Konsequenzen (siehe «Kontraindikationen») nach sich ziehen. Im Zweifelsfall und bei gutem Allgemeinzustand sollte eine chirurgische Exploration erfolgen.

Es besteht ein enger Bezug der Hepaticus-Gabel ventral zu den Segmenten IV und V sowie nach dorsal zum Lobus caudatus. Eine Infiltration in diese Segmente ist deshalb häufig (zirka 60–90%) anzutreffen [21]. Ein Gallengangast zum Segment I findet sich immer innerhalb eines Abstands von 1 cm von der Hepaticus-Gabel. Das chirurgische Konzept sieht tumorfreie Absetzungsränder des Gallengangs unmittelbar suprapankreatisch und intrahepatisch, einschließlich einer kompletten Lymphadenektomie im Ligamentum hepatoduodenale vor. Da der Tumor nahezu durchgängig hiläre Gefäßstrukturen infiltriert, ist zum Erzielen einer R0-Situation eine Resektion abhängiger Leberabschnitte unvermeidlich.

Infolge der im Vergleich zu Standard-Leberresektionen erhöhten Morbidität (80–100%) und Mortalität (9,6–40%) [21, 25] wird vor jeder Hiluspräparation eine ausgedehnte Lymphknotenbiopsie empfohlen. Ein Lymphknotenbefall liegt insgesamt bei bis zu 44% der Patienten [26], ein Befall der so genannten N1b-Stationen (retropankreatisch, interaortocaval, zöliakal) in zirka 10–25% vor. Intraabdominelle Metastasen sind daher in bis zu 50% für die Inoperabiltät verantwortlich [27]. Eine erweiterte Resektion (Leber und Pankreas) wird unter der Berücksichtigung der Tumordissemination bei positiven Lymphknotenbefund außerhalb des Lig. hepatoduodenale nur in Einzelfällen indiziert sein. Da das Leber- und sekundäre Multiorganversagen in der überwiegenden Anzahl der Fälle für die postoperative Letalität verantwortlich ist, führen wir – bei makroskopisch veränderter Leber – im Zweifelsfall Leberbiopsie aus dem nicht gestauten Areal durch. Offene Biopsien aus dem Tumor werden hingegen bei unklarer intraoperativer Situation von den meisten Autoren aus bekannten Gründen (diagnostische Sicherheit?, Konsequenz?, Tumordissemination!) abgelehnt. Die laparoskopische Exploration erfährt auch bei CCC eine zunehmende Verbreitung. Wenngleich ihr Stellenwert bei der Beurteilung extrahepatischer Metastasen prinzipiell besteht, erscheint der Aussagewert in für die Resektabiltät hilärer Tumoren reduziert [28].

Auch die Beurteilung des intraoperativen Schnellschnitts ist nur eingeschränkt aussagefähig. So finden sich einerseits in bis zu 40% der initial tumorfrei befundeten Fälle doch noch positive Befunde [29], andererseits zeigen sich bei einer R0-Resektion in bis zu 76% frühe Lokalrezidive [30].

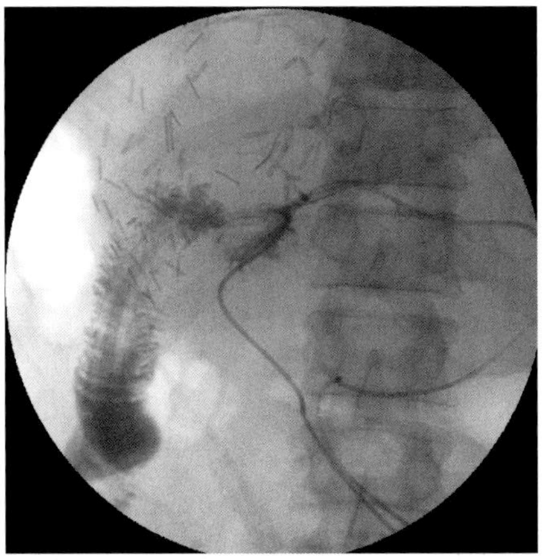

Abb. 5. Postoperative Kontrolle der biliodigestiven Anastomose nach erweiterter Hemihepatektomie rechts. Darstellung der biliodigestiven Anastomose nach erweiterter Hemihepatektomie rechts mittels Kontrastmittelgabe über die einliegende transhepatische Neuhaus-Drainage mit Kontrastierung des Jejunums und diskreter Kontrastierung der intrahepatischen Gallengänge. Kein Nachweis einer Leckage im Bereich der biliodigestiven Anastomose mit freiem Kontrastmittelübertritt.

Unter Berücksichtigung der anatomischen und pathohistologischen Gegebenheiten werden isolierte Hilusresektionen (Hepaticus-Gabel mit angrenzendem Lebergewebe) nur bei Typ-I-Klatskin-Tumoren empfohlen, die ja – per definitionem – eigentlich keine Hepaticus-Gabel-Tumoren darstellen sondern proximal der Gallengangkonfluenz enden. Bei Typ II–IIIa/b-Klatskin-Tumoren spricht der enge Bezug zur Leber und zu den Gefäßen immer für eine Resektion der extrahepatischen Gallenwege en bloc mit einer (gegebenenfalls erweiterten) Hemihepatektomie rechts/links mit Lobus caudatus sowie einer Pfortaderresektion. Bei in der Regel durchzuführender End-zu-End-Anastomose unterstellen bisherige Angaben in der Literatur keine erhöhte Morbidität und Letalität [29, 31]. Sie liegt – auch in weiteren hepatobilär hochspezialisierten Zentren – zwischen 9, 6 und 40% [21, 25, 32, 33].

Generell ist ein Trend zu erweiterten Resektionen unter Einschluss von Lobus caudatus und Pfortader festzustellen. Die Bedeutung der Pfortaderresektion wird dabei unterschiedlich gewertet. Während die Pfortaderresektion von der Berliner Arbeitsgruppe als potentiell protektiver Faktor für das Überleben herausgestellt wird [31], betont die Arbeitsgruppe aus Nagoya den negativen Einfluss der Pfortaderresektion auf das Überleben (Risikofaktoren UICC-Stadium, Grunderkrankung) [21]. (Tab. 1)

Die Rekonstruktion erfolgt regelhaft mit einer zirka 50–60 cm langen retrokolisch geführten Roux-en-Y-Schlinge als Hepatikojejunostomie End-zu-Seit. Liegen mehrer Gallengangostien (Gänge 2. Ordnung) vor, ist ein «common ostium» zu bilden oder (bei Unmöglichkeit) die Anastomose als Hepatojejunostomie mit mehreren Gängen zu anstomosieren. Diese Anastomose wird mit perforierten Silikondrainagen, die transhepatisch und transjejunal ausgeleitet werden, geschient. Die Drainagen werden 6 Wochen nach der Operation nach Verifizierung eines freien Übertritts des Kontrastmittels entfernt (Abb. 5).

Peripheres Cholangiokarzinom

Für die Behandlung des sich intrahepatisch ausbreitenden CCC hat sich ebenfalls allein die radikale chirurgische Intervention mit dem Ziel der R0-Resektion als wirksam erwiesen [34]. Jedoch bleiben die Ergebnisse trotz der verbesserten chirurgischen Verfahren auch nach einer R0-Resektion weiterhin schlecht. Die erkrankungsfreien 1-, 3- und 5-Jahresüberlebensraten nach radikaler Leberresektion bei intrahepatischem Gallengangkarzinom wurden jeweils mit 42, 38 und 32% angegeben. Alle in dieser Serie palliativ behandelten Patienten waren innerhalb von 2 Jahren verstorben [35]. Diese Zahlen illustrieren, dass trotz kurativer Intention die Gruppe der tatsächlich kurativ behandelten Patienten klein ist [36].
Daher bringt die Resektion des intrahepatischen CCC nur dann einen sicheren Überlebensvorteil, wenn sie mit dem Erreichen tumorfreier intrahepatischer Resektionsgrenzen eine R0-Resektion ermöglicht. Bei Vorliegen einer lymphatischen Metastasierung kann eine Lymphknotendissektion keinen Überlebensvorteil sichern [37, 38]. Die Multidirektionalität der lymphatischen Drainage der Leber verhindert auch bei radikaler Lymphknotendissektion eine ausreichende Tumorkontrolle.
Eine Erweiterung der chirurgischen Radikalität durch totale Hepatektomie und anschließende orthope Lebertransplantation kommt für das periphere und zentrale CCC nicht in Betracht. Diese Indikation bestand bis Ende der 1980er Jahre und wurde dann aufgrund der schlechten Ergebnisse verworfen. Die zusammengefassten Ergebnisse von 6 Zentren weisen beim peripheren CCC insgesamt sehr heterogene Überlebensraten von 13,9–70% (1-Jahresüberlebensrate), 0–39% (3-Jahresüberlebensrate R) und 0–18% (5-Jahresüberlebensrate) auf. Verglichen damit sind die Ergebnisse bei Klatskin-Tumoren mit einer Überlebensraten von 30–86%(1-Jahresüberlebensrate), 10–36,2% (3-Jahresüberlebensrate) und 0–36,2% (5-Jahresüberlebensrate) minimal besser [39]. Die prognosebestimmenden Faktoren können in patienten- und verfahrensspezifische unterteilt werden (Tab. 1).
Die Diskussion über die Indikation zur Transplantation wurde unter anderem aufgrund verbesserter Ergebnisse aus der Arbeitsgruppe in Los Angeles erneut angestoßen. Dennoch liegt die 3 Jahresüberlebensrate für CCC bzw. Klatskin-Tumoren (insgesamt 25 Patienten) nach Transplantation mit 39 bzw. 31% sowie einem erkrankungsfreien 3-Jahresüberleben von 35 bzw. 57% [39] immer noch deutlich unter denen des hepatozellulären Karzinoms (2-Jahresüberlebensrate 57%, 5-Jahresüberlebensrate 43% (European Liver Transplantat Registrar)) oder anderen Tumorerkrankungen. Bei 5-Jahresüberlebensraten > 50% bei kurativer Resektion [31] ist eine Transplantation bei CCC unter den oben genannten Aspekten weiterhin fragwürdig.

Tab. 1. Prognosefaktoren für das Kurz- und Langzeitüberleben nach Resektion extrahepatischer CCC

Patienten bzw. Tumor-spezifische Risikofaktoren
T-Stadium (z.B. makroskopische Pfortaderinfiltration)
N-Stadium präoperativer Albuminspiegel
Gallenblaseninfiltration
Histologie (Grading, papillärer Typ)
perineurale Infiltration
Chirurgische Risikofaktoren
Tumorfreiheit des Absetzungsrands (R0)
Leberresektion vs. Hilusresektion
Trisegmentektomie vs. Hemihepatektomie
Pfortaderresektion

Literatur

1 Jemal A, Tiwari RC, Murray T, Ghafoor A, Samuels A, Ward E, Feuer EJ, Thun MJ: Cancer statistics, 2004. CA Cancer J Clin 2004;54:8–29.
2 Olnes MJ, Erlich R: A review and update on cholangiocarcinoma. Oncology 2004;66:167–179.
3 Belamaric J: Intrahepatic bile duct carcinoma and C. sinensis infection in Hong Kong. Cancer 1973; 31:468–473.
4 Chen PH, Lo HW, Wang CS, Tsai KR, Chen YC, Lin KY, Siauw CP, Hwang RR, Liu MH, Ko HC: Cholangiocarcinoma in hepatolithiasis. J Clin Gastroenterol 1984;6:539–547.
5 Rosen CB, Nagorney DM, Wiesner RH, Coffey RJ Jr, LaRusso NF: Cholangiocarcinoma complicating primary sclerosing cholangitis. Ann Surg 1991;213: 21–25.
6 Akwari OE, Van Heerden JA, Foulk WT, Baggenstoss AH: Cancer of the bile ducts associated with ulcerative colitis. Ann Surg 1975;181:303–309.
7 Klatskin G: ADENOCARCINOMA of the hepatic duct at its bifurcation within the porta hepatis. An unusual tumor with distinctive clinical and pathological features. Am J Med 1965;38:241–256.
8 Tannapfel A, Wittekind C: Gallenblasen- und Gallengangskarzinom. Biologie und Pathologie. Pathologe 2001;22:114–123.
9 Bismuth H, Corlette MB: Intrahepatic cholangioenteric anastomosis in carcinoma of the hilus of the liver. Surg Gynecol Obstet 1975;140:170–178.
10 Washburn WK, Lewis WD, Jenkins RL: Aggressive surgical resection for cholangiocarcinoma. Arch Surg 1995;130:270–276.
11 Lim JH, Kim MH, Kim TK, Lee MG, Lee SS, Lee JW, Lee KT, Lee JK, Lim HK: Papillary neoplasms of the bile duct that mimic biliary stone disease. Radiographics 2003;23:447–455.
12 Inaba K, Suzuki S, Yokoi Y, Ota S, Nakamura T, Konno H, Baba S, Takehara Y, Nakamura S: Hepatic inflammatory pseudotumor mimicking intrahepatic cholangiocarcinoma: Report of a case. Surg Today 2003;33:714–717.
13 Khan SA, Davidson BR, Goldin R, Pereira SP, Rosenberg WM, Taylor-Robinson SD, Thillainayagam AV, Thomas HC, Thursz MR, Wasan H: Guidelines for the diagnosis and treatment of cholangiocarcinoma: Consensus document. Gut 2002;51(suppl 6): VI1–VI9.
14 Fritscher-Ravens A, Bohuslavizki KH, Broering DC, Jenicke L, Schafer H, Buchert R, Rogiers X, Clausen M: FDG PET in the diagnosis of hilar cholangiocarcinoma. Nucl Med Commun 2001;22: 1277–1285.

15 Ramage JK, Donaghy A, Farrant JM, Iorns R, Williams R: Serum tumor markers for the diagnosis of cholangiocarcinoma in primary sclerosing cholangitis. Gastroenterology 1995;108:865–869.
16 Patel AH, Harnois DM, Klee GG, LaRusso NF, Gores GJ: The utility of CA 19-9 in the diagnoses of cholangiocarcinoma in patients without primary sclerosing cholangitis. Am J Gastroenterol 2000;95: 204–207.
17 Weber SM, Jarnagin WR, Klimstra D, DeMatteo RP, Fong Y, Blumgart LH: Intrahepatic cholangiocarcinoma: Resectability, recurrence pattern, and outcomes. J Am Coll Surg 2001;193:384–391.
18 Lehr L, Siewert JR: Gallenwegschirurgie im Licht moderner endoskopischer und radiologischer Techniken. Z Gastroenterol 1986;24:110–118.
19 Cherqui D, Benoist S, Malassagne B, Humeres R, Rodriguez V, Fagniez PL: Major liver resection for carcinoma in jaundiced patients without preoperative biliary drainage. Arch Surg 2000;135:302–308.
20 Kawarada Y, Higashiguchi T, Yokoi H, Vaidya P, Mizumoto R: Preoperative biliary drainage in obstructive jaundice. Hepatogastroenterology 1995; 42:300–307.
21 Ebata T, Nagino M, Kamiya J, Uesaka K, Nagasaka T, Nimura Y: Hepatectomy with portal vein resection for hilar cholangiocarcinoma: Audit of 52 consecutive cases. Ann Surg 2003;238:720–727.
22 Elias D, De Baere T, Roche A, Ducreux M, Leclere J, Lasser P: During liver regeneration following right portal embolization the growth rate of liver metastases is more rapid than that of the liver parenchyma. Br J Surg 1999;86:784–788.
23 Farges O, Belghiti J, Kianmanesh R, Regimbeau JM, Santoro R, Vilgrain V, Denys A, Sauvanet A: Portal vein embolization before right hepatectomy: Prospective clinical trial. Ann Surg 2003;237:208–217.
24 Elias D, Ouellet JF, De Baere T, Lasser P, Roche A: Preoperative selective portal vein embolization before hepatectomy for liver metastases: Long-term results and impact on survival. Surgery 2002;131: 294–299.
25 Gerhards MF, van Gulik TM, de Wit LT, Obertop H, Gouma DJ: Evaluation of morbidity and mortality after resection for hilar cholangiocarcinoma – a single center experience. Surgery 2000;127:395–404.
26 Kosuge T, Yamamoto J, Shimada K, Yamasaki S, Makuuchi M: Improved surgical results for hilar cholangiocarcinoma with procedures including major hepatic resection. Ann Surg 1999;230:663–671.
27 Burke EC, Jarnagin WR, Hochwald SN, Pisters PW, Fong Y, Blumgart LH: Hilar Cholangiocarcinoma: Patterns of spread, the importance of hepatic resection for curative operation, and a presurgical clinical staging system. Ann Surg 1998;228:385–394.
28 Weber SM, DeMatteo RP, Fong Y, Blumgart LH, Jarnagin WR: Staging laparoscopy in patients with extrahepatic biliary carcinoma. Analysis of 100 patients. Ann Surg 2002;235:392–399.
29 Iwatsuki S, Todo S, Marsh JW, Madariaga JR, Lee RG, Dvorchik I, Fung JJ, Starzl TE: Treatment of hilar cholangiocarcinoma (Klatskin tumors) with hepatic resection or transplantation. J Am Coll Surg 1998;187:358–364.
30 Mittal B, Deutsch M, Iwatsuki S: Primary cancers of extrahepatic biliary passages. Int J Radiat Oncol Biol Phys 1985;11:849–854.
31 Neuhaus P, Jonas S, Bechstein WO, Lohmann R, Radke C, Kling N, Wex C, Lobeck H, Hintze R: Extended resections for hilar cholangiocarcinoma. Ann Surg 1999;230:808–818.
32 Miyazaki M, Ito H, Nakagawa K, Ambiru S, Shimizu H, Okaya T, Shinmura K, Nakajima N: Parenchyma-preserving hepatectomy in the surgical treatment of hilar cholangiocarcinoma. J Am Coll Surg 1999;189:575–583.
33 Klempnauer J, Ridder GJ, von Wasielewski R, Werner M, Weimann A, Pichlmayr R: Resectional surgery of hilar cholangiocarcinoma: A multivariate analysis of prognostic factors. J Clin Oncol 1997;15: 947–954.
34 Roayaie S, Guarrera JV, Ye MQ, Thung SN, Emre S, Fishbein TM, Guy SR, Sheiner PA, Miller CM, Schwartz ME: Aggressive surgical treatment of intrahepatic cholangiocarcinoma: Predictors of outcomes. J Am Coll Surg 1998;187:365–372.
35 Inoue K, Makuuchi M, Takayama T, Torzilli G, Yamamoto J, Shimada K, Kosuge T, Yamasaki S, Konishi M, Kinoshita T, Miyagawa S, Kawasaki S: Long-term survival and prognostic factors in the surgical treatment of mass-forming type cholangiocarcinoma. Surgery 2000;127:498–505.
36 Chu KM, Lai EC, Al Hadeedi S, Arcilla CE Jr, Lo CM, Liu CL, Fan ST, Wong J: Intrahepatic cholangiocarcinoma. World J Surg 1997;21:301–305.
37 Uenishi T, Hirohashi K, Kubo S, Yamamoto T, Yamazaki O, Shuto T, Tanaka H, Kinoshita H: Clinicopathologic features in patients with long-term survival following resection for intrahepatic cholangiocarcinoma. Hepatogastroenterology 2003;50: 1069–1072.
38 Uenishi T, Hirohashi K, Kubo S, Yamamoto T, Hamba H, Tanaka H, Kinoshita H: Histologic factors affecting prognosis following hepatectomy for intrahepatic cholangiocarcinoma. World J Surg 2001;25:865–869.
39 Shimoda M, Farmer DG, Colquhoun SD, Rosove M, Ghobrial RM, Yersiz H, Chen P, Busuttil RW: Liver transplantation for cholangiocellular carcinoma: Analysis of a single-center experience and review of the literature. Liver Transpl 2001;7:1023–1033.

Chirurgische Gastroenterologie Interdisziplinär

Hauptthema · Main Topic

Chir Gastroenterol 2004;20:286–292

Palliative Therapie des Gallengangkarzinoms

M. Wiedmann K. Schoppmeyer J. Mössner K. Caca

Medizinische Klinik und Poliklinik II, Universitätsklinikum Leipzig, AöR, Deutschland

Schlüsselwörter
Gallengangkarzinom · Photodynamische Therapie · Endoskopische Drainage · Verschlussikterus · Cholangitis

Zusammenfassung
Karzinome der Gallenwege sind seltene Tumoren des Gastrointestinaltrakts mit in den letzten Jahren zunehmender Inzidenz. Sie werden unterteilt in intra- und extrahepatische Gallengangkarzinome (Klatskin-Tumor, mittleres und distales Gallengangkarzinom), Gallenblasenkarzinom und Papillenkarzinom. Beim inoperablen Gallengangkarzinom ist die endoskopische Therapie von zentraler Bedeutung. Sie ist wenig invasiv, bessert die Symptome des Verschlussikterus, beugt Komplikationen vor und ist wesentlicher Bestandteil der Cholangitistherapie. Hauptkomplikation ist der Stent-Verschluss mit nachfolgender Cholangitis. Eine prophylaktische Langzeitantibiose hat sich nicht bewährt. Technische Fragen bezüglich Stent-Material sowie Anzahl und Platzierung der Stents sind noch nicht abschließend geklärt. Die photodynamische Therapie stellt mittlerweile eine etablierte Therapieform bei unzureichender Gallengangdrainage bei fortgeschrittenen hilären Tumoren dar, die das Überleben und die Lebensqualität verbessert. Palliative Radio- bzw. Chemo- bzw. Radiochemotherapie sind nur im Rahmen von Studien sinnvoll, da ausreichende Daten bisher fehlen. Neuere Therapieansätze sind die Brachytherapie, moderne Chemotherapeutika sowie COX-2- und Rezeptortyrosinkinase-Inhibitoren.

Key Words
Bile duct cancer · Photodynamic therapy · Endoscopic drainage · Obstructive jaundice · Cholangitis

Summary
Palliative Treatment of Bile Duct Cancer
Carcinomas of the biliary tree are rare tumors of the gastrointestinal tract with rising incidence during the last years. Biliary neoplasms are classified into intra- and extrahepatic cholangiocarcinomas (Klatskin tumor, middle and distal extrahepatic tumors), gallbladder cancer, and ampullary carcinoma. Endoscopic therapy plays a central role in the palliative treatment of bile duct carcinoma. In obstructive jaundice, biliary drainage has few complications and relieves symptoms reliably. It can prevent further complications and is indispensable to the treatment of cholangitis. The principal drawbacks of biliary stents are stent occlusion and cholangitis. Prophylactic antibiotics were not proven to be effective. Technical details concerning material, number and location of stents await further clarification. If existing biliary drainage is insufficient, photodynamic therapy is an already established adjunct to palliative therapy for progressed hilar cholangiocarcinomas since it prolongs survival and improves quality of life. Palliative radio-, chemo-, and radiochemotherapy should be reserved to studies for lack of sufficient data. New therapeutical approaches include brachytherapy as well as the use of modern chemotherapeuticals, COX-2 and receptor tyrosine kinase inhibitors.

KARGER

Fax +49 761 4 52 07 14
E-mail Information@Karger.de
www.karger.com

Accessible online at:
www.karger.com/cga

Dr. med. Marcus Wiedmann
Medizinische Klinik und Poliklinik II
Universitätsklinikum Leipzig, AöR
Philipp-Rosenthal-Straße 27, D-04103 Leipzig
Tel. +49 341 971 22-00, Fax -39
E-mail wiedm@medizin.uni-leipzig.de

Einleitung

Karzinome des intra- und extrahepatischen Gallenwegsystems sind die fünfthäufigsten Tumoren des Gastrointestinaltrakts. Ungefähr 67% dieser Tumoren sind Gallenblasenkarzinome, 22% hiläre Gallengangkarzinome (Klatskin-Tumoren), 8% distale extrahepatische Karzinome und 3% intrahepatische Gallengangkarzinome [1]. Das Geschlechtsverhältnis männlich/weiblich ist 1:4, und die Inzidenz aller Tumoren beträgt zirka 2,5–4,4 pro 100 000 Einwohner. Die Erkrankung manifestiert sich überwiegend in der 5. bis 8. Lebensdekade. Die hilären Gallengangkarzinome werden weiter unterteilt nach Bismuth-Corlette als Tumoren, die sich unterhalb der Konfluenz des linken und rechten Gallengangs befinden (Typ I), Tumoren, die die Konfluenz erreichen (Typ II), Tumoren, die den Ductus hepaticus communis verschließen und entweder den rechten oder den linken Ductus hepaticus involvieren (Typen IIIa bzw. IIIb), und schließlich Tumoren, die multizentrisch sind oder die die Konfluenz und sowohl den rechten als auch den linken Gallengang mit einbeziehen (Typ IV) [2]. Das Tumorstadium wird bestimmt gemäß der TNM- und UICC-Klassifikation [3].

Nur eine kurative Resektion (R0) ermöglicht dem Patienten eine Chance auf Heilung und Langzeitüberleben. Allerdings besteht bei weniger als 30% der Patienten mit hilärem Gallengangkarzinom ein potentiell kurativer Therapieansatz. Sowohl die Klärung der Operabilität (prä- und intraoperativ) als auch der operative Eingriff erfordern große Erfahrung. Arterielle Gefäßinfiltration, Tumorausdehnung bis in die sekundären Gallengangaufzweigungen (Subsegmentstenosen) und Fernmetastasen stellen im Allgemeinen Kriterien dar, die einen Tumor als inoperabel klassifizieren. Die Standardoperation beinhaltet die Hilusresektion mit rechts- oder linksseitiger Hemihepatektomie je nach Bismuth-Corlette-Typ und die regionale Lymphadenektomie. Meistens wird zusätzlich eine Resektion von Segment I und eine Pfortadersegment-Resektion durchgeführt. Die 5-Jahres-Überlebensraten nach R0-Resektion liegen zwischen 23 und 46% und nach R1-Resektion bei durchschnittlich 10% [4–7]. Die Lebertransplantation muss derzeit als experimentelles Verfahren gewertet werden [4, 8, 9]. Eine Ausnahme stellen lediglich Patienten mit einem frühen Cholangiokarzinom und gleichzeitiger primär sklerosierender Cholangitis dar. Die Lebertransplantation ist hier die günstigste Therapieform.

Palliative Therapie von Gallengangkarzinomen

Intrahepatische Gallengangkarzinome

Bei fehlenden verfahrensspezifischen Kontraindikationen und einem Karnofsky-Index > 60% stehen beim nichtresektablen intrahepatischen Gallengangkarzinom lokale palliative Therapieverfahren wie transarterielle Chemoembolisation (TACE), perkutane Ethanolinjektion (PEI), laserinduzierte Thermotherapie (LITT) und Radiofrequenzthermoablation (RFTA) zur Verfügung. Obwohl zunehmend eingesetzt, steht der wissenschaftliche Nachweis einer Lebenszeitverlängerung durch diese lokalen ablativen Maßnahmen weiter aus.

Extrahepatische Gallengangkarzinome

Biliäre Drainage

Beim inoperablen extrahepatischen Gallengangkarzinom ist die Gallengangdrainage von zentraler Bedeutung, da diese Patienten meist an Leberversagen oder Cholangitis innerhalb von 6–12 Monaten nach Diagnose versterben [10]. Prinzipiell kommt außer der endoskopischen (endoskopische retrograde Cholangiographie; ERC) oder perkutan transhepatischen Cholangiodrainage (PTCD) auch die operativ angelegte biliodigestive Anastomose in Frage. Frühe Komplikationen und Mortalität sind bei der Stent-Implantation im Vergleich zum operativen Bypass seltener. Hingegen treten Spätkomplikationen, insbesondere Rezidive des Verschlussikterus und Cholangitiden, nach Stent-Implantation häufiger auf. Beide Methoden unterscheiden sich nicht signifikant hinsichtlich des medianen Überlebens der Patienten [11]. Daher wird die Wahl der Methode vom Zustand des Patienten abhängen. Patienten in gutem Allgemeinzustand mit potentiell resektablen Tumoren sollten laparotomiert werden und gegebenenfalls einen operativen Bypass erhalten, während multimorbide Patienten mit geringer Lebenserwartung eher von einem Stent profitieren. Für die Implantation eines biliären Stents ist der endoskopische Weg dem perkutanen primär vorzuziehen. Die Cholestase wurde effektiver gesenkt, und die 30-Tage-Mortalität und die Gesamtmortalität waren in einer älteren randomisierten Studie niedriger [12]. Eine PTCD sollte nach primärem Versagen der Endoskopie und in anatomisch schwierigen Situationen angewandt werden, z.B. nach Magenteilresektionen oder Gastrektomien, insbesondere mit Y-Roux-Anastomose [13]. In diesen Fällen ist die Papille endoskopisch oft nicht erreichbar. In ausgewählten Fällen können die Methoden im so genannten Rendezvousverfahren kombiniert werden. Hauptkomplikation der Stent-Implantation ist der Stent-Verschluss mit nachfolgender Cholangitis [14, 15]. Eine prophylaktische Langzeitantibiose hat sich nicht bewährt [16–18]. Technische Fragen bezüglich Stent-Material sowie Anzahl und Platzierung der Stents sind noch nicht abschließend geklärt. Polyurethan und Polyethylen scheinen wegen der 4-mal geringeren Verschlussrate im Vergleich zu Teflon etwas besser zu sein [19, 20]. Für Patienten mit Gallengangkarzinom des mittleren und distalen Ductus choledochus bzw. Papillenkarzinom mit einer Lebenserwartung über 6 Monaten wird momentan die Implantation eines Metall-Stents empfohlen, während ein routinemäßiger Wechsel eines Polyethylen-Stents für Patienten mit schlechterer Prognose ausreichend ist [21–23]. Trotz höherer Offenheitsraten kommt es auch bei Metall-Stents

Tab. 1. Palliative PDT hilärer Gallengangkarzinome

Protokoll	Anzahl der Patienten	Photosensitizer	Drainage	Medianes Überleben[a] (Spannweite), Monate	Referenz
Phase II	9	Photofrin II	Plastik-Stent	14,6 (3–19,2)	Ortner et al., 1998 [29]
Phase II	23	Photofrin II	Plastik-Stent	12,0 (2,6–51,5)	Berr et al., 2000 [30]
Phase II	8	Photosan-3	Plastik-Stent	4,0 (1,7–14,8)	Zoepf et al., 2001 [45]
Phase II	6	Photofrin II	Plastik-Stent	NA	Rumalla et al., 2001 [46]
Phase II	24	Photofrin II	Metall-Stent	NA	Dumoulin et al., 2003 [32]
Phase III	20	Photofrin II	Plastikstent	16,4**	Ortner et al., 2003 [31]
	19		Plastikstent	3,3	

NA = Nicht verfügbar.
[a]Ab Diagnose.
**$p < 0,01$.

durch Tumoreinbruch, -überwuchs oder Stent-Dislokation zur Dysfunktion. Eine Stent-Okklusion kann behoben werden, indem zusätzliche Kunststoff- oder Metall-Stents implantiert oder eine Laserbehandlung oder Ballondilatation durchgeführt werden [24]. Ob man einer Stent-Okklusion durch beschichtete Metall-Stents oder Brachytherapie effizient vorbeugen kann, ist gegenwärtig noch nicht geklärt. Ein Konsens bezüglich uni- bzw. bilateraler Gallengangdrainage konnte bislang nicht erreicht werden [25–28]. In jedem Fall sollte mindestens 25% Lebergewebe durch die Drainage entlastet und nur die Segmente kontrastiert werden, die anschließend auch drainiert werden. Es muss kein bestimmter Leberlappen drainiert werden, sondern unter den genannten Bedingungen der am leichtesten zugängliche. Bei gleichzeitig vorliegender einseitiger Leberatrophie infolge tumorbedingten Gefäßverschlusses muss jedoch primär der intakte Leberlappen drainiert werden.

Photodynamische Therapie
Bei fortgeschrittenen hilären Gallengangtumoren (Bismuth-III- bzw. Bismuth-IV-Stadium) und unzureichender Gallengangdrainage trotz Plastik-Stent-Einlage können durch zusätzliche photodynamische Therapie (PDT) das Überleben und die Lebensqualität signifikant verbessert werden (Tab. 1). Die lokale Tumoransprechrate war bei wiederholter Anwendung in zwei Phase-II-Studien anhaltend hoch und das mediane Überleben im Vergleich zu historischen Kontrollen verlängert. Dabei verursachte die PDT keine erhöhte Cholangitisrate im Vergleich zur alleinigen Gallengangdrainage [29, 30]. Ermutigt durch diese Ergebnisse wurde eine prospektive, randomisierte Phase-III-Studie durchgeführt, die eine alleinige Gallengangdrainage mit einer Gallengangdrainage plus zusätzlicher PDT verglich [31]. Das Überleben als primärer Endpunkt war hierbei in der PDT-Gruppe mit median 493 Tagen gegenüber 98 Tagen in der Kontrollgruppe signifikant verlängert. Auch waren in der PDT-Gruppe die Drainage der Gallenwege und die Lebensqualität der Patienten besser. Eine Kombination aus PDT und Metall-Stent-Einlage ließ in einer weiteren kleinen Studie zwar keinen Überlebensvorteil im Vergleich zu einer historischen Kontrollgruppe erkennen, führte jedoch auch hier zu einem signifikanten Bilirubinabfall und zu einer Verbesserung der Lebensqualität [32]. Zusammenfassend ist die PDT in der Behandlung des nichtresektablen hilären Gallengangkarzinoms mittlerweile gut etabliert. Die Entwicklung effektiverer Photosensitizer mit höherer Eindringtiefe in Kombination mit billiger werdenden Lasersystemen lässt eine verbesserte Wirksamkeit und allgemeine Zugänglichkeit der Methode erwarten.

Chemotherapie
Eine Chemotherapie außerhalb von Studien ist wegen der fehlenden Datenlage bei der hohen spontanen Resistenzrate der Tumoren gegenüber Zytostatika und der hohen Toxizität einzelner Substanzen gegenwärtig nicht indiziert. Lediglich eine randomisierte Studie, die auch Pankreaskarzinome beinhaltete, ergab einen Überlebensvorteil von median 6 versus 2,5 Monaten ($p < 0,01$) für eine Kombinations-Chemotherapie bestehend aus 5-Fluorouracil/Leucovorin und Etoposid im Vergleich zu «Best Supportive Care» [33]. Eine Phase-II-Studie untersuchte eine Kombination aus Cisplatin, Interferon-alpha-2b, Adriamycin (Doxorubicin) und 5-Fluorouracil (PIAF) [34]. Dazu wurden insgesamt 19 Patienten mit Gallenblasen- und 22 Patienten mit Gallengangkarzinom behandelt (Tab. 2). Die hohe mediane Gesamtüberlebenszeit von 14 Monaten (18,1 Monate für die Gallengang- bzw. 11,5 Monate für die Gallenblasenkarzinompatienten) wurde erkauft durch zahlreiche WHO-Grad-III- und -IV-Nebenwirkungen (41% Neutropenie, 20% Thrombozytopenie, 34% Übelkeit und Erbrechen und 20% Erschöpfung), so dass diese Therapie nicht allgemein empfohlen werden kann. Kombinationen aus Gemcitabine und Doxetaxel bzw. Gemcitabine und Capecitabine bzw. Gemcitabine und Irinotecan bzw. Gemcitabine und Cisplatin (bzw. Oxaliplatin) bzw. aus 5-Fluorouracil (bzw. Capecitabine) und Cisplatin (bzw. Oxaliplatin) erbrachten in neueren Phase-II-Studien eine bessere Ansprechrate als in vorausgegangenen Studien, die vor allem Monosubstanzen wie Mi-

Tab. 2. Neuere palliative Chemotherapiestudien von Gallengangkarzinomen

Protokoll	Anzahl der Patienten	Substanz	Ansprechratea				Medianes Überleben[a], Monate	Referenz
			CR	PR	SD	PD		
Phase II	25	5-FU, Cisplatin	0	6	12	7	10,0	Ducreux et al., 1998 [47]
Phase II	41	5-FU, Cisplatin, Doxorubicin, INFα-2b (PIAF)	0	9	NA	NA	14,0	Patt et al., 2001 [34]
Phase II	43	Gemcitabine, Docetaxel	0	5	24	14	11,0	Kuhn et al., 2002 [48]
Phase II	16	5-FU, Oxaliplatin (FOLFOX 3)	0	3	6	7	9,5	Nehls et al., 2002 [49]
Phase II	29	5-FU, Cisplatin	1	9	11	8	9,5	Taieb et al., 2002 [50]
Phase II	37	5-FU, Cisplatin, Epirubicin (ECF)	0	7	20	10	5,5	Morizane et al., 2003 [51]
Phase II	42	Capecitabine, Cisplatin	1	8	NA	NA	9,1	Kim et al., 2003 [52]
Phase II	14	Gemcitabine, Irinotecan	0	2	6	6	NA	Bhargava et al., 2003 [53]
Phase II	24	5-FU, Cisplatin, Epirubicin (ECF)	0	2	9	13	NA	Lee et al., 2004 [54]

5-FU = 5-Fluorouracil; CR = complete remission; INF_-2b = Interferon-alpha-2b; NA = nicht verfügbar; PD = progressive disease; PR = partial response; SD = stable disease.
[a]Seit Therapiebeginn.

Tab. 3. Neuere palliative Radiotherapiestudien von Gallengangkarzinomen

Protokoll	Anzahl der Patienten	Regime	Medianes Überleben[a], Monate	2-Jahres-Überlebensrate, %	Referenz
Phase II	12	ERT (50 Gy), BT (20 Gy), Bypass-OP, Metall-Stent	14,5	NA	Kuvshinoff et al., 1995 [35]
Phase II	28	ERT (60 Gy), BT (30 Gy)	10,0	NA	Bowling et al., 1996 [55]
Phase II	54	ERT (50 Gy), BT (25 Gy)	12,4	NA	Kamada et al., 1996 [56]
Phase II	15	ERT (45 Gy), BT (28 Gy)	8,0	NA	Lee et al., 1997 [57]
Phase II	12	ERT, BT, PTCD	14,3	NA	Milella et al., 1998 [37]
	10	ERT, PTCD	11,5	NA	
Phase II	38	ERT (40 Gy), BT (22–25 Gy)	10,4	NA	Gonzales et al., 1999 [58]
Phase II	30	ERT (46 Gy), Metall-Stent	10,6**	NA	Shinchi et al., 2000 [38]
	10	Metall-Stent	6,5**	NA	
	11	PTCD	4,4	NA	
Phase II	17	BT (30 Gy), Metall-Stent	11,9	NA	Bruha et al., 2001 [59]
Phase II	12	ERT (50 Gy), BT (25 Gy)	9,1	NA	Schleicher et al., 2002 [60]
Phase II	93	ERT (50 Gy), BT (27–50 Gy), Metall-Stent	12,0	NA	Takamura et al., 2003 [61]
Phase II	14	ERT (50 Gy), BT (15 Gy), Metall-Stent	NA	21	Shin et al., 2003 [36]
	17	ERT (50 Gy), Metallstent	NA	NA	

BT = Brachytherapie; ERT = external radiation therapy; PTCD = perkutane transhepatische Drainage.
[a]Seit Therapiebeginn.
$^{*}p = 0{,}015$.
$^{**}p < 0{,}05$.

tomycin C, Cisplatin, 5-Fluorouracil, Gemcitabine, Docetaxel, Paclitaxel und Irinotecan untersuchten (Tab. 2 und Ergebnisse der ASCO 2003/2004). Diese Ergebnisse müssen jedoch erst noch in Phase-III-Studien reproduziert werden.

Radiotherapie

Radiotherapie kann von extern (external radiation therapy; ERT), endoluminal retrograd oder transkutan (Brachytherapie) sowie intraoperativ appliziert werden. Eine alleinige palliative ERT mit Dosen von 30–60 Gy lässt zwar nur bei einem Teil der Patienten gute Effekte erwarten, führte aber in älteren Studien zu einem medianen Überleben von durchschnittlich 10 Monaten. Allerdings waren die meisten dieser Studien retrospektiv und wiesen eine kleine Patientenzahl auf. Etwas günstiger in der Wirkung scheint die Kombination mit der Brachytherapie unter Verwendung von Radionukliden wie Iridium-192 zu sein, gefolgt von einer Metall-Stent-Einlage [35, 36]. Leider gibt es bis heute keine prospektiven randomi-

Tab. 4. Neuere palliative Radiochemotherapiestudien von Gallengangkarzinomen

Protokoll	Anzahl der Patienten	Regime	Medianes Überleben[a], Monate	Referenz
Phase II	24	BT (25 Gy), ERT (46 Gy), 5-FU ± Adriamycin/Mitomycin-C	12**	Alden et al., 1994 [62]
	24	Best Supportive Care	5,5	
Phase II	11	BT (25 Gy) ± ERT ± CT, Metall-Stent	22,6	Eschelman et al., 1996 [63]
Phase II	16	ERT (40–50 Gy), 5-FU ± BT (30–50 Gy)	21,2	Morganti et al., 2000 [64]
Phase II	34	ERT (49,5 Gy) ± 5-FU + IFNα bzw. Taxol	14,0	Urego et al., 2001 [65]
Phase II	5	BT (25 Gy)	4,6	Nomura et al., 2002 [66]
	12	BT (25 Gy), ERT, intraarterielle CT	16,2**	

5-FU = 5-Fluorouracil; BT = Brachytherapie; CT = Chemotherapie; ERT = external radiation therapy; IFNα = Interferon-alpha.
[a]Seit Therapiebeginn.
**$p < 0{,}01$.

sierten Studien, die die alleinige ERT bzw. alleinige Brachytherapie mit «best supportive care» bzw. der Kombination aus ERT und Brachytherapie vergleichen. Wenige retrospektive Studien mit allerdings kleinen Patientenzahlen stellten Vergleiche an, wobei ein geringer Vorteil für die Kombination aus ERT und Brachytherapie gegenüber alleiniger ERT gesehen wurde und die ERT in Kombination mit einem Metall-Stent besser abschnitt als ein Metall- Stent bzw. eine PTCD alleine [36–38] (Tab. 3).

Radiochemotherapie

Die Kombination aus einer Bestrahlungstherapie (ERT ± Brachytherapie bzw. Brachytherapie ± ERT) mit einer systemischen bzw. lokalen Chemotherapie, eine so genannte Radiochemotherapie, ist bisher nur in wenigen kleinen nichtrandomisierten Phase-II-Studien in der Palliation von Gallengangkarzinomen untersucht worden (Tab. 4). Es wird über mittlere Überlebenszeiten zwischen 12 und 23 Monaten berichtet. Die Daten müssen aber noch in größeren prospektiven randomisierten Studien validiert werden, so dass auch hier zur Zeit keine Empfehlung zur palliativen Radiochemotherapie außerhalb von Studien ausgesprochen werden kann.

Behandlung von Tumorkomplikationen

Magenausgangsstenosen

Magenausgangsstenosen, bedingt durch eine Tumorinfiltration des oberen Duodenalknies treten in 15–25% bei Patienten mit Gallengangkarzinomen auf – typischerweise bei fortgeschrittenen Tumorstadien. Die bisherige Standardtherapie, die offene oder laparoskopische Gastroenterostomie, welche durch eine technische Erfolgsrate von 90%, aber auch eine Komplikationsrate von 25–35% und eine Mortalitätsrate von 2% gekennzeichnet ist, wird zunehmend durch die endoskopische Implantation von Metallgitter-Stents als Primärtherapie verdrängt [39], ohne dass hierfür prospektiv randomisierte Daten vorliegen würden. Die Implantation von Duodenal-Stents gelingt in nahezu allen Fällen, allerdings zwingen technische Probleme, Tumoreinbruch oder -überwuchs zu Revisionen in bis zu 50% der Fälle [39]. Eine prospektiv randomisierte Studie zum Vergleich Gastroenterostomie/Duodenal-Stent wird zur Zeit deutschlandweit durchgeführt.

Leberabszesse

Bedingt durch eine biliäre Obstruktion einzelner Lebersegmente oder -subsegmente wird der Krankheitsverlauf im fortgeschrittenen Tumorstadium wesentlich auch durch das Auftreten von (rezidivierenden) Cholangitiden und Leberabszessen geprägt. Während kleinere Abszesse gelegentlich durch interne Drainagen und gallengängige Antibiotika therapierbar sind, erfordern größere Abszesse zusätzlich die externe Drainage in Form einer PTCD oder zusätzlich einer Abszessdrainage. Zusammen mit einer frühzeitigen Antibiotikatherapie kann eine konsequente perkutane Drainagetherapie bei schleichender Sepsis häufig eine wesentliche Lebensverlängerung auch vermeintlich «teminal kranker» Patienten erzielen.

Fazit für die Praxis und Ausblick

Patienten mit Verschlussikterus, bei denen die Verdachtsdiagnose eines Gallengangkarzinoms gestellt wird, sollten unverzüglich in einem Zentrum mit Erfahrung in hepatobiliärer Chirurgie vorgestellt werden. In der Palliativsituation werden Metall-Stents bei Patienten ohne Hilusinfiltration und mit einer länger als 6-monatigen Lebenserwartung empfohlen. Wenn Kunststoff-Stents eingesetzt wurden, ist auf einen regelmäßigen 2- bis 3-monatlichen Wechsel zu achten. Bei hilären Tumoren sollten einmal kontrastierte Segmente auch drainiert werden. Eine unilaterale Drainage genügt anfänglich in der

Regel, wenn ausreichend Leberparenchym entlastet wird. Sobald Komplikationen eintreten, kann durch konsequente interventionelle und endoskopische Therapie die Lebensqualität der Patienten erneut stabilisiert werden. Die PDT stellt mittlerweile eine etablierte Therapieform bei unzureichender Gallengangdrainage bei fortgeschrittenen hilären Tumoren dar, die das Überleben und die Lebensqualität verbessert. Da die bisherigen, zum Teil kleinen, nichtrandomisierten und meist retrospektiven Studien zur palliativen Therapie der Tumoren der Gallenwege, die auf einer Radio- bzw. Chemotherapie oder der Kombination aus beiden basieren, nur bedingt zu einer Prognoseverbesserung geführt haben, sind neue randomisierte und kontrollierte Multicenter-Studien erforderlich. Dabei sollten Bestrahlungstechniken wie die Brachytherapie und neuere Chemotherapeutika wie z.B. Capecitabine, Oxaliplatin, Irinotecan, Docetaxel und Vinorelbin auf ihre Wirkung getestet werden. Daneben ist nach neuen ergänzenden Therapieformen zu suchen. So wird z.B. zur Zeit die Wirkung einer Hemmung von COX-2 untersucht – basierend auf den Erfahrungen bei anderen Tumorarten [40, 41]. Eine neue tumorspezifische Therapieoption stellt die selektive Inhibition von Rezeptortyrosinkinasen wie ErbB-1, ErbB-2, c-Met, c-kit, und PDGF dar [42–44]. Ob eine Kombination mit etablierten Therapien das Überleben oder auch die Lebensqualität der Patienten verbessert, ist Gegenstand laufender Untersuchungen.

Literatur

1 de Groen PC, Gores GJ, LaRusso NF, Gunderson LL, Nagorney DM: Biliary tract cancers. N Engl J Med 1999;341:1368–1378.
2 Bismuth H, Nakache R and Diamond T: Management strategies in resection for hilar cholangiocarcinoma. Ann Surg 1992;215:31–38.
3 Sobin LH, Wittekind C (eds): UICC: TNM Classification of Malignant Tumors, 6th ed. New York, Wiley-Liss, 2002, pp 74–85.
4 Neuhaus P, Jonas S, Bechstein WO, Lohmann R, Radke C, Kling N, Wex C, Lobeck H, Hintze R: Extended resections for hilar cholangiocarcinoma. Ann Surg 1999;230:808–818;discussion 819.
5 Jarnagin WR, Fong Y, DeMatteo RP, Gonen M, Burke EC, Bodniewicz BJ, Youssef BM, Klimstra D, Blumgart LH: Staging, resectability, and outcome in 225 patients with hilar cholangiocarcinoma. Ann Surg 2001;234:507–517;discussion 517–519.
6 Seyama Y, Kubota K, Sano K, Noie T, Takayama T, Kosuge T, Makuuchi M: Long-term outcome of extended hemihepatectomy for hilar bile duct cancer with no mortality and high survival rate. Ann Surg 2003;238:73–83.
7 Kawasaki S, Imamura H, Kobayashi A, Noike T, Miwa S, Miyagawa S: Results of surgical resection for patients with hilar bile duct cancer: Application of extended hepatectomy after biliary drainage and hemihepatic portal vein embolization. Ann Surg 2003;238:84–92.
8 Pichlmayr R, Weimann A, Klempnauer J, Oldhafer KJ, Maschek H, Tusch G, Ringe B: Surgical treatment in proximal bile duct cancer. A single-center experience. Ann Surg 1996;224:628–638.
9 Iwatsuki S, Todo S, Marsh JW, Madariaga JR, Lee RG, Dvorchik I, Fung JJ, Starzl TE: Treatment of hilar cholangiocarcinoma (Klatskin tumors) with hepatic resection or transplantation. J Am Coll Surg 1998;187:358–364.
10 Nordback IH, Pitt HA, Coleman J, Venbrux AC, Dooley WC, Yeu NN, Cameron JL: Unresectable hilar cholangiocarcinoma: Percutaneous versus operative palliation. Surgery 1994;115:597–603.
11 Smith AC, Dowsett JF, Russell RC, Hatfield AR, Cotton PB: Randomised trial of endoscopic stenting versus surgical bypass in malignant low bile duct obstruction. Lancet 1994;344:1655–1660.
12 Speer AG, Cotton PB, Russell RC, Mason RR, Hatfield AR, Leung JW, MacRae KD, Houghton J, Lennon CA: Randomised trial of endoscopic versus percutaneous stent insertion in malignant obstructive jaundice. Lancet 1987;ii:57–62.
13 Doctor N, Dick R, Rai R, Dafnios N, Salamat A, Whiteway H, Dooley J, Davidson BR: Results of percutaneous plastic stents for malignant distal biliary obstruction following failed endoscopic stent insertion and comparison with current literature on expandable metallic stents. Eur J Gastroenterol Hepatol 1999;11:775–780.
14 Lammer J, Neumayer K: Biliary drainage endoprostheses: Experience with 201 placements. Radiology 1986;159:625–629.
15 Mueller PR, Ferrucci JT Jr, Teplick SK, van Sonnenberg E, Haskin PH, Butch RJ, Papanicolaou N: Biliary stent endoprosthesis: Analysis of complications in 113 patients. Radiology 1985;156:637–639.
16 Halm U, Schiefke, Fleig WE, Mössner J, Keim V: Ofloxacin and ursodeoxycholic acid versus ursodeoxycholic acid alone to prevent occlusion of biliary stents: A prospective, randomized trial. Endoscopy 2001;33:491–494.
17 Barrioz T, Ingrand P, Besson I, de Ledinghen V, Silvain C, Beauchant M: Randomised trial of prevention of biliary stent occlusion by ursodeoxycholic acid plus norfloxacin. Lancet 1994;344:581–582.
18 Ghosh S, Palmer KR: Prevention of biliary stent occlusion using cyclical antibiotics and ursodeoxycholic acid. Gut 1994;35:1757–1759.
19 Lammer J, Stoffler G, Petek WW, Hofler H: In vitro long-term perfusion of different materials for biliary endoprostheses. Invest Radiol 1986;21:329–331.
20 Lammer J, Hausegger KA, Fluckiger F, Winkelbauer FW, Wildling R, Klein GE, Thurnher SA, Havelec L: Common bile duct obstruction due to malignancy: Treatment with plastic versus metal stents. Radiology 1996;201:167–172.
21 Prat F, Chapat O, Ducot B, Ponchon T, Pelletier G, Fritsch J, Choury AD, Buffet C: A randomized trial of endoscopic drainage methods for inoperable malignant strictures of the common bile duct. Gastrointest Endosc 1998;47:1–7.
22 Knyrim K, Wagner HJ, Pausch J, Vakil N: A prospective, randomized, controlled trial of metal stents for malignant obstruction of the common bile duct. Endoscopy 1993;25:207–212.
23 Wagner HJ, Knyrim K, Vakil N, Klose KJ: Plastic endoprostheses versus metal stents in the palliative treatment of malignant hilar biliary obstruction. A prospective and randomized trial. Endoscopy 1993;25:213–218.
24 Tham TC, Carr-Locke DL, Vandervoort J, Wong RC, Lichtenstein DR, Van Dam J, Ruymann F, Chow S, Bosco JJ, Qaseem T, Howell D, Pleskow D, Vannerman W, Libby ED: Management of occluded biliary Wallstents. Gut 1998;42:703–707.
25 Deviere J, Baize M, de Toeuf J, Cremer M: Long-term follow-up of patients with hilar malignant stricture treated by endoscopic internal biliary drainage. Gastrointest Endosc 1988;34:95–101.
26 Polydorou AA, Cairns SR, Dowsett JF, Hatfield AR, Salmon PR, Cotton PB, Russell RC: Palliation of proximal malignant biliary obstruction by endoscopic endoprosthesis insertion. Gut 1991;32:685–689.
27 De Palma GD, Galloro G, Siciliano S, Iovino P, Catanzano C: Unilateral versus bilateral endoscopic hepatic duct drainage in patients with malignant hilar biliary obstruction: Results of a prospective, randomized, and controlled study. Gastrointest Endosc 2001;53:547–553.
28 De Palma GD, Pezzullo A, Rega M, Persico M, Patrone F, Mastantuono L, Persico G: Unilateral placement of metallic stents for malignant hilar obstruction: A prospective study. Gastrointest Endosc 2003;58:50–53.
29 Ortner MA, Liebetruth J, Schreiber S, Hanft M, Wruck U, Fusco V, Müller JM, Hortnagl H, Lochs H: Photodynamic therapy of nonresectable cholangiocarcinoma. Gastroenterology 1998;114:536–542.
30 Berr F, Wiedmann M, Tannapfel A, Halm U, Kohlhaw KR, Schmidt F, Wittekind C, Hauss J, Mössner J: Photodynamic therapy for advanced bile duct cancer: evidence for improved palliation and extended survival. Hepatology 2000;31:291–298.
31 Ortner MEJ, Caca K, Berr F, Liebetruth J, Mansmann U, Huster D, Voderholzer W, Schachschal G, Mössner J, Lochs H: Successful photodynamic therapy for nonresectable cholangiocarcinoma: A randomized prospective study. Gastroenterology 2003;125:1355–1363.
32 Dumoulin FL, Gerhardt T, Fuchs S, Scheurlen C, Neubrand M, Layer G, Sauerbruch T: Phase II study of photodynamic therapy and metal stent as palliative treatment for nonresectable hilar cholangiocarcinoma. Gastrointest Endosc 2003;57:860–867.
33 Glimelius B, Hoffman K, Sjoden PO, Jacobsson G, Sellstrom H, Enander LK, Linne T, Svensson C: Chemotherapy improves survival and quality of life in advanced pancreatic and biliary cancer. Ann Oncol 1996;7:593–600.

34 Patt YZ, Hassan MM, Lozano RD, Waugh KA, Hoque AM, Frome AI, Lahoti S, Ellis L, Vauthey JN, Curley SA, Schnirer, II, Raijman I: Phase II trial of cisplatin, interferon alpha-2b, doxorubicin, and 5-fluorouracil for biliary tract cancer. Clin Cancer Res 2001;7:3375–3380.
35 Kuvshinoff BW, Armstrong JG, Fong Y, Schupak K, Getradjman G, Heffernan N, Blumgart LH: Palliation of irresectable hilar cholangiocarcinoma with biliary drainage and radiotherapy. Br J Surg 1995;82:1522–1525.
36 Shin HS, Seong J, Kim WC, Lee HS, Moon SR, Lee IJ, Lee KK, Park KR, Suh CO, Kim GE: Combination of external beam irradiation and high-dose-rate intraluminal brachytherapy for inoperable carcinoma of the extrahepatic bile ducts. Int J Radiat Oncol Biol Phys 2003;57:105–112.
37 Milella M, Salvetti M, Cerrotta A, Cozzi G, Uslenghi E, Tavola A, Gardani G, Severini A: Interventional radiology and radiotherapy for inoperable cholangiocarcinoma of the extrahepatic bile ducts. Tumori 1998;84:467–471.
38 Shinchi H, Takao S, Nishida H, Aikou T: Length and quality of survival following external beam radiotherapy combined with expandable metallic stent for unresectable hilar cholangiocarcinoma. J Surg Oncol 2000;75:89–94.
39 Schiefke I, Zabel-Langhennig A, Wiedmann M, Huster D, Witzigmann H, Mössner J, Berr F, Caca K: Self-expandable metallic stents for malignant duodenal obstruction caused by biliary tract cancer. Gastrointest Endosc 2003;58:213–219.
40 Gupta RA, Dubois RN: Colorectal cancer prevention and treatment by inhibition of cyclooxygenase-2. Nat Rev Cancer 2001;1:11–21.
41 Steinbach G, Lynch PM, Phillips RK, Wallace MH, Hawk E, Gordon GB, Wakabayashi N, Saunders B, Shen Y, Fujimura T, Su LK, Levin B: The effect of celecoxib, a cyclooxygenase-2 inhibitor, in familial adenomatous polyposis. N Engl J Med 2000;342: 1946–1952.
42 Wiedmann M, Kreth F, Feisthammel J, Deininger M, Mössner J, Caca K: Imatinib mesylate (STI571; Glivec) – a new approach in the treatment of biliary tract cancer? Anticancer Drugs 2003;14: 751–760.
43 Feisthammel J, Wiedmann M, Kreth F, Mössner J, Caca K: EGFR Expression und der Effekt von Gefitinib auf das in-vitro Wachstum von Tumoren der Gallenwege. Z Gastroenterol 2004;42:77A.
44 Date K, Matsumoto K, Kuba K, Shimura H, Tanaka M, Nakamura T: Inhibition of tumor growth and invasion by a four-kringle antagonist (HGF/NK4) for hepatocyte growth factor. Oncogene 1998;17: 3045–3054.
45 Zoepf T, Jakobs R, Arnold JC, Apel D, Rosenbaum A, Riemann JF: Photodynamic therapy for palliation of nonresectable bile duct cancer – preliminary results with a new diode laser system. Am J Gastroenterol 2001;96:2093–2097.
46 Rumalla A, Baron TH, Wang KK, Gores GJ, Stadheim LM, de Groen PC: Endoscopic application of photodynamic therapy for cholangiocarcinoma. Gastrointest Endosc 2001;53:500–504.
47 Ducreux M, Rougier P, Fandi A, Clavero-Fabri MC, Villing AL, Fassone F, Fandi L, Zarba J, Armand JP: Effective treatment of advanced biliary tract carcinoma using 5-fluorouracil continuous infusion with cisplatin. Ann Oncol 1998;9:653–656.
48 Kuhn R, Hribaschek A, Eichelmann K, Rudolph S, Fahlke J, Ridwelski K: Outpatient therapy with gemcitabine and docetaxel for gallbladder, biliary, and cholangio-carcinomas. Invest New Drugs 2002; 20:351–356.
49 Nehls O, Klump B, Arkenau HT, Hass HG, Greschniok A, Gregor M, Porschen R: Oxaliplatin, fluorouracil and leucovorin for advanced biliary system adenocarcinomas: A prospective phase II trial. Br J Cancer 2002;87:702–704.
50 Taieb J, Mitry E, Boige V, Artru P, Ezenfis J, Lecomte T, Clavero-Fabri MC, Vaillant JN, Rougier P, Ducreux M: Optimization of 5-fluorouracil (5-FU)/cisplatin combination chemotherapy with a new schedule of leucovorin, 5-FU and cisplatin (LV5FU2-P regimen) in patients with biliary tract carcinoma. Ann Oncol 2002;13:1192–1196.
51 Morizane C, Okada S, Okusaka T, Ueno H, Saisho T: Phase II study of cisplatin, epirubicin, and continuous-infusion 5-fluorouracil for advanced biliary tract cancer. Oncology 2003;64:475–476.
52 Kim TW, Chang HM, Kang HJ, Lee JR, Ryu MH, Ahn JH, Kim JH, Lee JS, Kang YK: Phase II study of capecitabine plus cisplatin as first-line chemotherapy in advanced biliary cancer. Ann Oncol 2003;14:1115–1120.
53 Bhargava P, Jani CR, Savarese DM, O'Donnell JL, Stuart KE, Rocha Lima CM: Gemcitabine and irinotecan in locally advanced or metastatic biliary cancer: preliminary report. Oncology (Huntingt) 2003;17(suppl 8):23–26.
54 Lee MA, Woo IS, Kang JH, Hong YS, Lee KS: Epirubicin, cisplatin, and protracted infusion of 5-FU (ECF) in advanced intrahepatic cholangiocarcinoma. J Cancer Res Clin Oncol 2004;130:346–350.
55 Bowling TE, Galbraith SM, Hatfield AR, Solano J, Spittle MF: A retrospective comparison of endoscopic stenting alone with stenting and radiotherapy in non-resectable cholangiocarcinoma. Gut 1996;39:852–855.
56 Kamada T, Saitou H, Takamura A, Nojima T, Okushiba SI: The role of radiotherapy in the management of extrahepatic bile duct cancer: An analysis of 145 consecutive patients treated with intraluminal and/or external beam radiotherapy. Int J Radiat Oncol Biol Phys 1996;34:767–774.
57 Lee CK, Barrios BR, Bjarnason H: Biliary tree malignancies: The University of Minnesota experience. J Surg Oncol 1997;65:298–305.
58 Gonzalez Gonzalez D, Gouma DJ, Rauws EA, van Gulik TM, Bosma A, Koedooder C: Role of radiotherapy, in particular intraluminal brachytherapy, in the treatment of proximal bile duct carcinoma. Ann Oncol 1999;10(suppl 4):215–220.
59 Bruha R, Petrtyl J, Kubecova M, Marecek Z, Dufek V, Urbanek P, Kodadova J, Chodounsky Z: Intraluminal brachytherapy and selfexpandable stents in nonresectable biliary malignancies – the question of long-term palliation. Hepatogastroenterology 2001;48:631–637.
60 Schleicher UM, Staatz G, Alzen G, Andreopoulos D: Combined external beam and intraluminal radiotherapy for irresectable Klatskin tumors. Strahlenther Onkol 2002;178:682–687.
61 Takamura A, Saito H, Kamada T, Hiramatsu K, Takeuchi S, Hasegawa M, Miyamoto N: Intraluminal low-dose-rate ^{192}Ir brachytherapy combined with external beam radiotherapy and biliary stenting for unresectable extrahepatic bile duct carcinoma. Int J Radiat Oncol Biol Phys 2003;57:1357–1365.
62 Alden ME, Mohiuddin M: The impact of radiation dose in combined external beam and intraluminal Ir-192 brachytherapy for bile duct cancer. Int J Radiat Oncol Biol Phys 1994;28:945–951.
63 Eschelman DJ, Shapiro MJ, Bonn J, Sullivan KL, Alden ME, Hovsepian DM, Gardiner GA Jr: Malignant biliary duct obstruction: long-term experience with Gianturco stents and combined-modality radiation therapy. Radiology 1996;200:717–724.
64 Morganti AG, Trodella L, Valentini V, Montemaggi P, Costamagna G, Smaniotto D, Luzi S, Ziccarelli P, Macchia G, Perri V, Mutignani M, Cellini N: Combined modality treatment in unresectable extrahepatic biliary carcinoma. Int J Radiat Oncol Biol Phys 2000;46:913–919.
65 Urego M, Flickinger JC, Carr BI: Radiotherapy and multimodality management of cholangiocarcinoma. Int J Radiat Oncol Biol Phys 1999;44: 121–126.
66 Nomura M, Yamakado K, Nomoto Y, Nakatsuka A, Ii N, Shoji K, Takeda K: Clinical efficacy of brachytherapy combined with external-beam radiotherapy and repeated arterial infusion chemotherapy in patients with unresectable extrahepatic bile duct cancer. Int J Oncol 2002;20:325–331.

Chirurgische Gastroenterologie Interdisziplinär

Interdisziplinäres Gespräch · Interdisciplinary Discussion

Chir Gastroenterol 2004;20:293–300

Gallengangtumoren

Tumors of the Biliary Duct

Gesprächsleiter: S. Jonas, P. Neuhaus (Berlin)

Teilnehmer: R. Huber, F. Berr, Salzburg J. Klempnauer, Hannover A. Königsrainer, Tübingen W. Veltzke-Schlieker, T. Rösch, Berlin

Frage 1: Welche Art der Bildgebung halten Sie zur Diagnostik und zur Stadienbeurteilung von Gallengangtumoren für relevant?

Huber/Berr: Die Sonographie leistet den Nachweis von gestauten Gallenwegsegmenten als ersten Hinweis auf eine hiläre oder extrahepatische Gallenwegobstruktion. Deshalb ist sie das wichtigste bildgebende Verfahren für die Erstdiagnostik. Zentrale Gallengangkarzinome lassen sich damit erst im fortgeschrittenen Stadium erkennen, aber sie dient zur Indikation der sensitiven bildgebenden Verfahren. Die Kernspintomographie an einem modernen Gerät ist das sensitivste Verfahren zur Darstellung des Gallengangtumors (und gegebenenfalls intrahepatischer Metastasen) und zur Beurteilung der Tumorausdehnung und -infiltration. In einem aufwändigem «one-stop-shopping» sind mit unterschiedlichen MRT-Verfahren alle Stenosen/Verschlüsse der Gallenwege (als Magnetresonanz-Cholangiopankreatographie (MRCP) in Maximum-Intensitäts-Projektion(MIP)-Technik), die Tumorausdehnung zwischen Gallenwegen und Leberparenchym/extrahepatischem Gewebe (als MRT in Turbospintechnik gegebenenfalls mit eisenhaltigem Kontrastmittel zur Echoverstärkung des Leberparenchyms), und die Beziehungen zu den Hilusgefäßen (als Magnetresonanz-Angiographie) darzustellen [1]. Die Dünnschicht-Spiral-CT ist ein komplementäres Verfahren zum Nachweis suspekt vergrößerter Lymphknoten und tumorinfiltrierter Blutgefäße [2], zudem erlaubt sie in sehr guter Weise die volumetrische und segmentgerechte Planung des operativen Eingriffs. Der Einsatz beider Verfahren, MRT und Spiral-CT, ist gerechtfertigt, da es sich um einen seltenen Tumor und die Planung eines großen operativen Eingriffs handelt. Persönlich finden wir die duktale Endosonographie mit einer 6-French-Minitransducer-Sonde (15 oder 20 MHz) während der endoskopischen retrograden Cholangiografie (ERC) eine wertvolle Ergänzung der Erstdiagnostik. Denn sie zeigt die Grenze der Tumorrandinfiltration, die durch Röntgenaufnahme der Transducer-Sondenposition distal im Gallengang und proximal im weniger infiltrierten Hepaticus-Ast (bei Bismuth-Typ-III–IV-Situationen) markiert wird. So lassen sich die Resektionsgrenzen oder, bei fraglich resektablem Befund, eine neoadjuvante photodynamische Therapie (PDT) (in Studien) planen [3].

Königsrainer: Drei wesentliche Kriterien müssen in der präoperativen Diagnostik erfüllt sein, und zwar die Abgrenzung der lokalen Tumorausdehnung am Gallengang, die Beurteilung der Leber bzw. der Leberpforte hinsichtlich Lebergefäße und Metastasen sowie das Volumen der Leberlappen und Lebersegmente.
Ein Mehrphasen-CT oder MRT, je nach lokaler Expertise, kann die obigen Fragestellungen in den allermeisten Fällen klären. Eine diagnostische ERC ist nicht erforderlich und sollte nicht mehr durchgeführt werden.
Liegt allerdings eine ERC vor, so sind die frühen Bilder, d.h. jene des Kontrastmitteleinstroms besonders von Bedeutung, denn diese lassen das lokale Tumorwachstum am Gallengangsystem ausreichend erkennen.

Veltzke-Schlieker/Rösch: Der Schnittbildgebung mit CT und MRT entziehen sich bis zu 30% der Gallenwegmalignome. Eine duktale Diagnostik ist aus diesem Grund zwingend erforderlich. Richtungsweisend ist hier in erster Linie eine gute Darstellung mittels MRCP. Allerdings werden die meisten Tumoren in kleineren Krankenhäusern im Rahmen der Abklärung des vorliegenden Verschlussikterus mittels ERC diagnostiziert. Eine gut durchgeführte ERC stellt sehr viel genauer, insbesondere bei hilären Tumoren, die Infiltration der Subsegmentgallengänge dar, so dass die chirurgische Entscheidung,

KARGER
Fax +49 761 4 52 07 14
E-mail Information@Karger.de
www.karger.com

Accessible online at:
www.karger.com/cga

Prof. Dr. Sven Jonas
Klinik für Allgemeine-, Viszeral- und Transplantationschirurgie
Charité Virchow-Klinikum, Universitätsmedizin Berlin
Augustenburger Platz 1, D-13353 Berlin
E-mail sven.jonas@charite.de

welche Seite der Leber reseziert werden kann und welche erhalten werden muss, sich an einer guten ERC-Darstellung orientiert.

Klempnauer: Charakteristisch für Patienten mit zentralen Gallengangtumoren ist das klinische Symptom des Ikterus. Dies führt in fast allen Fällen zur Abklärung mittels ERCP und leider auch fast immer obligat zur Einlage eines Gallengang-Stents. Der Nachweis eines zentralen Gallengangtumors ist vergleichsweise einfach, seine präoperative Stadienbeurteilung dagegen ausgesprochen schwierig. Diese Schwierigkeiten betreffen die Definition der Tumorausdehnung nach proximal Richtung Leber hin, hier ist die präoperative Diagnostik selten aussagekräftig. Schwierigkeiten bestehen auch in der Stadienbeurteilung des nodalen Status sowie im eindeutigen Nachweis von Gefäßbeteiligung an Pfortadergabel oder Arterie. Aus chirurgischer Sicht halte ich es aber nicht für unbedingt erforderlich, eine derartige Stadienbeurteilung präoperativ vollständig vorliegen zu haben, da die Resektabilität eines Klatskin-Tumors sehr von der Erfahrung und der Bereitschaft eines Chirurgen abhängt, eine erweiterte Rechtsresektion, notfalls mit Gefäßersatz und Lymphadenektomie, vorzunehmen.

Jonas/Neuhaus: Es sollte auch noch angemerkt werden, dass dem bildmorphologischen Befund aufgrund der präoperativ unsicheren histopathologischen Diagnostik beim zentralen Gallengangkarzinom in der Regel eine überragende Bedeutung zukommt. Vermutlich stellen MRCP und ERC Verfahren mit zum Teil Untersucher-abhängiger Qualitätskonstanz dar, so dass hier in verschiedenen Zentren unterschiedliche Erfahrungen vorliegen können. Angesichts einer unseres Erachtens präoperativ häufig notwendigen Intervention im Sinne einer unilateralen Gallengangdekompression würden wir die Resektion eines zentralen Gallengangkarzinoms ohne vorherige ERC als Ausnahme ansehen. Allerdings führen wir zuvor eine orientierende MRCP durch, um dann selektiv relevante Gallengänge per ERC zu kontrastieren und zu drainieren.

Frage 2: Welche diagnostischen Maßnahmen, abgesehen von den bildgebenden Verfahren, würden Sie zusätzlich anwenden (Punktionsbiopsie, Bürstenzytologie, transduodenale Punktion, molekulare Diagnostik usw.)?

Huber/Berr: Die histologische Sicherung der Diagnose durch die Tumorbiopsie ist inzwischen als diagnostischer Standard zu fordern. Denn die Resektionsverfahren werden nach onkochirurgischen Prinzipien ausgedehnter als für eine benigne Gallenwegstenose [4]. Andererseits wird auch die palliative Therapie aggressiver, durch Einsatz der PDT, Radiochemo- und Chemotherapie. Zangenbiopsien bei ERC erzielen eine Nachweisquote um 70%. Nach eigenen Erfahrungen lassen sich durch 5 gezielte Zangenbiopsien bei ERC über 75% positive Befunde mit Nachweis von Karzinomverbänden oder dysplastischen Epithelien erreichen, und >85% positive Befunde bei Wiederholung der ERC mit Biopsien. Perkutan gezielte Tumorbiopsien erfordern im Hilusbereich Tumoren von mehreren Zentimetern Durchmesser, die in der Regel nicht mehr kurativ resezierbar sind. Für distale Gallengangkarzinome ist die endosonographisch gezielte transduodenale Punktion (>90% positive Befunde) des Tumors/suspekter N1b-Lymphknoten das Verfahren der Wahl [1, 2].
Zusätzlich sollten Bürstenzytologien entnommen werden, da die Diagnose als gesichert gelten kann, wenn aus einer Stenose mit tumoröser Raumforderung dysplastische Epithelien gewonnen werden [1, 5]. Zusatztechniken wie die Durchflusszytometrie (Aneuploidie-Nachweis), Fluorescenz-in-situ-Hybridisierung (für k-ras, p14, p16, p53) und Tumormarker (CEA, CA 19–9) aus Bürstenabstrichen oder Galleflüssigkeit können die Sensitivität der Diagnostik erhöhen, sind aber noch nicht Standardtechniken. Tumormarker im Serum, z.B. CA 19–9, sind nur für Verläufe unter palliativer Therapie relevant. Die Positronenemissionstomographie mittels 18-Fluorodesoxyglukose weist eine hohe Sensitivität und Spezifität für Gallengangkarzinome auf und kann deshalb bei Stenosen ungeklärter Dignität für den Tumornachweis herangezogen werden [1, 6].

Königsrainer: Eine Bürstenzytologie oder eine Cholangioskopie können in der Diagnostik hilfreich sein, sind allerdings nicht zwingend notwendig. Die Indikation zur Operation sollte davon nicht abhängig gemacht werden.

Klempnauer: Zusätzliche Maßnahmen, insbesondere zur Gewinnung von Zytologie oder Biopsie, halten auch wir nicht für angezeigt, da Klatskin-Tumoren in der Regel diffus infiltrativ mit intramuralem Wachstum vorliegen. Eine bioptische Sicherung ist technisch schwierig, durch Gallefisteln komplikationsträchtig und steht letztlich dem operativen Prinzip einer «No-touch»-Resektion des gesamten Kompartments fundamental entgegen. Die molekulare Pathogenese von Gallengangtumoren ist bisher so wenig untersucht, dass aus genetischen oder epigenetischen Alterationen von Tumormarkern keine unmittelbar therapeutischen Konsequenzen abgeleitet werden können.

Veltzke-Schlieker/Rösch: Bleiben nach ausführlicher Bildgebung Zweifel an der Dignität, kann eine zytologische Sicherung mit der Bürstenzytologie hilfreich sein. Mittels drahtgeführten Bürsten und steuerbaren Drähten ist nahezu jedes Lebersegment heute im Rahmen der ERC zu kanülieren. In Zukunft wird auch die direkte Visualisierung der Tumoren mittels kleiner Cholangioskope, die in «Mother-Baby»-Technik durch das liegende Endoskop geführt werden, möglich sein. Die technischen Verbesserungen auf diesem Gebiet haben allerdings noch nicht in der Praxis zur breiten Anwendung gefunden. Aber eine solche Cholangioskopie mit ultradünnen Geräten ist heute mühelos als Zusatzuntersuchung zur ERC mit exzellenten Bildern möglich.

Jonas/Neuhaus: Die fehlende Beweiskraft eines negativen Tumorbefunds stellt eine Gemeinsamkeit aller bioptischen Verfahren dar. Neben methodischen Unwägbarkeiten sind als Ursachen die Hypozellularität vieler zentraler Gallengangkarzinome, ausgeprägte desmoplastische Bindegewebsanteile und peritumorale sowie cholestatisch bedingte entzündliche Gewebereaktionen zu nennen. Während der positive Tumornachweis zwar die Therapieplanung erleichtert, denken wir wie Herr Königsrainer, dass die Indikation zur Operation anhand bildmorphologischer Kriterien erfolgt.

Frage 3: Wie beurteilen Sie bei distalen und zentralen Gallengangkarzinomen mit Cholestase die präoperative Gallengangdekompression und wie würden Sie sie gegebenenfalls durchführen?

Huber/Berr: Bei Gallengangkarzinomen empfehlen wir eine präoperative Dekompression ab einem Serum-Bilirubin-Wert über 5 mg/dl, der Benefit ist gesichert ab einem Bilirubin-Wert von 10 mg/dl [7]. Entsprechend ist die Resektion distaler Tumoren ohne präoperative ERC möglich, z.B. nach endosonographischem Staging mit Punktionshistologie sowie Schnittbilddiagnostik mit Spiral-CT oder MRT. Eine präoperative Dekompression kann bei distalem Tumor wahlweise via ERC und Einlage eines Pigtails (7 oder 9 French für 1–2 Wochen) oder via perkutaner transhepatischer Cholangiodrainage (PTCD) erfolgen. In der Literatur gibt es keine Evidenzen für eine Tumorabsiedlung in proximale Gallenwegabschnitte nach endoskopischer Einlage einer Pigtail-Endoprothese. Dementsprechend empfehlen wir auch beim zentralen Gallengangkarzinom eine präoperative Dekompression mittels Pigtail-Endoprothesen. Diese ist auch immer dann durchzuführen, wenn gestaute Hepaticus-Äste bei ERC kontrastiert wurden (d.h. gegebenenfalls 3 Endoprothesen bei Trifurkation), da andernfalls das Risiko für eine bakterielle Cholangitis sehr hoch ist [1, 7, 8].

Königsrainer: Die präoperative Gallengangdrainage ist bei allen Patienten dann angezeigt, wenn eine primäre umgehende Operation nicht möglich ist. Sie ist außerdem obligatorisch bei klinisch relevanter Cholangitis und vor einer partiellen Pfortaderembolisation zur Augmentation eines Leberlappens. Als Zugang wird der perkutane transhepatische Weg favorisiert und, wenn immer technisch möglich, werden beide Leberlappen entlastet. Bei Patienten mit geplanter Resektion sollten keine Metall-Stents eingebracht werden.

Klempnauer: Die Wertigkeit einer präoperativen perkutanen oder endoskopischen biliären Drainage bezüglich einer Verbesserung der postoperativen Leberfunktion und der Beeinflussung der Morbidität ist kontrovers. Sinnvoll ist nur die Drainage des verbleibenden Leberanteils. Bei transtumoralen Drainagen besteht immer die Gefahr einer Tumorzellverschleppung. Im eigenen Vorgehen streben wir selbst bei Vorliegen einer Cholestase eine zügige Operation an, lediglich bei lang anhaltender Cholestase kann eine Entlastung des zu erhaltenden Leberanteils sinnvoll sein.

Veltzke-Schlieker/Rösch: Ist eine Operation geplant, sollte präoperativ bei gestauten Gallenwegen eine Dekompression erfolgen. Insbesondere dann, wenn die verbleibende Restleber ein geringeres Volumen als 350 ml aufweist. Die Dekompression sollte bereits im Rahmen der diagnostischen ERC durchgeführt werden. Die endoskopische Strategie, welche Seite zu drainieren ist, muss in enger Absprache mit der chirurgischen Klinik erfolgen. Es sollte möglichst vermieden werden, Gallenwege darzustellen, die später nicht drainiert werden sollen. Die MRCP hilft hier dem Endoskopiker, schon vor dem Kontrastieren der Gallenwege die richtigen Segmente zu sondieren. Die Stents, insbesondere wenn die linke Seite drainiert wird, müssen gut verankert sein, da es links häufig zu Dislokationen kommt. Aus diesem Grund wird in vielen Kliniken eine perkutane Ableitung bevorzugt. Perkutane Verfahren haben immer noch gegenüber endoskopischen ein höheres Risiko. Auch ist zu bedenken, dass bei perkutaner Punktion immer Galle im Zweifelsfalle zusammen mit Tumorzellen in den Bauchraum gelangen kann. Ein durch die Leber geführter Drain ist per se nie vollständig dicht. Aus onkologischen Kriterien ist eine Ableitung via ERC daher vorzuziehen. Der Vorteil eines perkutan drainierten Leberlappens liegt darin, dass man über die Bilanz der Galleproduktion sowie die Qualität der Galle eine sichere Aussage darüber treffen kann, ob die Funktion des drainierten Leberlappens nach Resektion der Gegenseite ausreichen wird. Auf jeden Fall sollten beide Verfahren, perkutane und endoskopische, zur Verfügung stehen. Präoperativ braucht man sicher nur unilateral den Leberabschnitt dekomprimieren, der erhalten werden soll. Auch in der palliativen Situation sind bilaterale Drainagen nicht erforderlich, und in den bisher vorliegenden Arbeiten konnte eine größere Lebenserwartung durch bilaterale Dekompression nicht nachgewiesen werden.

Frage 4: Kommen bei Ihnen vor erweiterten Leberteilresektionen Verfahren zur Induktion einer unilateralen Parenchymhypertrophie (z.B. unilaterale Pfortaderembolisation) zur Anwendung? Wie ist das konkrete Vorgehen?

Klempnauer: Ziel der präoperativen Pfortaderembolisation ist die Verkleinerung des zu resezierenden Lebergewebes und die Vermehrung des Restparenchyms. Ohne Zweifel kann durch Pfortaderembolisation eine Volumenzunahme der

Restleber in signifikantem Umfang erwartet werden, dies erfordert jedoch ein zeitliches Intervall von mindestens 2–4 Wochen. Zu berücksichtigen ist ebenfalls eine Komplikationsrate der Pfortaderembolisation selbst sowie eine zeitliche Verzögerung der Resektion. Grundsätzlich streben wir eine möglichst zügige Indikationsstellung und sofortige operative Therapie an. Hierbei ist zu berücksichtigen, dass die Restleber nur kurzfristig durch die Cholestase beeinträchtigt ist, sich die Cholestase nach biliodigestiver Anastomose in der Regel innerhalb kürzester Zeit nach Resektion zurückbildet und die Cholestase die Regeneration der Restleber in der Regel nicht stark beeinträchtigt.

Huber/Berr: Es erscheint plausibel, dass einige Patienten von diesen Verfahren profitieren und möglicherweise noch definitiv geheilt werden, auch ohne evidenzbasierte Daten. Andererseits wird der Verlauf der so vorbehandelten Patienten, die dann dennoch nicht reseziert werden konnten, in der Literatur nicht berichtet. Der Beweis steht also noch aus, dass die unilaterale Pfortaderembolisation meist selektiv war und für die Palliativsituation nicht schädlich ist. Das ist nicht belanglos. Denn die Hälfte der Patienten ist über 75 Jahre alt und ein Anteil von zirka 20–25% erreicht Überlebenszeiten von 2 bis über 4 Jahren mit rein lokalen palliativen Maßnahmen (wie Endoprothesen und PDT), wenn der Tumor lange örtlich begrenzt bleibt [5]. Wichtig erscheinen uns klare Kriterien für den Einsatz dieses Verfahrens sowie die Identifikation von Kontraindikationen.

Königsrainer: Nachdem im eigenen Zentrum die erweiterte Gallengangresektion beim zentralen Gallengangtumor als Standardverfahren Anwendung findet und eine erweiterte Leberresektion inkludiert, ist die partielle Pfortaderembolisation in vielen Fällen unumgänglich. Falls technisch möglich, erfolgt der perkutane transhepatische Zugang zur Pfortader über den zu embolisierenden Leberlappen. In besonderen Fällen kann die Embolisation bei geplanter Trisektorektomie rechts und grenzwertig kleinem Segment II und III auch auf Segment IV ausgedehnt werden. Als Embolisat wird ein Gemisch aus einer alkoholischen Prolaminlösung (Ethibloc) und Lipiodol injiziert [9]. Die Verteilung des Embolisats wird unmittelbar radiologisch kontrolliert. Frühestens nach 4 Wochen ist die Bestimmung des Restlebervolumens sinnvoll.

Veltzke-Schlieker/Rösch: Insbesondere bei zentralen Gallenwegtumoren ist häufig eine Trisektorektomie rechts mit Hepatikojejunostomie zum linken Leberlappen chirurgisch wünschenswert. Liegt dieser unter der kritischen Grenze von 350–400 ml verbleibendem Leberrestvolumen, so kommen sowohl die unilaterale Pfortaderembolisation rechts als auch die arterielle Embolisation zur Anwendung. Nach einer Zeitspanne von 3–6 Wochen finden wir eine deutliche Hypertrophie der zu erhaltenden linken Leber. So kann ein primär inoperabler Situs noch erfolgreich zur Resektion geführt werden.

Jonas/Neuhaus: Ein Risiko, das bei der rechtsseitigen transkutanen Pfortaderpunktion bei gleichzeitig gestautem Gallengangsystem besteht, ist die Punktion dieser gestauten Gänge und in der Folge eine Gallefistel mit Cholaskos oder Bilhämie. Im Übrigen erscheinen uns aber sowohl die arterielle als auch die portalvenöse Embolisation komplikationsarme Verfahren zu sein – auch bei einer eben bereits angesprochenen später dann doch nicht mehr gegebenen Resektabilität. Vorsicht ist geboten bei bereits tumorbedingtem Gefäßverschluss. Hier sollte, von wenigen Ausnahmen abgesehen, keine zusätzliche Embolisation eines weiteren Gefäßes zu der betroffenen Seite erfolgen.

Frage 5: Wie beurteilen Sie den Stellenwert von Resektion und Transplantation bei Gallengangtumoren?

Huber/Berr: Die operative Therapie hat bei möglicher oder fraglicher Resektabilität und allgemeiner Operabilität stets als Verfahren der 1. Wahl zu gelten, da sie die einzige Therapie mit kurativer Intention ist. Standard sind die Resektionsverfahren. Für die Lebertransplantation gilt das Gallengangkarzinom nicht als anerkannte Indikation. Vor über 10 Jahren wurden damit sehr geringe Langzeitüberlebensraten erzielt, allerdings sind bei sehr selektierten Patienten auch dauerhafte Heilungen gelungen. Deshalb sollte diese Indikation für lokal begrenzte, aber nicht kurativ resezierbare Tumoren in neoadjuvanten, gegebenenfalls multimodalen Protokollen wieder überprüft werden.

Klempnauer: Aus chirurgisch-technischer und onkologischer Sicht ist mit der erweiterten Hemihepatektomie rechts in Kombination mit Hepaticus-Gabel-Resektion und tumorferner Präparation im Sinne einer Kompartmentresektion ein gutes Operationsverfahren gegeben. Kompliziert wird dieses Verfahren durch die verminderte Reservekapazität und die Gefahr von postoperativer Leberinsuffizienz. Die Restleberproblematik wird natürlich durch totale Hepatektomie und nachfolgende Lebertransplantation erfolgreich umgangen. Letztlich rechtfertigen die aktuell vorliegenden Daten der internationalen medizinischen Literatur nicht eine unkritische Anwendung der Transplantation bei Gallengangtumoren. Aus onkologischer Sicht logisch erscheinen Verfahren, die eine Lebertransplantation mit einer kompletten Eradikation des gesamten Gallengangbaums, also einer Whipple-Operation, kombinieren. Aber auch hier ließ sich ein Vorteil dieser aggressiven chirurgischen Verfahren nicht allgemein bestätigen. Auch der Organmangel ist ein wesentliches Argument gegen die breite Anwendung der Transplantation bei zentralen Gallengangtumoren.

Königsrainer: Betrachtet man die Ergebnisse der chirurgischen Therapie unabhängig von Listungskriterien und Organmangel, so hat die Lebertransplantation mit einer 10-Jahres-Überlebenswahrscheinlichkeit um die 20% nach wie vor eine gewisse

Berechtigung (European Liver Transplant Registry, 2003). Besonders Erfolg versprechend erscheinen dabei die Ergebnisse von Heimbach et al. [10]. Nach neoadjuvanter Radiochemotherapie mit Brachytherapie und nachfolgender Exploration erfolgt bei fehlender Tumorgeneralisation die Lebertransplantation. Dabei wird eine 5-Jahres-Überlebensrate der Patienten von über 80% erreicht. Unabhängig davon muss die R0-Resektion – diese ist allerdings nur durch eine erweiterte Gallengangresektion kombiniert mit einer erweiterten Leberresektion und verbunden mit der Resektion der Pfortadergabel zu erreichen – oberstes Behandlungsziel bleiben [11].

Jonas/Neuhaus: Wir möchten Herrn Königsrainer und Herrn Klempnauer zustimmen, wenn sie darauf hinweisen, dass der Organmangel den Blick auf die Lebertransplantation als erfolgreiche onkologische Therapiemodalität im vergangenen Jahrzehnt überschattet hat. Im eigenen Patientengut haben wir bei ansonsten inoperablen Patienten mit zentralem Gallengangkarzinom eine 5-Jahres-Überlebensrate von 40% bei kombinierter Anwendung von Lebertransplantation und partieller Pankreatoduodenektomie nach Kausch-Whipple als «No-touch»-Verfahren zur En-bloc-Resektion des gesamten Gallengangsystems beobachtet. Diese Ergebnisse mögen gegenüber langfristigen Überlebensraten von 80–85% nach Lebertransplantation bei benignen Indikationen unzureichend erscheinen, sind aber aus Sicht des individuellen Patienten mit Gallengangkarzinom ohne Alternative. Möglicherweise wird es durch die Leberlebendspende zwischen Erwachsenen, wo ein Organ exklusiv nur für einen dem Spender nahe stehenden Empfänger verwendet werden darf und nicht einem Pool der Allgemeinheit entzogen wird, wieder eine Ausweitung der Indikationsstellung zur Lebertransplantation auch auf die Gallengangkarzinome geben. Allerdings erreichen wir mit der Trisektorektomie rechts und kombinierter En-bloc-Pfortaderresektion seit Konzeption dieses Verfahrens 5-Jahres-Überlebensraten von 70–80%, so dass wir auch bei Leberlebendspende nur Patienten mit nichtresektablen Tumoren zur Lebertransplantation evaluieren.
Noch kritischer ist die Indikationsstellung zur Transplantation beim peripheren Gallengangkarzinom, das häufig auch als cholangiozelluläres Karzinom (CCC) bezeichnet wird, zu sehen. Auch wenn hier aus Pittsburgh 5-Jahres-Überlebensraten von 62% berichtet wurden, so trifft dies nur auf wenige selektierte Patienten zu, bei denen ähnliche Ergebnisse auch durch eine Resektion erreicht werden können. Eine mögliche Ausnahme stellt unter Umständen das seltene CCC in Zirrhose dar.

Frage 6: Welche Bedeutung hat eine Infiltration der Lymphknoten bei Gallengangtumoren?

Huber/Berr: Sie verringert die Chancen für eine dauerhafte Heilung durch die Resektion um 30–60%, stellt aber keine Kontraindikation gegen eine Resektion dar.

Königsrainer: Wie die Literatur klar belegt, ist der Lymphknotenbefall ein wesentlicher Prognoseparameter, schließt aber eine Resektion nicht aus.

Klempnauer: Die Infiltration von Lymphknoten stellt bei zentralen Gallengangtumoren einen ungünstigen prognostischen Faktor dar. Dennoch würden wir bei nachgewiesener Infiltration eines einzelnen oder weniger Lymphknoten im Ligamentum hepatoduodenale eine ansonsten technisch mögliche Resektion trotzdem durchführen. In diesem Zusammenhang gilt es auch zu berücksichtigen, dass auch bei einer R1-Resektion Patienten mit Klatskin-Tumor von einer Resektion in puncto Überlebenszeit eindeutig profitieren.

Jonas/Neuhaus: Positive Lymphknoten werden in multivariaten Analysen zur Resektion des zentralen Gallengangkarzinoms immer wieder unterschiedlich beurteilt. Im eigenen Patientengut stellten positive Lymphknoten multivariat keinen signifikanten Prognoseparameter dar. Anders ist die Situation beim CCC. Hier stellt ein langfristiges Überleben bei positiven Lymphknoten die Ausnahme dar.

Frage 7: Wie soll bei Gallengangtumoren die Lymphadenektomie durchgeführt werden?

Huber/Berr: Zumindest eine Lymphknotenresektion sollte im Lig. hepatoduodenale und entlang des Oberrands des Pankreas durchgeführt werden.

Königsrainer: Die Lymphknotendissektion muss von der Leberpforte entlang der Leberarterie bis zur Aorta ausgedehnt werden. Gesonderte Betrachtung erfordern Lymphknoten dorsal der Pfortader und retropankreatisch, die eine Erweiterung der Resektion erforderlich machen.

Klempnauer: Stellenwert und Ausmaß der Lymphadenektomie sind nicht genau belegt und werden unterschiedlich durchgeführt und beurteilt. Die Lymphadenektomie ist sicherlich sinnvoll zur Stadieneinteilung nach TNM und UICC. Im eigenen Vorgehen führen wir eine Lymphknotendissektion durch, bei der das gesamte Lig. hepatoduodenale bis auf die Gefäße komplett von Lymph- und Bindegewebe befreit wird. Die Lymphadenektomie erfolgt weiterhin entlang des Verlaufs der Arteria hepatica communis bis zum Truncus coeliacus, sowie bei Bedarf auch paraaortocaval.

Jonas/Neuhaus: Wir möchten den aufgeführten Punkten zustimmen, aber noch eine interessante Beobachtung aus einer Studie der Gruppe um Nimura in Nagoya hinzufügen. Eine radikale paraaortale Lymphadenektomie beim zentralen Gallengangkarzinom führte dort zu identischen Überlebensraten, wenn die Lymphknoten entweder negativ oder makroskopisch nicht erkennbar infiltriert waren [12]. Das langfristige

Überleben bei erkennbar infiltrierten Lymphknoten war signifikant ungünstiger. Die Autoren folgerten, dass eine radikale Lymphadenektomie gerade bei Patienten mit makroskopisch unauffälligen paraaortalen Lymphknoten sinnvoll sein könnte.

Frage 8: Welchen Stellenwert haben neoadjuvante oder adjuvante Therapieverfahren bei Gallengangtumoren?

Huber/Berr: Es gibt keine evidenzbasierte neoadjuvante oder adjuvante Therapie für Gallengangkarzinome. In kleinen einarmigen Phase-II-Studien wurden als neoadjuvante Verfahren sowohl die PDT 4 Wochen vor Resektion (R0) primär nicht kurativ resektabel erscheinender Tumoren als auch die multimodale Radiochemotherapie untersucht [4, 13]. Die technische Durchführbarkeit beider Ansätze wurde nachgewiesen, die vorläufigen Überlebensraten waren günstig (83% rezidivfreies Überleben 1 Jahr nach PDT; bzw. nach neoadjuvanter Radiochemotherapie 70% 5-Jahresüberlebensrate per Protokoll, 30% per «intention to treat») [13]. Diese Ansätze sollen in randomisierten Studien evaluiert werden.
Ein Überlebensvorteil einer adjuvanten Radiochemotherapie wurde bisher nicht belegt, erscheint aber z.B. für die 5-Fluorouracil-basierte Radiochemotherapie möglich [1]. Unter palliativer Intention wurde ein Überlebensvorteil für die Kombinations-Chemotherapie mit Gemcitabin/Oxaliplatin berichtet [14]. Daher sollten adjuvante Studien mit innovativen Therapieprotokollen unterstützt werden.

Königsrainer: Die Datenlage zur neoadjuvanten, intraoperativen und adjuvanten Radiotherapie und/oder Chemotherapie ist abgesehen von Untersuchungen bei kleinen Patientenkollektiven nach wie vor nicht konklusiv.

Klempnauer: Wir halten neoadjuvante und adjuvante Therapieverfahren im Rahmen von Studien für angezeigt, die Datenlage erlaubt jedoch keine allgemeine Empfehlung.

Veltzke-Schlieker/Rösch: Derzeit gibt es weder adjuvant noch neoadjuvant sinnvolle Therapieregimes, die außerhalb von Studien zur Anwendung kommen sollten.

Frage 9: Wie beurteilen Sie insbesondere den Stellenwert der photodynamischen Therapie bei Gallengangtumoren?

Huber/Berr: Die PDT ist ein Verfahren zur lokalen Tumorabtragung, das für Gallengangkarzinome in palliativer Indikation validiert und in neoadjuvanter Indikation erprobt wurde [13]. Die PDT erfolgt in zwei Schritten, erst die i.v. Injektion des Photosensibilisators Porfimer, der sich binnen 24–48 h im Tumor anreichert, und dann die endoskopische Laserlichtexposition der Tumorstenosen. Die palliative PDT erzielt ein lokales Ansprechen des Tumors mit Wiedereröffnung verschlossener Lebersegmente/Leberlappen, guter Palliation der Cholestase, mittlerer progressionsfreier Zeit von 6 Monaten, hohem Ansprechen auf Re-PDT, und einem signifikantem medianem Überlebensvorteil von 8–10 Monaten (Evidenzgrad Ib; B) [13, 15]. Allein durch die Vermeidung der Tumorkomplikationen (wie obstruktive Cholestase, Cholangitis, Sepsis, Leberversagen) erreicht ein Anteil von 20–25% der Patienten Überlebenszeiten von über 2 Jahren, ohne zusätzliche Tumortherapie [5, 13]. Eine multimodale Kombination mit Radiochemotherapie ist möglich [13], aber ob das Ziel einer weiteren Lebensverlängerung erreicht wird, ist noch Gegenstand von Phase-II-Studien. Die Porfimer-PDT erreicht keine Eradikation des Primärtumors, denn die Wirksamkeit ist auf nur 4 mm tumorizide Eindringtiefe bei rotem Laserlicht (830 nm) begrenzt [4]. In einer laufenden Pilotstudie klären wir, ob sich die tumorizide Wirkung mit dem neuen Photosensibilisator Temoporfin auf mindestens das Doppelte steigern und sich gegebenenfalls der Primärtumor eradizieren lässt.
Im neoadjuvanten Ansatz könnte eine tumorizide Wirkung von 4 mm Eindringtiefe für das «purging» der Tumorausläufer in der Randzone und an den Resektionsrändern ausreichend sein kann. Denn die Wand der Segment- und Hepaticus-Äste ist höchstens 3 mm dick. In einer neoadjuvanten Pilotstudie an 7 Patienten haben wir die Verträglichkeit der PDT 4 Wochen vor Tumorresektion mit Anlage biliodigestiver Anastomosen an PDT-vorbehandelten Gallengangästen gezeigt. Der Langzeitverlauf war komplikationslos, das vorläufige Überleben günstig. Nun sollte prospektiv untersucht werden, ob damit ein signifikant besseres Langzeitüberleben für resektable Tumoren und ein Down-Staging fraglich resektabler Tumoren mit besserem Langzeitüberleben ermöglicht wird.

Königsrainer: Die PDT hat ihren Stellenwert in der palliativen Therapie. Sollten die Ergebnisse der Gruppe um Ortner reproduzierbar sein, müssen der Einsatz von Langzeitdrainagen oder die Implantation von Stents re-evaluiert werden [16]. Aufgrund der Schwierigkeiten der primären Diagnostik hat die PDT in der Primärtherapie keinen Stellenwert.

Klempnauer: Es konnte gezeigt werden, dass durch eine PDT die Gallenwegdrainage verbessert werden kann und die Patienten hierdurch eine bessere Lebensqualität erfahren. Diese Therapieoption sollte jedoch nur dann durchgeführt werden, wenn eine Operation mit kurativer Intention nicht möglich erscheint. Die Beurteilung der Resektabilität durch erfahrene hepatobiliäre Chirurgen sollte dem Entschluss zur Durchführung einer PDT unbedingt vorausgehen.

Veltzke-Schlieker/Rösch: Die publizierten Studien zu diesem Thema umfassen insgesamt nur eine geringe Zahl von Patienten, so dass ein abschließendes Urteil zur Zeit nicht abgegeben werden sollte. Mir ist als prospektive Arbeit nur die bereits erwähnte Studie von Ortner et al. bekannt [15]. Methodische Schwierigkeiten umfassen zum Beispiel die Therapie in der Kontrollgruppe mit endoskopischem Stenting. Wir kennen aus den Verläufen von Patienten, die nur mit Stent therapiert wurden, auch Patienten mit einem Langzeitzeitüberleben von mehreren Jahren bei guter Lebensqualität. Daraus folgt, dass die Kollektive hinreichend umfassend sein müssen, um einen positiven Effekt für die PDT, der über ein effektives Stenting hinausgeht wirklich beschreiben zu können. Umgekehrt haben wir selbst 4 Patienten mit PDT behandelt, die alle nicht länger als 6 Monate überlebt haben. Die weiteren Ergebnisse anderer Arbeitsgruppen werden zeigen, ob ein positiver Einfluss auf das Überleben durch die PDT nachgewiesen werden kann.

Jonas/Neuhaus: Wir möchten zu den von Herrn Veltzke-Schlieker und Herrn Rösch angemerkten methodischen Schwierigkeiten von Studien auch die Klärung des Kriteriums der Inoperabilität vor Studieneinschluss hinzufügen. Diese Klärung wird an verschiedenen Zentren sicherlich mit unterschiedlichem Ergebnis erfolgen. Jedenfalls kann heutzutage allein aufgrund der Bismuth-Klassifikation das Kriterium Resektabilität nicht mehr geklärt werden, da selbst Typ-IV-Tumoren resektabel sein können.
Ein interessantes Forschungsgebiet, das wir derzeit interdisziplinär verfolgen, stellt möglicherweise die PDT nach R1-Resektion, also bei mikroskopischem Tumorrest, dar. Zwar kann sich dieser mikroskopische Tumorrest an verschiedenen topographischen Regionen des Operationssitus ergeben, z.B. distal am Pankreasoberrand oder lateral im Bereich von Perineuralscheiden und Lymphgefäßen des Lig. hepatoduodenale, aber auch proximal an der Resektionsfläche der Leber oder eben am verbliebenen Gallengang. Eine R1-Situation im Bereich der Absetzungsebene des leberwärtigen Gallengangs wäre postoperativ einer PDT via Drainagekatheter gut zugänglich und könnte sich wegen der nur geringen verbliebenen Tumorlast als für diese Therapie sogar besonders geeignet erweisen.
Neuere Photosensitizer bieten den Vorteil einer verbesserten Tiefenwirkung im Gewebe über 4 mm hinaus, weisen aber umgekehrt eine geringere Gewebe-, d.h. auch eine geringere Tumorselektivität auf. Eine Anreicherung in nichtmalignem Gewebe und mögliche Komplikationen im Bereich der sehr feinen Hepatikojejunostomien, die wir bislang noch nicht beobachtet haben, müssen daher ebenfalls mit großer Sorgfalt evaluiert werden.

Frage 10: Welche prognostischen Parameter stehen für Sie präoperativ im Vordergrund?

Klempnauer: Die einzig potenziell kurative Option für Patienten mit zentralem Gallengangkarzinom ist die chirurgische R0-Resektion. Hier besteht offensichtlich eine Diskrepanz zwischen der Beeinträchtigung des Allgemeinzustands des Patienten durch Cholestase und Cholangitis, die bereits bei kleinen und gut resektablen Tumoren sehr ausgedehnt sein können. Typisch für einen zentralen Gallengangtumor ist mehr die lokale Invasivität als das Vorliegen von Fernmetastasen. Zur Erzielung der lokalen Resektabilität sollten alle chirurgischen Verfahren einschließlich Gefäßersatz zur Anwendung gebracht werden. Selbst bei den Fortschritten der Bildgebung ist die Beurteilung der lokalen Resektabilität letztlich nur vor Ort möglich und erfordert eine spezielle Erfahrung und Kompetenz eines engagierten hepatobiliären Chirurgen.

Huber/Berr: Das Fehlen von Fernmetastasen (M1 Leber) und suspekten Lymphknoten in 1b-Regionen (distal des Lig. hepatoduodenale), die lokale Resektabilität unter Erhalt einer ausreichenden Leberparenchymreserve (gegebenenfalls auch Ausschluss einer Leberzirrhose), und die allgemeine Operabilität des Patienten [8]. Jeder Patient mit diesen Voraussetzungen sollte unter kurativer Intention operiert werden.

Königsrainer: Sieht man von einer allgemeinen Inoperabilität ab, so sind Lebermetastasen und eine Pfortaderthrombose durchwegs Zeichen eines fortgeschrittenen inkurablen Tumorleidens. Prognose bestimmend kann auch ein länger dauernder cholestatischer Ikterus mit sekundär biliärer Fibrose und ein Diabetes mellitus sein. In beiden Fällen bleibt eine Leberregeneration aus, so dass eine funktionelle Inoperabilität vorliegt.

Jonas/Neuhaus: In der multivariaten Analyse unseres Patientenguts wurden als signifikante prognostische Parameter Resektabilität, histopathologischer Differenzierungsgrad, Perineuralscheideninfiltration und Lymphangiosis carcinomatosa, nicht jedoch ein Befall der Lymphknoten identifiziert [4]. Da es sich abgesehen von der Resektabilität um histologische Kriterien handelt, die am Resektat untersucht wurden, klären wir präoperativ nur die technische Operabilität. Darüber hinaus stellen unseres Erachtens daher lediglich diagnostisch unzweifelhafte paraaortale Lymphknoten- oder Fernmetastasen eine Kontraindikation zur Operation dar.
Innerhalb der Gruppe von Patienten mit resektablem zentralen Gallengangkarzinom war der einzige prognostisch signifikante Parameter eine zusätzliche Pfortadergabelresektion. Diese Pfortadergabelresektion bedeutet anders als beim Pankreaskopfkarzinom keinen Nachteil gegenüber der Vergleichsgruppe ohne Pfortaderresektion, sondern einen erheblichen Überlebensvorteil. Dieser Überlebensvorteil kommt durch die bei diesem Operationsverfahren mögliche Beachtung von grundsätzlichen Kriterien der onkologischen Chirurgie zustande: «No-touch»-Technik mit verringertem Risiko einer Tumorzelldissemination, En-bloc-Resektion und möglichst weite tumorfreie Resektatränder [17].

Frage 11: Welche prognostischen Parameter stehen für Sie postoperativ in Kenntnis des histopathologischen Befunds im Vordergrund?

Huber/Berr: Die Prognose wird zunehmend eingeschränkt bei Vorliegen von positivem N1-Status/Lymphangiosis oder Perineuralscheideninfiltration, bei R1-Resektion oder N2-Status und besonders nach einer R2-Resektion [4]. Für die erstgenannten Situationen ist die Teilnahme an einer Studie zur adjuvanten Radiochemotherapie zu empfehlen, z.B. mit Gemcitabin gefolgt von 3 Zyklen oralem Capecitabine. Für die palliative Therapie nach R2-Resektion würden wir das 5-Fluorouracil-basierte Radiochemotherapieprotokoll empfehlen, anschließend eine Chemotherapie mit Gemcitabin/Oxaliplatin nach DeGramont [14].

Königsrainer: Postoperativ sind der R-Status, der Lymphknotenbefall und die Infiltration perineuraler Strukturen Prognose bestimmend. Eine postoperative Radiotherapie wird gerade in einer Studie evaluiert, eine Chemotherapie hat bislang keinen durchschlagenden Effekt gezeigt.

Klempnauer: Tumorgröße, Lymphknotenmetastasen, Fernmetastasen, Residualtumor-Status und UICC-Stadium sind statistisch von einander unabhängige signifikante Prognosefaktoren. Die Überlebensraten sind deutlich besser bei R0- und R1-Resektion im Vergleich zu nichtkurativen Resektionen oder palliativen Gallengangableitungen. Die R0-Resektion ist unter allen Umständen anzustreben und wichtigste Voraussetzung für ein langfristiges Überleben.

Teilnehmer

Prof. Dr. Frieder Berr
Landesklinik für Innere Medizin I, St. Johanns-Spital
Salzburger Landeskliniken, Paracelsus Medizinische Privatuniversität
Müllner Hauptstraße 48, A-5020 Salzburg

Dr. Rudolf Huber
Landesklinik für Innere Medizin I, St. Johanns-Spital
Salzburger Landeskliniken, Paracelsus Medizinische Privatuniversität
Müllner Hauptstraße 48, A-5020 Salzburg

Prof. Dr. Jürgen Klempnauer
Klinik für Viszeral- und Transplantationschirurgie
Medizinische Hochschule Hannover
Carl-Neuberg-Straße 1, D-30625 Hannover

Prof. Dr. Alfred Königsrainer
Klinik für Allgemeine-, Viszeral- und Transplantationschirurgie
Universitätsklinik Tübingen
Hoppe-Seyler-Straße 3, D-72076 Tübingen

Prof. Dr. Peter Neuhaus
Klinik für Allgemeine-, Viszeral- und Transplantationschirurgie
Charité Virchow-Klinikum Universitätsmedizin Berlin
Augustenburger Platz 1, D-13353 Berlin

Prof. Dr. Thomas Rösch
Zentrale Interdisziplinäre Endoskopie
Medizinische Klinik mit Schwerpunkt Gastroenterologie und Hepatologie
Charité Virchow-Klinikum, Universitätsmedizin Berlin
Augustenburger Platz 1, D-13353 Berlin

Dr. Wilfried Veltzke-Schlieker
Zentrale Interdisziplinäre Endoskopie
Medizinische Klinik mit Schwerpunkt Gastroenterologie und Hepatologie
Charité Virchow-Klinikum, Universitätsmedizin Berlin
Augustenburger Platz 1, D-13353 Berlin

Literatur

1 Gores GJ: Cholangiocarcinoma: Current concepts and insights. Hepatology 2003;37:961–969.

2 Khan SA, Davidson BR, Goldin R, Pereira SP, Rosenberg WM, Taylor-Robinson SD, Thillainayagam AV, Thomas HC, Thursz MR, Wasan H, for the British Society of Gastroenterology: Guidelines for the diagnosis and treatment of cholangiocarcinoma: Consensus document. Gut 2002;51(suppl 6): VI1–9.

3 Wiedmann M, Caca K, Berr F, Schiefke I, Tannapfel A, Wittekind C, Mössner J, Hauss J, Witzigmann H: Neoadjuvant photodynamic therapy as a new approach to treating hilar cholangiocarcinoma. A phase II pilot study. Cancer 2003;97:2783–2790.

4 Neuhaus P, Jonas S, Bechstein WO, Lohmann R, Radke C, Kling N, Wex C, Lobeck H, Hintze R: Extended resections for hilar cholangiocarcinoma. Ann Surg 1999;230:808–818.

5 Wiedmann M, Berr F, Schiefke I, Mössner J, Caca K: Photodynamic therapy in patients with nonresectable cholangiocarcinoma – a 5-year follow-up prospective study. Gastrointest Endo sc2004;60: 68–75.

6 Kluge R, Schmidt F, Caca K, Barthel H, Hesse S, Georgi P, Seese A, Huster D, Berr F: Positron emission tomography with [^{18}F]Fluoro-2-deoxy-D-glucose for diagnosis and staging of bile duct cancer. Hepatology 2001;33:1029–1035.

7 Figueras J, Llado L, Valls C, Serrano T, Ramos E, Fabregat J, Rafecas A, Torras J, Jaurrieta E: Changing strategies in diagnosis and management of hilar cholangiocarcinoma. Liver Transpl 2000;6:786–790.

8 Berr F: Photodynamic therapy for cholangiocarcinoma. Semin Liver Dis 2004;24:177–187.

9 Ladurner R, Brandacher G, Riedl-Huter C, Steurer W, Sprechtenhauser B, Waldenberger P, Margreiter R, Königsrainer A: Percutaneous portal vein embolisation in preparation for extended hepatic resection of primary nonresectable liver tumours. Dig Liver Dis 2003;35:716–721.

10 Heimbach JK, Gores J, Haddock MG, Alberts SR, Nyberg SL, Ishianti MB, Rosen CB: Liver transplantation for unresectable perihiliar cholangiocarcinoma. Semin Liver Dis 2004;24:201–207.

11 Neuhaus P, Jonas S, Settmacher U, Thelen A, Benckert C, Lopez-Hanninen E, Hintze RE: Surgical management of proximal bile duct cancer: Extended right lobe resection increases resectability and radicality. Langenbecks Arch Surg 2003;388: 194–200.

12 Kitagawa Y, Nagino M, Kamiya J, Uesaka K, Sano T, Yamamoto H, Hayakawa N, Nimura Y: Lymph node metastasis from hilar cholangiocarcinoma: Audit of 110 patients who underwent regional and paraaortic node dissection. Ann Surg 2001;233: 385–392.

13 DeVreede I, Steers JL, Burch PA, Rosen CB, Gunderson LL, Haddock MG, Burgart L, Gores GJ: Prolonged disease-free survival after orthotopic liver transplantation plus adjuvant chemoirradiation for cholangiocarcinoma. Liver Transpl 2000;6: 309–316.

14 André T, Tournigand C, Rosmorduc O, Provent S, Maindrault-Goebel F, Avenin D, Selle F, Paye F, Hannoun L, Houry S, Gayet B, Lotz JP, de Gramont A, Louvet C, for the GERCOR Group: Gemcitabine combined with oxaliplatin (GEMOX) in advanced biliary tract adenocarcinoma: A GERCOR study. Ann Oncol 2004;15:1339–1343.

15 Ortner ME, Caca K, Berr F, Liebetruth J, Mansmann U, Huster D, Voderholzer W, Schachschal G, Mossner J, Lochs H: Successful photodynamic therapy for nonresectable cholangiocarcinoma: A randomized prospective study. Gastroenterology 2003; 125:1355–1363.

16 Ortner MA: Photodynamic therapy in cholangiocarcinomas. Best Pract Res Clin Gastroenterol 2004;18:147–154.

17 Jonas S, Steinmüller T, Neuhaus P: Chirurgische Therapie von Leberhilustumoren. Chirurg 2001;72: 775–783.

Chirurgische Gastroenterologie Interdisziplinär

Originalarbeit · Original Article

Chir Gastroenterol 2004;20:301–307

Stellenwert der Laparoskopie in der Behandlung der perforierten Appendizitis – eine retrospektive Analyse von 142 konsekutiven Fällen

S. Beller J.-D. Sturm O. Schöneberg T. Scherer K. Bischof V. Beller G. Szinicz

Chirurgische Abteilung, Landeskrankenhaus Bregenz, Österreich

Schlüsselwörter
Appendizitis · Perforation · Peritonitis · Laparoskopie · Appendektomie

Zusammenfassung
Hintergrund: Die Appendektomie ist einer der häufigsten Eingriffe in der Viszeralchirurgie. Obwohl in zahlreichen Studien Vorteile durch die laparoskopische Operationstechnik belegt sind, wird noch immer ein Großteil der Patienten in konventioneller Technik operiert. Neben betriebswirtschaftlichen Vorbehalten bestehen nach wie vor grundsätzliche Bedenken, minimal invasive Techniken bei schweren entzündlichen Veränderungen und perforierten Wurmfortsätzen anzuwenden. Ziel dieser Untersuchung ist es, die Bedenken, eine perforierte Appendizitis laparoskopisch zu operieren, zu objektivieren. **Material und Methoden**: Seit 1994 wurden Patienten mit Appendizitis in unserer Klinik fast ausschließlich in laparoskopischer Technik operiert. Die Daten aller Patienten, die im Zeitraum von Juni 1994 bis Dezember 2003 wegen perforierter Appendizitis operiert wurden, wurden retrospektiv analysiert. **Ergebnisse**: Im genannten Zeitraum wurden von insgesamt 1571 Patienten 142 wegen perforierter Appendizitis behandelt (Perforationsrate 9%). 9-mal erfolgte die Sanierung primär mit konventioneller Appendektomie, 119 Mal wurde laparoskopisch operiert (114 Appendektomien, 3 Zökumpolresektionen, 2 Ileozökalresektionen) und 14-mal musste konvertiert werden (6 Appendektomien, 2 Zökumpolresektionen, 6 Ileozökalresektionen). Ein komplizierter postoperativer Verlauf war bei 29 Patienten (20,4%) zu beobachten. Reinterventionen waren bei 18 Patienten (12,7%) notwendig. Intraabdominelle Abszesse wurden bei 11 Patienten (7,7%) gefunden und waren auf laparoskopische und primär konventionelle Eingriffe gleichmäßig verteilt. **Schlussfolgerungen**: Der Einsatz der Laparoskopie kann bei entsprechender Erfahrung auch in der Behandlung der perforierten Appendizitis in Erwägung gezogen werden. Ein Großteil der Patienten lässt sich mit dieser minimal invasiven Methode erfolgreich sanieren. Die Gesamtkomplikationsraten sind nicht höher als die nach konventionellen Operationen. An Hand unserer Erfahrung gibt es keine Bedenken, die laparoskopische Technik bei diesen schwersten Verlaufsformen einer Appendizitis anzuwenden.

Key Words
Appendicitis · Intestinal perforation · Peritonitis · Laparoscopy · Appendectomy

Summary
The Impact of Laparoscopy in Operative Therapy of Perforated Appendicitis – Retrospective Data of 142 Consecutive Cases
Background: Appendectomy is a very common procedure in abdominal surgery. In numerous clinical trials it was proven that laparoscopic appendectomy outmatches conventional treatment. Nevertheless, most patients are treated by laparotomy yet. On the one hand, the argument of hospital economy is brought forward. On the other hand, there are basic concerns to use minimally invasive surgery in severe inflammatory and perforated bowel disease. This analysis aimed to dispel these concerns against treating perforated appendicitis by laparoscopic approach. **Material and Methods**: Since 1994 appendectomies were done almost exclusively using laparoscopic technique at our institution. In the period from June 1994 to December 2003 data of all patients with (histologically) perforated appendicitis were analyzed retrospectively. **Results:** Appendectomy was indicated in 1,571 patients. 142 patients presented with perforated appendicitis. Perforation rate was 9%. In 9 cases patients had to be treated by open appendectomy primarily. 119 patients were treated effectively using the laparoscopic approach (114 had appendectomy, 3 had resection of cecal pole, and 2 had ileocecal resection). In 14 patients the procedure had to be converted to laparotomy (6 appendectomies, 2 cecal pole resections, and 6 ileocecal resections). 29 patients (20.4%) run a complicated postoperative course, invasive re-intervention was necessary in 18 cases (12.7%). Intraabdominal abscesses occurred in 11 patients (7.7%) and were nearly identically distributed between laparoscopic and open approaches. **Conclusions**: A review of the literature shows that, if appropriate experience in minimally invasive surgery is available, the laparoscopic treatment for perforated appendicitis is an equal option to primarily open surgery. The majority of patients can be treated with high efficiency using the laparoscopic technique. Complication rates are not higher than in open surgery. In our experience there are no objections against minimal invasive approach in therapy of this severe disease.

KARGER

Fax +49 761 4 52 07 14
E-mail Information@Karger.de
www.karger.com

Accessible online at:
www.karger.com/cga

Dr. Siegfried Beller
Robert-Rössle-Klinik, Charité – Campus Buch
Lindenberger Weg 80, D-13125 Berlin
Tel. +49 30 94 17 14-00, Fax -04
E-mail beller@rrk.charite-buch.de

Einleitung

Die akute Appendizitis ist eine der häufigsten Erkrankungen des Intestinaltrakts mit einer Inzidenz von zirka 110–225 pro 100 000 Einwohner und Jahr. Der Altersgipfel liegt bei 10–19 Jahren [1]. Die Appendektomie ist die Behandlungsmethode der Wahl und wird traditionsgemäß über eine Wechselschnittlaparotomie im rechten Unterbauch durchgeführt. Über 100 Jahre galt die offene Appendektomie als Goldstandard. Die Appendektomie als laparoskopisches Verfahren wurde erstmals 1983 von Semm [2] publiziert, in den Folgejahren aber von vielen Chirurgen abgelehnt. Erst nach 1990 mehrten sich Berichte über die gute Durchführbarkeit dieser minimal invasiven Operationstechnik [3–13].

Zwischen Juni 1992 und April 1994 wurde am Landeskrankenhaus Bregenz eine prospektiv randomisierte Studie durchgeführt und die laparoskopische mit der konventionellen Operationstechnik verglichen [14]. Signifikante Vorteile für die minimal invasive Technik konnten wir hinsichtlich des Krankenhausaufenthalts, operationsbedingter Beschwerden und der Wiedererlangung sportlicher Aktivität aufzeigen. Keine signifikanten Unterschiede ergaben sich für Operationszeit, postoperative Komplikationen, Schmerzmittel- und Antibiotikaverbrauch.

Auch andere Arbeitsgruppen kamen unter prospektiv randomisierten Bedingungen zu ähnlichen Ergebnissen [15–22]. Die beiden Operationsverfahren wurden fast durchwegs als gleich sicher eingestuft. In keiner dieser Studien konnte jedoch eine Reduktion der infektiösen Komplikationsrate nach laparoskopischer Appendektomie gefunden werden. Frazee et al. [20], Tang et al. [21] und Oka et al. [22] verzeichneten sogar eine Zunahme intraabdomineller Abszesse nach laparoskopischer Appendektomie.

Seit 1996 konnte nun in mehreren Studien [23–27] sogar eine reduzierte Rate an Wundinfektionen beobachtet werden, wenn die laparoskopische Operationstechnik zur Anwendung kam, und auch Kostenanalysen zeigten, dass die minimal invasive Technik zwar betriebswirtschaftlich teurer, durch die raschere Rekonvaleszenz jedoch volkswirtschaftlich durchaus zu favorisieren ist [28–30]. Trotz dieser Datenlage wird noch immer ein Großteil der Patienten in konventioneller Technik operiert. Argumentiert wird einerseits mit betriebswirtschaftlichen Überlegungen, aber nach wie vor auch mit grundsätzlichen Bedenken, diese Technik bei schwersten Entzündungen am Wurmfortsatz anzuwenden. Die meisten der genannten Autoren raten von einer laparoskopischen Behandlung der perforierten Appendizitis ab.

An unserer Abteilung wurde der minimal invasiven Chirurgie immer schon ein sehr hoher Stellenwert beigemessen, und die laparoskopische Technik hat sich auch in der Behandlung der Appendizitis zum Standardverfahren entwickelt. Seit Einführung der laparoskopischen Appendektomie im Jahre 1991 wird diese Technik rund um die Uhr durchgeführt und hat das konventionelle Operationsverfahren rasch abgelöst (Abb. 1).

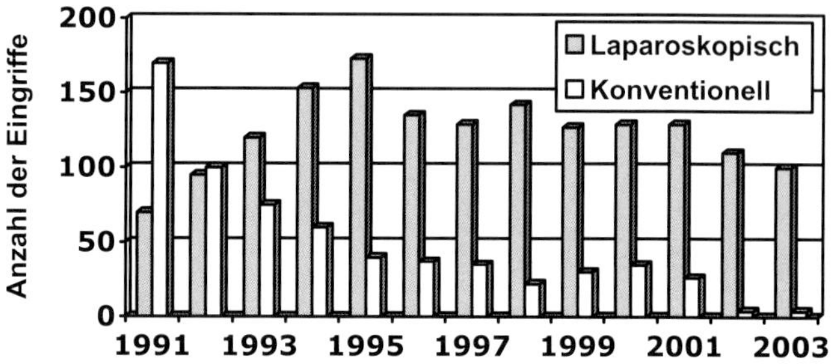

Abb. 1. Appendektomie – Operationstechnik seit 1991.

Die konventionelle Appendektomie wird fast nur noch bei kleinen Kindern unter 10 Jahren angewandt.

Da die Diagnose einer perforierten Appendizitis meist erst intraoperativ gesichert ist, sind prospektive und randomisierte Studien für diese schwersten Verlaufsformen einer Wurmfortsatzentzündung kaum zu erwarten. Wir haben die Daten an unserer Abteilung daher retrospektiv analysiert, um zu den vielfach geäußerten Bedenken Stellung nehmen zu können. Darüber hinaus wollen wir entgegen den bisherigen Berichten über die laparoskopische Behandlung der perforierten Appendizitis [27, 31–33], nicht die Resultate eines selektionierten Patientenguts nach minimal invasiven Eingriffen, sondern die Gesamtresultate unter forcierter Anwendung dieser modernen Technik aufzeigen, denn die gelegentlich notwendigen Erweiterungen oder primär erweiterten Eingriffe dürfen in einer kritischen Betrachtung nicht ausgeschlossen werden.

Material und Methoden

Diagnostik und Indikationsstellung

Besteht der Verdacht auf eine akute Appendizitis erfolgt routinemäßig die Bestimmung von Leukozyten und Thrombozyten sowie C-reaktivem Protein (CRP) und Quick. Eine zusätzliche Labordiagnostik, EKG, Thorax-Röntgen oder andere Untersuchungen erfolgen in Abhängigkeit von Alter und etwaigen Begleiterkrankungen. Wenn Anamnese, klinischer Befund und Laborparameter eindeutig für eine Appendizitis sprechen, erfolgt die sofortige Indikationsstellung zur Operation. Eine weiterführende Diagnostik mittels Sonographie und/oder Röntgendiagnostik sowie gynäkologischer und anderer Untersuchungen erfolgt nur bei klinischer Unsicherheit zum Ausschluss anderer Erkrankungen. Die Indikationsstellung zur laparoskopischen Appendektomie oder Operation mittels Wechselschnitt- oder medianer Laparotomie erfolgt durch den Chirurgen in Abhängigkeit vom klinischen Bild, dem Ausmaß des begleitenden paralytischen Ileus und seiner Laparoskopieerfahrung.

Operationstechnik

Die laparoskopische Operation beginnt mit dem Anlegen eines Pneumoperitoneums von 6 mm Hg (bei Körpermasse-Index (body mass index; BMI) > 30 bis 10 mm Hg) mit der Veress-Nadel und dem Einbringen eines 12-mm-Trokars am Nabel. Bei sehr ausgeprägtem paralytischem Ileus wird dieser erste Trokar offen eingebracht. Zwei weitere 5-mm-Trokare werden unter Sicht und Verwendung einer 5-mm-/30-Grad-Optik median oberhalb der Symphyse und im rechten Mittelbauch platziert. In Trendelenburg-Lagerung und Kippung des OP-Tisches nach links kann der rechte Unterbauch auch bei paralysebedingte beengten Raumverhält-

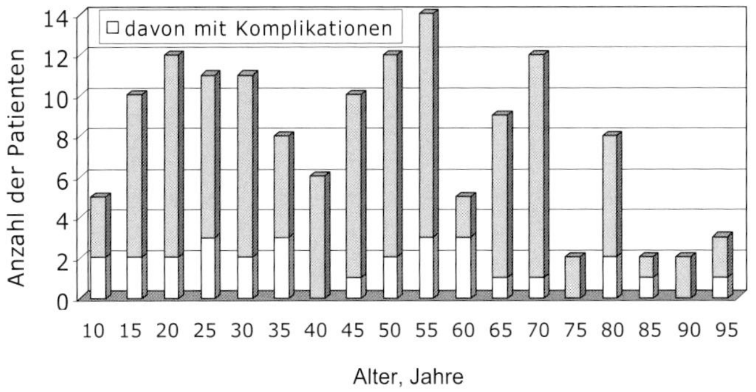

Abb. 2. Altersverteilung – Appendizitis perforiert.

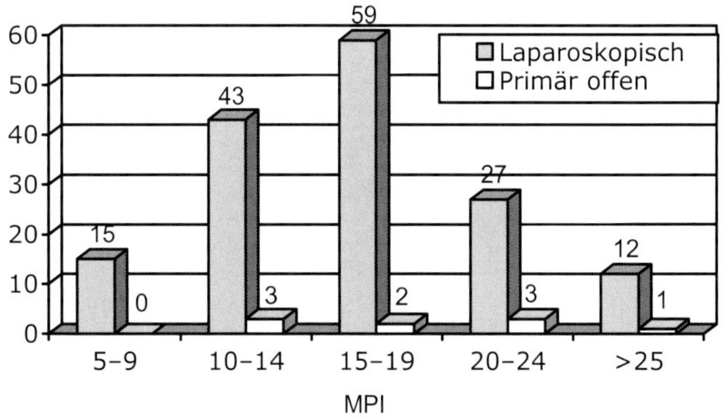

Abb. 3. Operationstechnik in Abhängigkeit vom MPI.

nissen gut eingesehen werden. Findet sich der Wurmfortsatz in pelviner Position, erfolgt zunächst seine Mobilisation und Verlagerung in den rechten Unterbauch. Danach wird die Optik zum suprasymphysären Trokar gewechselt und die Appendektomie mit Blick von kaudal auf den Zökumpol durchgeführt. Diese Blick- und Arbeitsrichtung ist insbesondere bei retrozökal gelegenen Wurmfortsätzen von großem Vorteil und erlaubt bei Bedarf ein problemloses Mobilisieren des gesamten Colon ascendens und sowohl eine ante- als auch retrograde Versorgung des Mesenteriolums mittels monopolarer Elektrokoagulation und/oder Endoclip. Die Abtragung an der Appendixbasis – oft mit gleichzeitiger Versorgung des Mesenteriolums – erfolgt mit einem Klammernahtgerät (Endo-GIA®; Tyco Healthcare, Neustadt/Donau, Deutschland).

Eine selten erforderliche Ileozökalresektion mit Anastomosierung von Ileum und Colon ascendens erfolgt laparoskopisch assistiert nach Vorverlagerung über eine Minilaparotomie in Wechselschnitttechnik. Ist das notwendige Ausmaß der Resektion (Appendektomie, Zökumpol- oder Ileozökalresektion) laparoskopisch nicht zu bestimmen, wird die Minilaparotomie als Umstieg dokumentiert.

Über das Ausmaß der Peritoneallavage entscheidet der Operateur, in Abhängigkeit von Abszedierung und Peritonitis. Für eine ausgedehnte abdominelle Lavage bei schwerer diffuser Peritonitis ersetzen wir den suprasymphysären Zugang mit einem 10-mm-Trokar und platzieren einen handelsüblichen Ileussauger im Douglas-Raum. Die multiplen Perforationen dieser Saugrohre, die für die Darmdekompression konzipiert wurden, erlauben in Anti-Trendelenburg-Lagerung ein kontinuierliches Absaugen der Spülflüssigkeit aus dem Douglas-Raum. Als Spüllösung verwenden wir bis zu 10 l isotone, körperwarme Kochsalzlösung. Eine Drainage erfolgt elektiv.

Wenn der Wurmfortsatz durch den 12-mm-Trokar nicht entfernbar ist, verwenden wir zur Präparatbergung einen Bergebeutel und erweitern bei Bedarf die Nabelinzision. Die Entfernung der Trokare führen wir unter endoskopischer Kontrolle durch. Eine Naht der Bauchdeckeninzisionen erfolgt nur bei Verwendung von 10-mm- oder 12-mm-Trokaren, die Naht der Haut intrakutan mit resorbierbarem Nahtmaterial.

Die konventionelle Appendektomie erfolgt über eine typische Wechselschnittlaparotomie im rechten Unterbauch, bei ausgeprägtem Ileus oder schwerster diffuser Peritonitis über eine mediane Laparotomie.

Das Mesenteriolum wird zwischen Ligaturen durchtrennt, die Abtragung des Wurmfortsatzes erfolgt an der Basis zwischen Ligatur und Klemme und das Versenken des Stumpfes mit Tabaksbeutel- und Z-Naht.

Postoperative Behandlung

Die erste Antibiotikagabe erfolgt spätestens intraoperativ zum Zeitpunkt der Diagnose der Perforation. Postoperativ führen wir die Antibiotikatherapie nach Anordnungen des Operateurs und dem klinischem Verlauf fort, routinemäßig bis der Patient 1 Tag fieberfrei ist, die Leukozyten unter 12 000/µl gefallen sind und die Konzentration des CRP rückläufig ist. Falls abführende Maßnahmen notwendig sind, verabreichen wir Klistiere ab dem 2. und orale Abführmittel ab dem 4. postoperativen Tag. Die Entfernung der Drainagen erfolgt individuell in Abhängigkeit vom klinischen Verlauf sowie der Menge und der Beschaffenheit des geförderten Sekrets.

Patienten

Die Daten aller Patienten, die wir im Zeitraum von Juni 1994 bis Dezember 2003 wegen Appendizitis operiert haben, wurden retrospektiv analysiert. Nur histologisch verifizierte Perforationen wurden in die Auswertung einbezogen. Der zeitliche Beginn der Analyse fällt mit der Beendigung der – oben erwähnten – prospektiv randomisierten Studie an unserer Abteilung [14] zusammen.

Jede Krankengeschichte wurde anhand von Fieberkurve, Dekurs und Pflegedokumentation auf Komplikationen durchsucht.

Ergebnisse

Patientengut

Im Zeitraum von Juni 1994 bis Dezember 2003 wurden insgesamt 1571 Patienten appendektomiert. 142 dieser Eingriffe wurden wegen perforierter Appendizitis durchgeführt (Perforationsrate 9%). 66 dieser Perforationen traten bei Frauen und 76 bei Männern auf. Das Durchschnittsalter lag bei 45 (Bereich 7–94) Jahren, die Altersverteilung ist in Abbildung 2 dargestellt. Der mittlere BMI betrug 24 (15–46) kg/m^2.

Das Ausmaß der Peritonitis bei 72 freien und 70 gedeckten Perforationen wurde vom Operateur 92-mal als lokal, 21-mal als auf den Unterbauch beschränkt und 29-mal als diffuse Vier-Quadranten-Peritonitis bezeichnet. Der Mannheimer-Peritonitis-Index (MPI) (Tab. 1) betrug median 15 (Bereich 6–31), bei gedeckt perforierten Wurmfortsätzen 14 (6–26) und bei frei perforierten Blinddarmentzündungen 17 (6–31). Die Häufigkeitsverteilung des MPI und die angewendete Operationstechnik sind in Abbildung 3 dargestellt. Die bakteriologischen Untersuchungen ergaben in 33% Mono-, in 59% Mischkulturen und in 8% kein Wachstum. Die am häufigsten beteiligten Bakterienspezies waren Bacteroides *fragilis, Escherichia coli* und Enterokokken. Die verschiedenen Bakterienstämme und die Verteilung auf Mono- und Mischkulturen sind der Tabelle 2 zu entnehmen.

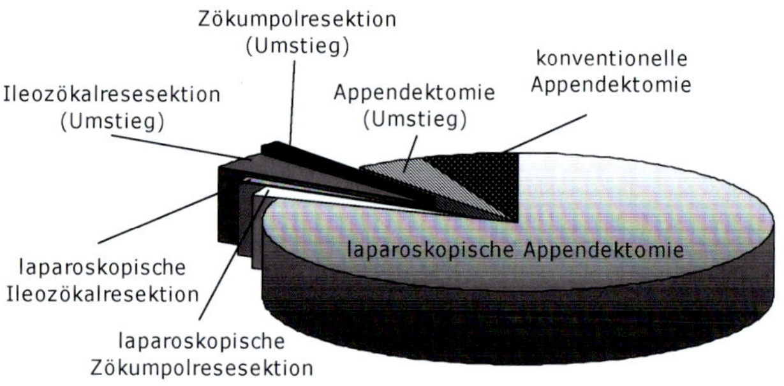

Abb. 4. Operationstechnik bei perforierter Appendizitis.

Tab. 1. Mannheimer Peritonitis-Index (MPI) [34]

Risikofaktor	Punkte[a]
Alter > 50 Jahre	5
Weiblich	5
Organversagen	7
Malignom	4
Peritonitisdauer präoperativ > 24 h	4
Herd nicht im Kolon	4
Ausbreitung diffus	6
Exsudat	
Klar	0
Trüb-eitrig	6
Kotig-jauchig	12

[a]Summe der Punkte < 20: Letalität nahezu 0%. Summe der Punkte > 29: Letalität > 50%.

Operationstechnik

Neunmal wurde primär in konventioneller Technik operiert. Darunter waren 4 Kinder unter 10 Jahren, 3-mal wurde primär median laparotomiert wegen ausgeprägtem paralytischem Ileus und 2-mal erfolgte die Operation über eine Wechselschnittlaparotomie durch in der Laparoskopie unerfahrene Gastoperateure. 133-mal wurde der Eingriff laparoskopisch begonnen, wobei 14-mal umgestiegen werden musste (Konversionsrate 10,5%). Die Umstiege erfolgten 8-mal wegen lokaler anatomischer Unübersichtlichkeit, 3-mal wegen ausgeprägter Darmparalyse, 2-mal wegen älterer, massiver diffuser fibrinöser Peritonitis und 1-mal wegen komplettem Verwachsungsbauch. 8 Umstiege zu einem Wechselschnitt endeten 4-mal mit einer Appendektomie, 2-mal mit einer Zökumpol- und 2-mal mit einer Ileozökalresektion. In 6 Fällen wurde median laparotomiert (2 Appendektomien, 4 Ileozökalresektionen). Von den 119 laparoskopisch beendeten Eingriffe waren 114 Appendektomien, 3 Zökumpol- und 2 Ileozökalresektionen (Abb. 4).

Im Rahmen der operativen Eingriffe musste 28-mal das gesamte Abdomen mit bis zu 10 l Kochsalzlösung gespült werden, 76-mal erfolgte die Lavage nur im Unterbauch, 14-mal nur lokal, und 24-mal wurde keine Lavage dokumentiert.

Tab. 2. Bakteriologische Untersuchungen von Peritonitisproben

	Bakterielle Verunreinigung, %		
	Monokultur	Mischkultur	kein Wachstum
Gesamt	33	59	8
E. coli	34,21	25,79	–
E. coli mit Hämolyse	2,63	2,45	–
Bacterium fragilis	28,97	28,83	–
Streptokokken	10,52	4,29	–
Staphylokokken	5,26	1,84	–
Klebsiella	5,26	6,75	–
Proteus mirabilis	5,26	0,61	–
Proteus vulgaris	2,63	1,84	–
Enterobacter	2,63	1,23	–
Pneumokokken	2,63	–	–
Enterokokken	–	12,88	–
Pseudomonas	–	7,36	–
Citrobacter	–	3,07	–
Prevatella	–	2,45	–
Acinetobacter	–	0,61	–

Operationszeiten

Die Schnitt-Naht-Zeit betrug für die laparoskopische Appendektomie median 48 (13–154) min, für die laparoskopische Zökumpol- oder Ileozökalresektion 96 (38–152) min, für die Umstiege 106 (60–154) min und für die primär offen durchgeführten Eingriffe 56 (28–95) min. Die Operationszeiten korrelieren nur in geringem Ausmaß mit anderen Variablen. Der Korrelationskoeffizient zur Erfahrung des Operateurs (Anzahl laparoskopischer Appendektomien) betrug nur 0,02, zum BMI 0,08 und zum MPI 0,11.

Komplikationen

Wir haben keinen unserer Patienten verloren (Letalität = 0%).

Bei 29 Patienten (20,4%; 12 Frauen und 17 Männer mit einem Durchschnittsalter von 42,9 (9–93) Jahren und einem mittleren BMI von 23,6 (15–46) kg/m^2) waren komplizierte postoperative Verläufe zu verzeichnen. Betrachtet man die Komplikationsrate getrennt nach freien und gedeckten Perforationen, so war die Komplikationsrate nach freien Perforationen mit 25% (18 Patienten) höher als nach gedeckten Perforationen (15,7%; 11 Patienten). Diese 29 Komplikationen traten 23-mal nach 114 laparoskopischen Appendektomien (20,2%), 1-mal nach 3 laparoskopisch assistierten Ileozökalresektionen (33,3%), 1-mal nach 2 laparoskopisch assistierten Zökumpolresektionen (50%), 3-mal nach 14 Umstiegen (21,4%) und 1-mal nach 9 primär offenen Operation (11,1%) auf.

Der MPI war bei den Patienten mit kompliziertem Verlauf nur unwesentlich höher (16,5 vs. 15,6), und auch bezüglich der

Bakteriologie war kein signifikanter Unterschied zum Gesamtkollektiv zu verzeichnen.

Therapie der Komplikationen

Die schwerste Komplikation nach laparoskopischer Appendektomie erlitt ein 25-jähriger Patient. Wegen einer Zökumverletzung mit konsekutiver sterkoraler Peritonitis musste eine Ileozökalresektion mit passagerer Ileostomie durchgeführt werden. Die Ileostomie-Rückoperation erfolgte nach 8 Wochen. Eine 34-jährige Patientin wurde wegen schwerer, anhaltender Peritonitis relaparoskopiert und das Abdomen neuerlich gespült.

Zehnmal mussten intraabdominelle Abszesse unter Ultraschallkontrolle drainiert werden, 6 davon transrektal. Ein weiterer interenterischer Abszess wurde konventionell über eine Minilaparotomie drainiert. Diese 11 Abszesse (7,7%) traten 10-mal nach laparoskopisch beendeten Eingriffen (8,4%) und einmal nach konventioneller Appendektomie (11,1%) auf. Nach Umstiegen waren keine intraabdominellen Abszesse zu verzeichnen. Einmal wurden ein intraabdominelles Hämatom und einmal ein Serom unter Ultraschallkontrolle abpunktiert. Zusammen mit den beiden erstgenannten Patienten beobachteten wir somit 12-mal intraabdominelle septische Komplikationen nach laparoskopisch beendeten Eingriffen (10,1%). Werden die Umstiege nach dem «Intention-to-treat»-Prinzip den Laparoskopien zugezählt beträgt dieser Prozentsatz 9%.

Drei oberflächliche Wundinfekte wurden 2-mal im Rahmen des Verbandwechsels und einmal in Allgemeinanästhesie eröffnet.

Eine radiologisch verifizierte Zökumfistel nach laparoskopischer Zökumpolresektion und zwei intraabdominelle Infiltrate heilten spontan. Darüber hinaus konnten 2 Patienten mit prolongierter Peritonitis, 3 Patienten mit prolongierter Darmparalyse und 2 Patienten mit Aspirationspneumonie erfolgreich konservativ behandelt werden. Bei 1 Patient trat postoperativ erstmalig ein vital nicht bedrohliches Vorhofflimmern auf.

Zusammenfassend waren Re-Interventionen wegen Komplikationen bei 18 Patienten (12,7%) notwendig.

Postoperative Behandlung

Drainagen verblieben am Patienten durchschnittlich für 6 (2–21) Tage. Zehn Patienten erhielten keine Drainagen. Die Antibiotikatherapie wurde durchschnittlich 6,5 (1–26) Tage fortgeführt. Die Aufenthaltsdauer lag im Mittel bei 10,9 (3–33) Tagen.

Diskussion

Die laparoskopische Technik bietet nicht nur diagnostische Vorteile bei Verdacht auf Appendizitis, sondern auch therapeutischen Nutzen bei akuten entzündlichen Veränderungen des Wurmfortsatzes [15–26]. Evident ist die Minimierung des operativen Traumas für die Bauchdecke und die damit verbundene Reduktion der Infektionen im Bereich der operativen Zugangswege [25, 35, 36]. Die offene Chirurgie hingegen bedarf bei atypischer Lokalisation des Wurmfortsatzes oder nicht bestätigter Diagnose Schnitterweiterungen oder Zweitinzisionen und ist häufig mit langwierigen Wundinfektionen der Bauchdecken behaftet.

Die meisten Autoren bezweifeln jedoch einen Benefit bei Abszedierung oder Perforation mit diffuser Peritonitis. Insbesondere wird wiederholt über einen Trend zu vermehrten intraabdominellen Abszessen nach laparoskopischer Appendektomie bei diesen schwersten Verlaufsformen der Appendizitis berichtet, obwohl zumindest theoretisch Vorteile durch die Laparoskopie zu erwarten sind. Erlaubt doch das videounterstützte Operieren ausgezeichnete Einblicke in alle Bereiche der Abdominalhöhle und ermöglicht auch eine entsprechend gezielte und suffiziente Sekretabsaugung und Lavage.

An unserer Abteilung bestehen besondere Bedingungen, da die chirurgische Abteilung schwerpunktmäßig auf die minimal invasive Operationstechnik ausgerichtet ist. Seit 1991 wird diese schonende Operationsmethode rund um die Uhr angeboten. So ist es nicht verwunderlich, dass sich die laparoskopische Technik auch bei der Appendektomie rasch etabliert hat. Die Perforationsrate von 9% spricht für eine kompetente Indikationsstellung [37]. Durch die histologisch verifizierte, diagnosebezogene Auswertung aller konsekutiven perforierten Appendizitiden haben wir ein nichtselektioniertes Patientengut. Primär konventionell wurden 6% der Patienten und laparoskopisch 84% behandelt. In 10% der Fälle musste konvertiert werden.

Unsere Arbeit bezieht erweiterte Eingriffe, die zur Behandlung der zum Teil komplexen Krankheitsbilder notwendig waren, in die Auswertung mit ein. Das sind immerhin 15 Patienten (10%), bei denen entweder eine Zökumpolresektion oder eine Ileozökalresektion notwendig waren.

Wie Abbildung 3 zeigt, spielte der Schweregrad der Peritonitis bei der Wahl der Operationstechnik keine wesentliche Rolle – bei immerhin 10% der Patienten war ein sehr schwerer, lebensbedrohlicher Grad der Peritonitis (MPI-Index > 25) zu beobachten. Für Patienten mit derartig schwerer Peritonitis wird in der Literatur eine Letalität bis zu 25% beschrieben [38–40].

Unser Patientengut unterscheidet sich von dem der meisten bisherigen Publikationen über perforierte Wurmfortsätze durch das deutlich höhere Durchschnittsalter. Die Mehrzahl dieser Veröffentlichungen stammt jedoch aus Kinderkliniken mit einem entsprechend niedrigen Altersdurchschnitt unter 10 Jahren und einer hohen Perforationsrate von teilweise über 30%. Eine Vergleichbarkeit ist somit nicht gegeben. Für dieses junge Patientengut werden Komplikationsraten zwischen 8 und 15,7% angegeben [41–44]. Publikationen, bei denen der Altersdurchschnitt der Patienten höher war, weisen auch hö-

here Komplikationsraten von 12–20% auf [45–47]. Pricolo et al. [45] haben für Patienten über 50 Jahre sogar eine Komplikationsrate von bis zu 47% beschrieben.
In vielen Arbeiten werden zudem nur «größere» chirurgische oder «Major»-Komplikationen erwähnt, und selten ist das Ausmaß der Peritonitis in Form eines Index angegeben. Fast immer beschränken sich die Autoren auf die Ergebnisse der Appendektomie ohne Berücksichtigung notwendiger erweiterter Eingriffe. Unter dem Gesichtspunkt einer Auswertung nach (histologischer) Diagnose – nicht nach Peritonitisgrad oder Operationstechnik – und der Berücksichtigung der notwendigen, erweiterten Eingriffe bewegt sich unsere Komplikationsrate von 20,4% auf einem akzeptablen Niveau. Bei einem Vergleich mit den oben erwähnten Publikationen müssen jene Komplikationen, die keine chirurgischen Maßnahmen an unseren Patienten notwendig machten, extrapoliert werden. Größere Komplikationen, die eine Intervention in Allgemeinanästhesie oder Sedierung erforderten, waren in 12,7% der Fälle zu verzeichnen.
Die oberflächliche Wundinfektion ist zu einer seltenen Komplikation bei unseren Patienten geworden. Die Schlussfolgerung von Stöltzing und Thon [47], dass insbesondere übergewichtige Patienten durch eine niedrigere Rate an Wundinfektionen profitieren, können wir bestätigen. Die Tatsache, dass der BMI jener Patienten mit Komplikationen demjenigen des gesamten Patientenguts entspricht, verdeutlicht die Vorteile der Laparoskopie für adipöse Patienten.
Die Häufigkeit intraabdomineller infektiöser Komplikationen liegt bei unseren Patienten mit histologisch gesicherter, perforierter Appendizitis nach laparoskopischen Eingriffen («Intention-to-treat»-Prinzip) bei 9% und nach konventionellen Operationen bei 11,1%. Die Literatur zeigt diesbezüglich in den letzten Jahren sehr divergente Ergebnisse [21, 25]. Manche Publikationen der letzten Jahre beschreiben jedoch eine vergleichbare oder sogar geringere Inzidenz intraabdomineller Abszesse nach laparoskopischen Eingriffen [31, 48, 49]. Möglicherweise handelt es sich um eine Trendumkehr, die mit der zunehmenden Erfahrung der Operateure und/oder verbesserter Technologie erklärt werden könnte. Ähnliches konnte auch schon in der laparoskopisch assistierten kolorektalen Tumorchirurgie beobachtet werden.
In unserem Patientengut ist eine radiologisch dokumentierte Stumpfinsuffizienz nach laparoskopischer Zökumpolresektion aufgetreten und spontan abgeheilt. Wir erachten die Abtragung der Appendix mit dem Endo-GIA und somit die Versorgung der Appendixbasis mit diesem Klammernahtgerät trotzdem als sicherste Methode der Stumpfversorgung. In der Literatur wird die Häufigkeit einer Stumpfinsuffizienz nach offener Appendektomie mit 0,133% angegeben [50], wobei sich dieser Prozentsatz jedoch auf alle Appendektomien bezieht und die Raten dadurch nicht vergleichbar sind.

Schlussfolgerung

Die Laparoskopie hat bei entsprechender Erfahrung des Operateurs durchaus auch einen Stellenwert bei der perforierten Appendizitis mit lokaler oder diffuser Peritonitis. Ein Großteil der Patienten lässt sich mit dieser minimal invasiven Methode erfolgreich behandeln. Die Komplikationsraten sind nicht höher als nach offenen Operationen.
Für den Nachweis besserer Ergebnisse durch die laparoskopische Technik im Vergleich zur herkömmlichen, primär offenen Operation sind randomisierte Studien notwendig, die aber in Anbetracht der erforderlichen Fallzahl für ein Patientenkollektiv mit Perforation des Wurmfortsatzes nicht zu erwarten sind.

Literatur

1 Stöger FX, Humpel G, Hoda MR: Die laparoskopische Appendektomie: Neun Jahre klinische Erfahrung mit 1020 Patienten. Acta Chir Austriaca 2000; 32(suppl 165):25–29.
2 Semm K: Endoscopic appendectomy. Endoscopy 1983;15:59–64.
3 McKernan JB, Saye WB: Laparoscopic general surgery. J Med Assoc Ga 1990;79:157–159.
4 Browne DS: Laparoscopic-guided appendicectomy. A study of 100 consecutive cases. Aust N Z J Obstet Gynaecol 1990;30:231–233.
5 Klaiber C, Metzger A, Z'graggen K, Leepin H: From diagnostic laparoscopy to laparoscopic surgery. Helv Chir Acta 1991;57:693–697.
6 McKernan JB, Saye WB: Laparoscopic techniques in appendectomy with argon laser. South Med J 1990;83:1019–1020.
7 Pier A, Gotz F, Bacher C: Laparoscopic appendectomy in 625 cases: From innovation to routine. Surg Laparosc Endosc 1991;1:8–13.
8 Pietrafitta JJ: Laparoscopic approach offers benefits for appendectomy. Clin Laser Mon 1991;9: 71–73.
9 Geis WP, Miller CE, Teresi M, Kokoszka J: Laparoscopic approach ideal for acute appendicitis. Clin Laser Mon 1991;9:87–90.
10 Saye WB, Rives DA, Cochran EB: Laparoscopic appendectomy: Three years' experience. Surg Laparosc Endosc 1991;1:109–115.
11 Welch NT, Hinder RA, Fitzgibbons RJ Jr: Laparoscopic incidental appendectomy. Surg Laparosc Endosc 1991;1:116–118.
12 Valla JS, Limonne B, Valla V, Montupet P, Daoud N, Grinda A, Chavrier Y: Laparoscopic appendectomy in children: Report of 465 cases. Surg Laparosc Endosc 1991;1:166–172.
13 Mc Anena OJ, Austin O, Hederman WP, Gorey TF, Fitzpatrick J, O'Connell PR: Laparoscopic versus open appendicectomy. Lancet 1991;338:693.
14 Henle KP, Beller S, Rechner J, Zerz A, Szinicz G, Klingler A: Laparoskopische versus konventionelle Appendektomie: Eine prospektive, randomisierte Studie. Chirurg 1996;67:526–530.
15 Attwood SE, Hill AD, Murphy PG: A prospective randomized trial of laparoscopic vs. open appendicectomy. Surgery 1992;112:497–501.
16 Tate JJT, Dawson JW, Chung SCS: Laparoscopic vs. open appendicectomy: Prospective randomized trial. Lancet 1993;342:633–637.
17 Olsen JB, Myren CJ, Haahr PE: Randomized study of the value of laparoscopy before appendectomy. Br J Surg 1993;80:922–923.
18 Martin LC, Puente I, Sosa JL: Open versus laparoscopic appendectomy. A prospective randomized comparison. Ann Surg 1995;222:256–262.
19 Cox MR, McCall JL, Toouli J: Prospective randomized comparison of open vs. laparoscopic appendectomy in men. World J Surg 1996;20:263–266.
20 Frazee RC, Roberts JW, Symmonds RE: A prospective randomized trial comparing open vs. laparoscopic appendectomy. Ann Surg 1994;219: 725–731.
21 Tang E, Ortega AE, Anthone GJ, Beart BW: Intraabdominal abscesses following laparoscopic and open appendectomies. Surg Endosc 1996;10:327–328.
22 Oka T, Kurkchubasche AG, Bussey JG, Wesselhoeft CW Jr, Tracy Jr, Luks FI: Open and laparoscopic appendectomy are equally safe and acceptable in children. Surg Endosc 2004;18:242–245.

23 Hansen JB, Smithers BM, Schache D, Wall DR, Miller BJ, Menzies BL: Laparoscopic versus open appendectomy: Prospective randomized trial. World J Surg 1996;20:17–20.
24 Sauerland S, Lefering R, Holthausen U, Neugebauer EA: Laparoscopic vs conventional appendectomy – a meta-analysis of randomised controlled trials. Langenbecks Arch Surg 1998;383: 289–295.
25 Golub R, Siddiqui F, Pohl D: Laparoscopic versus open appendectomy: A metaanalysis. J Am Coll Surg 1998;186:545–553.
26 Barkhausen S, Wullstein C, Gross E: Laparoscopic versus conventional appendectomy – a comparison with reference to early postoperative complications. Zentralbl Chir 1998:123:858–862.
27 Piskun G, Kozik D, Rajpal S, Shaftan G, Fogler R: Comparison of laparoscopic, open and converted appendectomy for perforated appendicitis. Surg Endosc 2001;15:660–662.
28 Fritts LL, Orlando R: Laparoscopic appendectomy. A safety and cost analysis. Arch Surg 1993;128: 521–524.
29 Heikkinen TJ, Haukipuro K, Hulkko A: Cost-effective appendectomy. Open or laparoscopic? A prospective randomized study. Surg Endosc 1998; 12:1204–1208.
30 Kurtz RJ, Heimann TM: Comparison of open and laparoscopic treatment of acute appendicitis. Am J Surg 2001;182:211–214.
31 Katkhouda N, Friedlander MH, Grant SW, Achanta KK, Essani R, Paik P, Velmahos G, Campos G, Mason R, Mavor E: Intraabdominal abscess rate after laparoscopic appendectomy. Am J Surg. 2000; 180:456–459.
32 Krisher SL, Browne A, Dibbins A, Tkacz N, Curci M: Intra-abdominal abscess after laparoscopic appendectomy in perforated appendicitis. Arch Surg 2001;136:438–441.
33 So JB, Chiong EC, Chiong E, Cheah WK, Lomanto D, Goh P, Kum CK: Laparoscopic appendectomy for perforated appendicitis. World J Surg 2002;26: 1485–1488.
34 Linder M, Wacha H, Feldmann U, Wesch G: Der Mannheimer Peritonitis-Index. Chirurg 1997,58:84.
35 Guller U, Hervey S, Purves H, Muhlbaier LH, Peterson ED, Eubanks S, Pietrobon R: Laparoscopic versus open appendectomy: Outcomes comparison based on a large administrative database. Ann Surg 2004;239:43–52.
36 Sauerland S, Lefering R, Neugebauer EA: Laparoscopic versus open surgery for suspected appendicitis. Cochrane Database Syst Rev 2002:CD001546.
37 Velanovich V, Satava R: Balancing the normal appendectomy rate with the perforated appendicitis rate: Implications for quality assurance. Am Surg 1992;58: 264–269.
38 Demmel N, Maag K, Osterholzer G: Wertigkeit klinischer Parameter zur Prognosebeurteilung der Peritonitis – Validierung des Mannheimer-Peritonitis-Index. Langenbecks Arch Chir 1994;379: 152–158.
39 Pacelli F, Battista Doglietto G, Alfieri S, Picciono E: Prognosis of intraabdominal infections. Multivariate analysis on 604 patients. Arch Surg 1996; 131:641–645.
40 Büchler MW, Baer HU, Brügger LE, Feodorovici MA, Uhl W, Seiler C: Chirurgische Therapie der diffusen Peritonitis: Herdsanierung und intraoperative extensive Lavage. Chirurg 1997;68:811–815.
41 Karp MP, Caldarola VA, Cooney DR, Allen JE, Jewett TC Jr: The avoidable excesses in the management of perforated appendicitis in children. J Pediatr Surg 1986;21:506–510.
42 Fishman SJ, Pelosi L, Klavon SL, O'Rourke EJ: Perforated appendicitis: Prospective outcome ana-lysis for 150 children. J Pediatr Surg 2000;35: 923–926.
43 Gollin G, Abarbanell A, Moores D: Oral antibiotics in the management of perforated appendicitis in children. Am Surg 2002;68:1072–1074.
44 Meier DE, Guzzetta PC, Barber RG, Hynan LS, Seetharamaiah R: Perforated appendicitis in children: Is there a best treatment? J Pediatr Surg 2003;38: 1520–1524.
45 Pricolo R, Voltolini F, Croce P: Acute appendicitis in aged patients. Minerva Chir 1991;46:195–201.
46 Styrud J, Eriksson S, Granstrom L: Treatment of perforated appendicitis: An analysis of 362 patients treated during 8 years. Dig Surg 1998;15:683–686.
47 Stöltzing H, Thon K: Perforated appendicitis: Is laparoscopic operation advisable? Dig Surg 2000;17: 610–616.
48 Marzouk M, Khater M, Elsadek M, Abdelmoghny A: Laparoscopic versus open appendectomy: A prospective comparative study of 227 patients. Surg Endosc 2003;17:721–724.
49 McKinlay R, Neeleman S, Klein R, Stevens K, Greenfeld J, Ghory M, Cosentino C: Intraabdominal abscess following open and laparoscopic appendectomy in the pediatric population. Surg Endosc 2003;17:730–733.
50 Genier F, Plattner V, Letessier E, Armstrong O, Heloury Y, Le Neel JC: Postappendectomy fistulas of the cecum. Apropos of 22 cases. J Chir (Paris) 1995; 132:393–398.

Chirurgische Gastroenterologie Interdisziplinär

Originalarbeit · Original Article

Chir Gastroenterol 2004;20:308–312

A Laparoscopic Multifunctional Operative Device in Laparoscopic Hepatectomy

Z.-L. Ji[a,b] S.-Y. Peng[a] X.-J. Cai[c]

[a] Department of Surgery, Second Affiliated Hospital, Zhejiang University, Hangzhou, Zhejiang
[b] Department of Surgery, Center for Minimally Invasive Surgery, Taizhou Puji Hospital, Taizhou, Jiangsu
[c] Department of Surgery, Sir Run Run Shaw Hospital, Zhejiang University, Hangzhou, Zhejiang, P.R. China

Key Words
Laparoscopic · Hepatectomy · Multifunctional operative device

Summary
Background: This study aims to investigate the feasibility of a laparoscopic multifunctional operative device (LMOD) in laparoscopic hepatectomy in both pigs and patients. **Patients and Methods:** A new laparoscopic operative device was specially designed and applied for laparoscopic liver resection in 6 pigs and 25 human patients. Of these patients 11 were men and 14 women. Their mean age was 43.3 years (range 35 to 56 years). Ten patients were diagnosed to have primary hepatocellular carcinoma, with 6 of whom suffering from mild liver cirrhosis, and the other 14 had hepatic hemangioma. Time of operation, time of liver transection, blood loss, weight of resected specimen and operative complications were measured. Venous blood was drawn for liver function tests before and after the operation. Both gross and microscope examinations were performed in animals 4 weeks after the operation. **Results:** All operations were performed successfully. However, 2 pigs died from anesthesia complication after the operation. The other animals recovered uneventful. In animal studies, the mean time of liver transection was 4 min and the biggest specimen 5 × 4 × 2 cm. Histological investigations performed on liver specimens taken from the surface of the liver remnant showed that fibrosis and necrosis were significantly enhanced in animals in which hepatectomy was done. In the human patients, the mean operating time was 100 min. Blood loss was 460 ml on average, and the size of the resected specimen ranged between 4 × 3 × 2 and 10 × 9 × 7 cm. Operative complications did not occur. Liver enzyme values were elevated after the operation in both animals and patients, but turned to normal within 1 week after the operation, at least in human patients. **Conclusion:** The LMOD can be used very effectively in laparoscopic hepatectomy by allowing a considerable number of manipulations such as dissection, coagulation, curettage, irrigation, and aspiration. The use of this instrument can help to keep clear the operative field, to decrease the blood loss and to shorten the operating time. Its use in minimal invasive hepatobiliary surgery is promising.

Schlüsselwörter
Laparoskopisch · Hepatektomie · Multifunktionales Operationsinstrument

Zusammenfassung
Hintergrund: Ziel dieser Studie war die Untersuchung der Eignung und Möglichkeiten eines laparoskopischen multifunktionalen Operationsinstruments (LMOD) zur laparoskopischen Hepatektomie sowohl bei Schweinen als auch beim Menschen. **Patienten und Methoden:** Ein neues, speziell angepasstes laparoskopisches Operationsinstrument zur laparoskopischen Leberresektion wurde an 6 Schweinen und 24 menschlichen Patienten erprobt. Von den 24 Patienten, bei denen diese Prozedur zur Anwendung kam, waren 11 Männer und 14 Frauen, das mittlere Alter der Patienten war 43,3 Jahre (Bereich 35–56 Jahre). Zehn der Patienten litten an einem primären Leberzellkarzinom, von denen 6 außerdem eine milde Leberzirrhose aufwiesen, 14 Patienten hatten andere hepatische Hämangiome. Die Operationsdauer, die Dauer der Lebertransektion, der Blutverlust, das Gewicht des Resektats und Komplikationen der Operation wurden erfasst. Für Leberfunktionstests wurde vor und nach der Operation venöses Blut entnommen. Bei den behandelten Tieren erfolgte sowohl eine Gesamt- als auch eine mikroskopische Untersuchung 4 Wochen nach der Operation. **Ergebnisse:** Alle Operationen verliefen erfolgreich. Zwei der Schweine starben nach der Operation aufgrund von Anästhesieproblemen. Der postoperative Verlauf bei den anderen Schweinen war komplikationslos. Bei den Tierversuchen wurden für die Lebertransektion im Mittel 4 min benötigt, das größte Resektat war 5 × 4 × 2 cm groß. Die histologische Untersuchung einer Probe, die von der Oberfläche des nicht-resezierten Leberanteils genommen wurde, ergab, dass bei den Tieren sowohl die Fibrose- als auch die Nekroserate wesentlich höher waren. Bei den menschlichen Patienten war die durchschnittliche Operationsdauer 100 min bei einem mittleren Blutverlust von 460 ml und einer Größe des Resektats zwischen 4 × 3 × 2 und 10 × 9 × 7 cm. Komplikationen traten während keiner der Operationen auf. Die Leberenzymwerte waren nach der Operation sowohl bei Tieren als bei Menschen erhöht, aber normalisierten sich, zumindest bei den menschlichen Patienten, innerhalb 1 Woche nach der Operation. **Schlussfolgerung:** Für die laparoskopische Hepatektomie ist das LMOD sehr effektiv, da sich mit diesem System eine ganze Reihe von Manipulationen wie Dissektion, Koagulation, Curretage, Irrigation und Aspiration durchführen lassen. Durch die Verwendung des LMOD kann das Operationsfeld frei gehalten, der Blutverlust reduziert und die Operationsdauer verkürzt werden. Seine Anwendung in der minimal invasiven hepatobiliären Chirurgie ist aussichtsreich.

KARGER

Fax +49 761 4 52 07 14
E-mail Information@Karger.de
www.karger.com

Accessible online at:
www.karger.com/cga

Prof. Dr. Zheng-Ling Ji
Department of General Surgery, Center for Minimally Invasive Surgery
Taizhou Puji Hospital
Jiang Zhou Nan Lu 108–29
Taizhou, Jiangsu 225300, P.R. China
Tel. +86 523 68867-98, Fax -66, Email zlji@vip.sina.com

Introduction

Laparoscopic technique is widely used in many surgical fields, but laparoscopic hepatectomy is only rarely performed so far. This is mainly due to the fact that the liver is a giant solid organ with high blood supply and a blood circulation which is difficult to control, resulting in complicated transection homeostasis management. Despite advances in laparoscopic instrumentation in the recent years, laparoscopic liver surgery thus has remained a severe intervention [1–4]. The complexity of the laparoscopic techniques and undefined inclusion criteria are additional factors, limiting the use of laparoscopic techniques in hepatectomy. We have developed a new laparoscopic multifunctional operative device (LMOD, also called PJ-Rod) for use in laparoscopic hepatectomy on the base of Peng's multifunctional operative dissector (PMOD) [5]. The aims of this study are to prove the technical feasibility and safety of the LMOD in laparoscopic hepatectomy and to evaluate its role in the management of both malignant and benign hepatic lesions.

Patients and Methods

Description of the Device
LMOD was made by the Chongqing Optic Machine Institute (Chongqing, China) according to author's patent (patent apply number: 200320120096*2). It consists of a plastic-covered metal flue and a handpiece. The operative tip is without plastic cover, and via the olive-shaped blade edge simultaneous or intermittent electronic cut or coagulation current can be applied to the attached tissue. The handpiece contains an irrigation and aspiration control valve and is connected to the operative metal flue at one end, and to two flues, which are connected to a pump at the other end (fig. 1). The instrument is directly controlled by the operating surgeon via a foot switch, and the electronic power level is regulated through controls on the ERBE electrosurgical generator (ERBE Elektromedizin, Tübingen, Germany).

Animals
In order to prove the feasibility of LMOD for laparoscopic hepatectomy, animal studies were conducted using 6 adult pigs (average weight 47 kg). Venous blood was drawn from the pigs' ears before and after operation for liver function test. The animal studies were approved by the Ethic Committee of Animal Research of Zhejiang University.

Patients
Between 1998 and 2003, 25 patients underwent laparoscopic hepatectomy in the Department of General Surgery, Second Affiliated Hospital, Sir Run Run Shaw Hospitals, Zhejiang University and in the Center for Minimal Invasive Surgery, Nantong Rich Hospital, Fourth Clinical Medical College, Yangzhou University. Of these patients 11 were men and 14 women. Their mean age was 43.3 years (range 35 to 56 years). Ten patients were diagnosed to have primary hepatocellular carcinoma (fig. 2), with 6 of whom suffering from mild liver cirrhosis, and the other 14 had hepatic hemangioma.
All patients were evaluated by means of CT and or MRI to determine tumor localization, size, and shape. Routine examination was performed before operation. The indication for laparoscopic hepatectomy is same as for open hepatectomy.

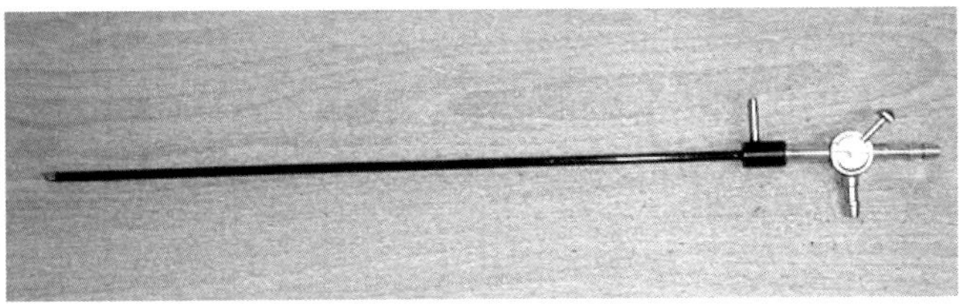

Fig. 1. LMOD.

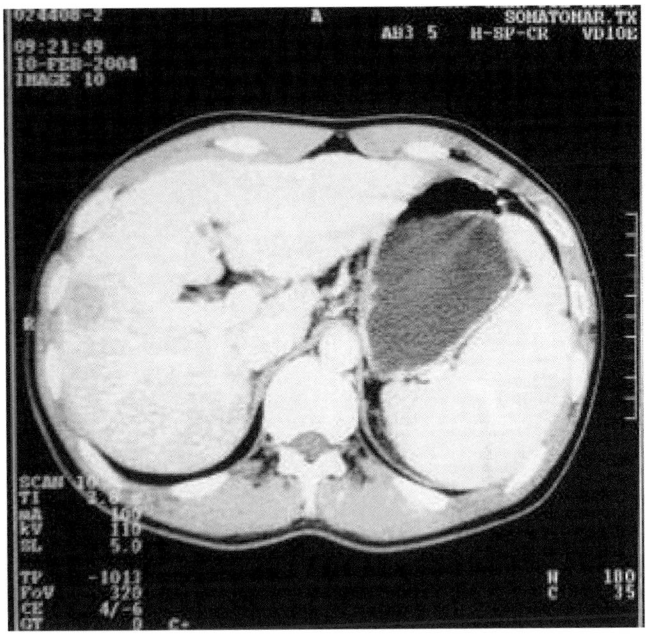

Fig. 2. CT scanning of a hepatocellular carcinoma.

Methods

Surgical Procedure
The animals were laid on the operating table. The human patients were positioned in the inverted Y position with the surgeon standing between two legs. The operative technique was the same in animals and human patients. Under general anesthesia, the pneumoperitoneum was induced using an insufflator and CO_2. A 30° videotelescope was introduced at the umbilicus via a 10- to 12-mm trocar. Two 5- to 10-mm ports were placed on the right subcostally forming a 90° triangle together with the trocar in the umbilicus, and a subxiphoid trocar is used for a fan retractor or LMOD.
The liver and the lesions could be observed laparoscopically (fig. 3). The resection begins with the transection of the round ligament and the right or left triangular ligament depending on in which lobe the lesions are localized. For anatomical hepatectomy, blood inflow was controlled by a rubber tube around the porta hepatis.
The planned resection line was made by LMOD coagulation, and a curettage maneuver along the resection line was used to dissect the liver parenchyma. To minimize vessel injury and blood loss, vessels within the resection line were exposed by abrading the surrounding parenchyma. A thin vessel less than 3 mm in diameter can be cut and coagulated electronically while in those more than 3 mm in diameter a 5- to 10-mm exposure is needed for clip and cut procedure. Dissected tissue, debris, blood and smoke were removed by aspiration so that the operative field remains clear. By continuing curettage and aspiration, the hepatic tissue or tumor was removed eventually. A small piece of gauze was used to inspect any

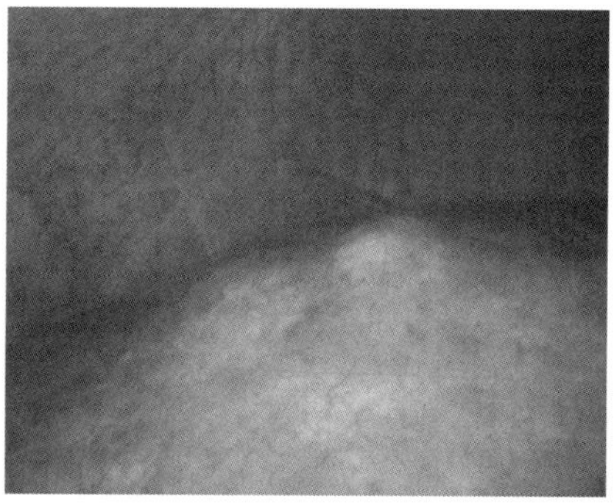

Fig. 3. Laparoscopic view of the lesion.

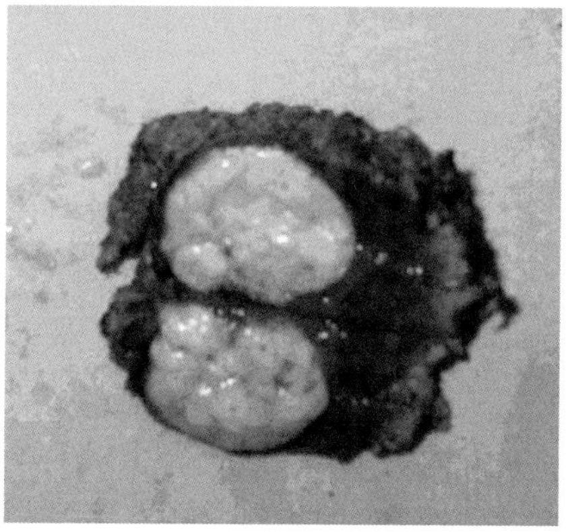

Fig. 4. Laparoscopically resected specimen of the tumor.

bleeding or biliary leak from the cutting face of the liver. Argon beam coagulation can also be used for hemostasis or biliostasis. A chemical sealant was dropped onto the operative surface to occlude exposed small biliary radicles, thus minimizing the risk of postoperative biliary fistulas.
The resected liver tissue was retrieved in a plastic bag through a slightly enlarged incision made for the trocar. A drainage tube was placed in the subhepatic region. The wound was sutured, and the specimen (fig. 4) was examined pathologically.
After the operation, animals were kept in special cages, and 10% glucose solution and liquid food were given. Blood was taken to test the liver function. Four weeks after the procedure, the animals were sacrificed for pathological macro- and microexamination.
The human patients were encouraged to leave bed as soon as possible and to do recovery training. Liquid food and antibiotics were given for 3 days after the operation. The drainage tube was removed 1–3 days after the procedure. Blood for liver function test was taken 1 week after operation. Patients who suffered from hepatic cell cancer were followed up by ultrasound and alphafetoprotein (AFP) screening regularly.

Results

Animals

Six pigs underwent complete laparoscopic hepatectomy, but 2 died of anesthesia complication after the operation. The other animals were moving spontaneously. The operative parameters and the liver function changes are given in tables 1 and 2.
After sacrificing the pigs 4 weeks after operation, macroexaminations of the animal's abdominal cavity did not show any abscesses or sepses. However, a large band of omentum was adhered to the liver remnant. In 1 pig, a hard nodule being 1 cm in size could be palpated within the adhesion.
Microexaminations on the liver specimens taken from the surface of the liver remnants showed that fibrosis and necrosis were much higher in these remnants. Neither sepsical reactions nor infections were observed. The palpable hard nodule in the one pig was confirmed as coagulated necrotic tissue.

Human Patients

The mean operation time for the whole procedure amounted to 100 min. Blood losses ranged between 50 and 2,000 ml (460 ml on average). The resected liver specimens were between $4 \times 3 \times 2$ and $10 \times 9 \times 7$ cm in size. Table 3 gives an overview which types of anatomical liver resections were done and how frequent they were performed in our patients. In tumors with a diameter less than 3 cm, nearly no bleeding occurred during the procedure.
All patients recovered uneventfully and were discharged 1 week after the procedure. Serum alanine, serum deaminase and alanine amino transferase were slightly elevated at 1 week after the procedure but turned to normal at 2 weeks after the operation. In patients suffering from hepatocellular carcinoma, the AFP level decreased within 2–3 weeks after hepatectomy.

Discussion

The major complications associated with hepatic resection were postoperative bleeding, bile leakage, and liver failure [6]. Because of relatively fixed anatomical position of the liver, the high blood supply, and the lack of a reliable parenchymal transection device, laparoscopic hepatectomy is associated with more risks than open surgery. In 1991, Reich et al. [7] firstly reported on laparoscopic hepatectomy, thereby arousing the interest of many surgeons in this field. Since then laparoscopic hepatic resection techniques have been developed and special devices have been supplied, and laparoscopic hepatectomy has been becoming a more common procedure for the treatment of benign and malignant liver lesions [1–4].
The most important technique in laparoscopic hepatectomy is liver parenchymal transection. At present, a number of different dissection techniques are commonly used, e.g. water jet, cavitational ultrasonic surgical aspirator (CUSA), harmonic scalpel, microwave coagulator, and Endo-GIA.
When using the water jet, the liver parenchyma is disrupted by a high-pressure water stream [8, 9]. In case of CUSA, a cavitational force was generated by an acoustic vibrator perfused with saline to divide the parenchyma. Diathermy has also been shown to be effective for the division of parenchyma without high blood losses, but was demonstrated to be difficult to perform in cirrhotic liver tissue [10–12].

Table 1. Operative parameters

Pig no.	Body weight, kg	Time of transection, min	Blood loss, ml	Specimen, cm	Specimen weight, g	Operative complications
1	48	4	30	4 × 3 × 2	32	no
2	43	5	25	3 × 3 × 2	23	no
3	53	3	15	5 × 4 × 2	49	no
4	55	4	50	4 × 4 × 3	53	no

Table 2. Liver function before and after the operation*

	Pig 1		Pig 2		Pig 3		Pig 4	
	before	after	before	after	before	after	before	after
TP, g/l	84	83	79	70	70	80	90	60
ALB, g/l	36	33	29	31	40	39	33	21
ALT, IU	34	44	32	80	25	200	25	189
AST, IU	17	32	19	56	15	159	19	167
TB, mg/dl	0.4	0.7	0.4	0.3	0.3	0.4	0.3	0.6
DB, mg/dl	0.2	0.1	0.2	0.2	0.2	0.2	0.1	0.2
AKP; IU	153	122	203	221	202	167	254	361
LDH, IU	111	143	132	136	131	138	323	259

*The sample was limited, no statistical analysis was made.

The harmonic scalpel is another ultrasonic cutting device that can cut every human tissue, except for bone [3, 12, 13]. The disadvantages of the harmonic scalpel are the quality of the shear and the fact that the transducer must be substituted within short time, which is unfavorable for economic reasons.
Also the use of a microwave coagulator is reported for laparoscopic hepatectomy [14]. The liver tissue surrounding the tumor was punctured with an electrode needle and coagulated with 80 W for 45 s by the microwave tissue coagulator. Then the coagulated tissue could be dissected with an ultrasonic scalpel. Like in open surgery, the shortages of this method are bile leakage and sepsis.
The Endo-GIA device is frequently used in laparoscopic surgery, but only thin layer tissue can be cut. In some studies its effective use for left hepatectomy was demonstrated [12, 15, 16].
Because of the high incidence of hepatic cancer in China, Chinese surgeons are more often confronted with the challenge to perform hepatectomy. Peng et al. [5] developed a multifunctional operative dissector, called PMOD, which is widely used in China as it facilitates the transection of liver by 'curettage and aspiration' technique. With the PMOD many manipulations needed in surgery, e.g. cutting, coagulation, and aspiration, could be performed [17]. According to requirements of laparoscopic surgery, we have modified the PMOD and developed the LMOD. In this device, also irrigation function was added, which is necessary for laparoscopic surgery.
One major disadvantage of laparoscopic hepatectomy so far is that only few instruments could simultaneously be introduced in the operating field due to the limited number of trocars fixed on the abdominal wall. To perform different manipulations, the instruments therefore have to be replaced frequently. Besides a prolongation of the operating time, these changes result in increased blood loss as bleeding cannot be stopped during these changes and the hemostatic device cannot work well. This also results in a poorly visible operating field, making the intervention more difficult.
LMOD is a new diathermy device, showing the same advantages and disadvantages as high-frequency electrocautery. Using the LMOD a considerable number of manipulations such as dissection, coagulation, curettage, irrigation, and aspiration which had to be done during the course of hepatectomy can be performed without any instrument changes or delay. Thus, the operating time can be significantly shortened and the blood loss decreased. In the present study the mean operating time amounted to only 100 min, and the mean blood loss was 460 ml. On the other hand, postoperative liver enzymes

Table 3. Types of hepatectomy

Hepatectomy	Number of cases
II + III segmentectomy	3
III segmentectomy	2
V segmentectomy	5
V segmentectomy	4
VI + VII segmentectomy	6
VII segmentectomy	4
VII + VIII segmentectomy	1

were elevated in both animals and patients, presumably caused by thermal injury of the liver. In addition, LMOD has some shortages in electronic design. The olive-shaped cutting end limits the electronic power and the electric circuit output randomly. It needs more electric output from the generator to obtain an adequate cut or coagulation current, a higher electric output from the generator is needed which may be associated with injuries in accessory tissues.

Although the number of cases in our study is limited, the advantages when using LMOD in laparoscopic hepatectomy are obvious. Thus, multicenter clinical trials are desirable to confirm these promising results. In view of the results of this and other studies [1–4], we suppose that laparoscopic hepatectomy will become a popular technique for the treatment of benign and malignant liver lesions.

References

1 Abdel-Atty MY, Farges O, Jagot P, Belghiti J: Laparoscopy extends the indications for liver resection in patients with cirrhosis. Br J Surg 1999;86: 1397–1400.

2 Bengisun U, Ozbas S, Gurel M, Ensari A: Laparoscopic hepatic wedge resection of hemangioma: Report of two cases. Langenbecks Arch Surg 2000; 385:363–365.

3 Shah SR, Sirivatanauksorn Y, Spalding DR, Davidson BR: Laparoscopic resection of liver metastasis using a harmonic scalpel. Indian J Gastroenterol 2001; 20:72–73.

4 Huang MT, Lee WJ, Wang W, Wei PL, Chen RJ: Hand-assisted laparoscopic hepatectomy for solid tumor in the posterior portion of the right lobe: Initial experience. Ann Surg 2003;238:674–679.

5 Peng SY, Su Y, Jiang XC: 'Curettage and aspiration' technique for liver parenchymal transection. Shiyong Waike Zazhi 1993;13:17–19.

6 Sturgeon C, Helton WS, Lamba A, Chejfec G, Espat NJ: Early experience employing a linear hepatic parenchyma coagulation device. J Hepatobiliary Pancreat Surg 2003;10:81–86.

7 Reich H, McGlynn F, DeCaprio J, Budin R: Laparoscopic excision of benign liver lesions. Obstet Gynecol 1991;78:956–958.

8 Schob OM, Schlumpf RB, Uhlschmid GK, Rausis C, Spiess M, Largiader F: Experimental laparoscopic liver resection with a multimodal water jet dissector. Br J Surg 1995;82:392–393.

9 Rau HG, Buttler E, Meyer G, Schardey HM, Schildberg FW: Laparoscopic liver resection compared with conventional partial hepatectomy – a prospective analysis. Hepatogastroenterology 1998; 45:2333–2338.

10 Hanna SS, Nam R, Leonhardt: Liver resection by ultrasonic dissection and intraoperative ultrasonography. HPB Surg 1996;9:121–128.

11 Fasulo F, Giori A, Fissi S, Bozzetti F, Doci R, Gennari L: Cavitation ultrasonic surgical aspirator (CUSA) in liver resection. Int Surg 1992;77:64–66.

12 Lesurtel M, Cherqiu D, Laurent A, Tayar C, Fagniez PL: Laparoscopic versus open left hepatic lobectomy: A case-control study. J Am Coll Surg 2003;196:236–242.

13 Kaneko H, Takagi S, Shiba T: Laparoscopic partial hepatectomy and left lateral segmentectomy: Technique and results of a clinical series. Surgery 1996; 120:468–475.

14 Seki S, Sakaguchi H, Oiso R, Lee C, Morikawa H, Hamba H, Kubo S, Hirohashi K, Kinoshita H: Laparoscopic partial hepatectomy for inflammatory pseudotumor of the liver. Endoscopy 2001;33:294.

15 Descottes B, Lachachi F, Sodji M, Valleix D, Durand-Fontanier S, Pech de Laclause B, Grousseau D: Early experience with laparoscopic approach for solid liver tumors: Initial 16 cases. Ann Surg 2000; 232:641–645.

16 Linden BC, Humar A, Sielaff TD: Laparoscopic stapled left lateral segment liver resection – technique and results. J Gastrointest Surg 2003;7: 777–782.

17 Peng SY, Li JT, Mou YP, Liu YB, Wu YL, Fang HQ, Cao LP, Chen L, Cai XJ, Peng CH: Different approaches to caudate lobectomy with 'curettage and aspiration' technique using a special instrument PMOD: A report of 76 cases. World J Gastroenterol 2003;9:2169–2173.

Chirurgische Gastroenterologie Interdisziplinär

Fallbericht · Case Report

Chir Gastroenterol 2004;20:313–317

Erfolgreicher Einsatz der elektrohydraulischen Lithotripsie bei Mirizzi-Syndrom Typ I

S. Vetter U. Weickert R. Jakobs J.F. Riemann

Medizinische Klinik C, Klinikum der Stadt Ludwigshafen gGmbH, Deutschland

Schlüsselwörter
Mirizzi-Syndrom · EHL · Endoskopie

Zusammenfassung
Hintergrund: Das Mirizzi-Syndrom ist durch Einklemmung eines Gallenblasensteins im Ductus cysticus mit Kompression des benachbarten Ductus hepatocholedochus gekennzeichnet. Ein Verschlußikterus mit biliärer Symptomatik ist die Folge. Die Standardtherapie ist chirurgisch. Unter Verwendung der elektrohydraulischen Lithotripsie (EHL) gewinnt die interventionelle Endoskopie zunehmend an Bedeutung. **Fallbeschreibung:** Eine 21-jährige Patientin wurde mit Verdacht auf Choledocholithiasis bei bekannter Cholezystolithiasis vorgestellt. Die endoskopisch-retrograde Cholangiographie (ERC) ergab jedoch die Diagnose eines Mirizzi-Syndroms. Da die Patientin einen operativen Eingriff ablehnte, wurde eine endoskopische Steinextraktion versucht. Mit Hilfe der EHL konnte unter cholangioskopischer Sicht in einer Sitzung Steinfreiheit erzielt werden. Die anschließend beschwerdefreie Patientin wurde der laparoskopischen Cholezystektomie zugeführt. **Schlussfolgerung:** Die vorliegende Kasuistik zeigt den erfolgreichen Einsatz der EHL beim Mirizzi-Syndrom – ein weiterer Hinweis auf die EHL als endoskopische Therapiealternative. Die bisher vorliegenden Daten weisen die EHL als ein kostengünstiges, komplikationsarmes minimal invasives Verfahren aus. Das künftige Vorgehen bei Patienten mit einem Mirizzi-Syndrom sollte im Sinne eines therapeutischen Splittings interdisziplinär zwischen Chirurg und Gastroenterologe abgestimmt werden.

Key Words
Mirizzi syndrome · EHL · Endoscopic management

Summary
Successful Endoscopic Management with Electrohydraulic Lithotripsy in Mirizzi Syndrome Type I
Background: Mirizzi syndrome describes an obstruction of the common hepatic bile duct by external compression caused by an impacted gallstone in the cystic duct, leading to obstructive jaundice. The established treatment is surgical. Endoscopic treatment with electrohydraulic lithotripsy (EHL) gains importance to be an effective and safe alternative. **Case Report:** A 21-year-old woman with known cholecystolithiasis was referred with suspected choledocholithiasis. Endoscopic retrograde cholangiography (ERC) showed a Mirizzi syndrome. Surgical therapy was refused by the patient. Endoscopic procedure with EHL under cholangioscopic guidance was successfully performed, and complete stone clearance was achieved in one treatment session. The patient was discharged free of symptoms. A laparoscopic cholecystectomy was arranged. **Conclusion:** Mirizzi syndrome can be successfully treated endoscopically with EHL. Taking former studies into account, EHL in Mirizzi syndrome is a less expensive, safe and successful procedure. Future management of Mirizzi syndrome should be discussed interdisciplinary between surgeon and gastroenterologist in order to guarantee best individual therapeutic management.

KARGER

Fax +49 761 4 52 07 14
E-mail Information@Karger.de
www.karger.com

Accessible online at:
www.karger.com/cga

Dr. med. Uwe Weickert
Medizinische Klinik C, Klinikum der Stadt Ludwigshafen gGmbH
Bremserstraße 79, D-67063 Ludwigshafen
Fax +49 621 503 41 12
E-mail weickeru@klilu.de

Einleitung

Biliäre Beschwerden mit erhöhten Cholestaseparametern sind häufig Gegenstand des klinischen Alltags. Zumeist liegt den Beschwerden eine symptomatische Cholezystolithiasis oder eine Choledocholithiasis zugrunde. In seltenen Fällen liegt ein Mirizzi-Syndrom vor [1].
Das Mirizzi-Syndrom beschreibt ein Krankheitsbild, bei dem es zur Einklemmung eines Gallenblasensteins im Gallenblasenhals bzw. Ductus cysticus kommt. Die damit einhergehenden entzündlichen Wandveränderungen verursachen ein Wandödem mit Kompression des benachbarten Ductus hepatocholedochus [2]. Ein Verschlussikterus mit biliärer Symptomatik und gegebenenfalls rekurrenter Cholangitis ist die Folge. Die Diagnose eines Mirizzi-Syndroms wird endoskopisch gestellt. Die Standardtherapie ist chirurgisch [3].
Im Rahmen der Therapie von Gallengangkonkrementen stellen die verschiedenen Lithotripsieverfahren (extrakorporale Stoßwellenlithotripsie (ESWL), Laser-Lithotripsie und elektrohydraulische Lithotripsie (EHL)) etablierte Verfahren dar [4]. In Hinblick auf die endoskopische Therapie des Mirizzi-Syndroms gibt es nur einige wenige Fallbeschreibungen. Unsere Kasuistik zeigt die erfolgreiche endoskopische Therapie eines Mirizzi-Syndroms mit Hilfe der EHL.

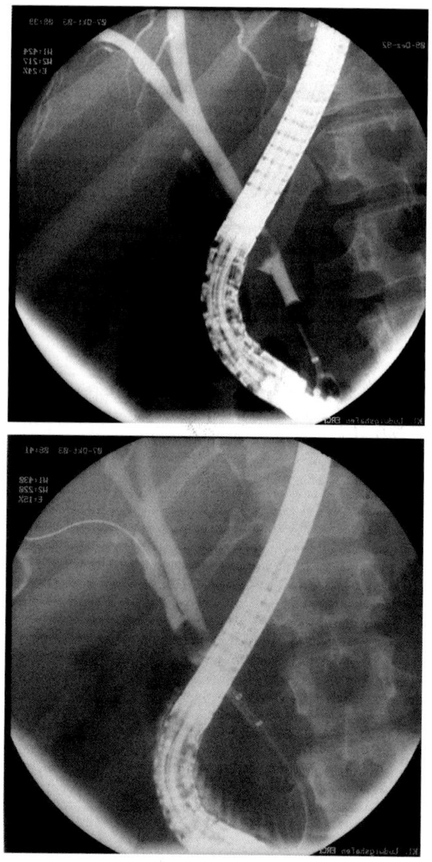

Abb. 1. Konkrement-Nachweis im distalen D. zysticus mit Kompression des steinfreien D. hepatocholedochus.

Fallbericht

Anamnese
Eine 21-jährige Patientin stellte sich mit rezidivierenden kolikartigen rechtsseitigen Oberbauchbeschwerden in einer auswärtigen Klinik vor. Die dortige Diagnostik ergab erhöhte Transaminasen sowie erhöhte Cholestaseparameter. Die Abdomensonographie zeigte neben einer Cholezystolithiasis ohne Entzündungszeichen einen erweiterten D. hepatocholedochus. Im Rahmen der endoskopisch-retrograden Cholangiographie (ERC) wurde eine zusätzlich vorliegende Choledocholithiasis diagnostiziert. Nach endoskopischer Papillotomie konnte eine Steinextraktion aus dem D. hepatocholedochus durchgeführt werden.
Im weiteren Verlauf zeigte sich allerdings keine Besserung der initial geschilderten Symptomatik. Die abdomensonographische Kontrolle zeigte einen weiterhin erweiterten D. hepatocholedochus. Im Rahmen einer erneuten ERC wurde der Verdacht auf ein verbliebenes, nun inkarzeriertes Konkrement im D. hepatocholedochus geäußert, welches nicht entfernt werden konnte. Zur weiteren Therapie wurde die Patientin in unsere Klinik verlegt.
Bei Aufnahme beklagte die Patientin weiterhin rezidivierende, postprandiale rechtsseitige Oberbauchbeschwerden. Fieber oder Ikterus bestanden nicht. Die weitere Anamnese war unauffällig, es bestanden keine relevanten Vorerkrankungen, die Medikamentenanamnese war leer.

Untersuchungsbefunde
Bei der körperlichen Untersuchung der adipösen Patientin (BMI 30,5 kg/m^2) fand sich lediglich ein diskreter Druckschmerz im Epigastrium und rechten Oberbauch.
Laborchemie: Die alkalische Phosphatase war bei Aufnahme leicht erhöht (110 U/l), die Gamma-GT- und Gesamt-Bilirubin-Werte waren normal. Weiterhin fiel eine leichte Erhöhung der Transaminasen auf (GPT 96 U/l, GOT 32 U/l). Die übrige Labordiagnostik einschließlich der Entzündungsparameter war unauffällig.

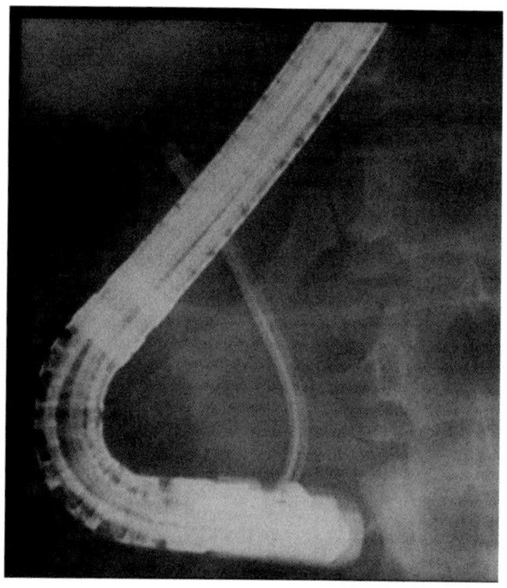

Abb. 2. Cholangioskopische Einstellung des Konkrements im D. zysticus und anschließende EHL-Therapie.

Die Abdomensonographie zeigte die vorbekannte Cholezystolithiasis. Bei eingeschränkter Beurteilbarkeit waren die extrahepatischen Gallenwege grenzwertig weit (7 mm) ohne Hinweis auf Konkremente.

Therapie und Verlauf
Aufgrund des extern vorbeschriebenen Befunds, der leicht erweiterten Gallenwege sowie der noch bestehenden intermittierenden Symptomatik entschlossen wir uns zur Durchführung einer erneuten ERC. Überraschenderweise zeigte sich hier nicht das auswärtig beschriebene inkarzerierte D.-hepatocholedochus-Restkonkrement, sondern ein inkarzeriertes Konkrement im distalen D. zysticus (Abb. 1). Der D. hepatocholedochus wurde durch das D.-cysticus-Abgangskonkrement eingeengt, eine höhergradige Galleabflussstörung ließ sich nicht nachweisen. Eine Fistel zwischen D. zysticus und D. hepatocholedochus kam nicht zur Darstellung.

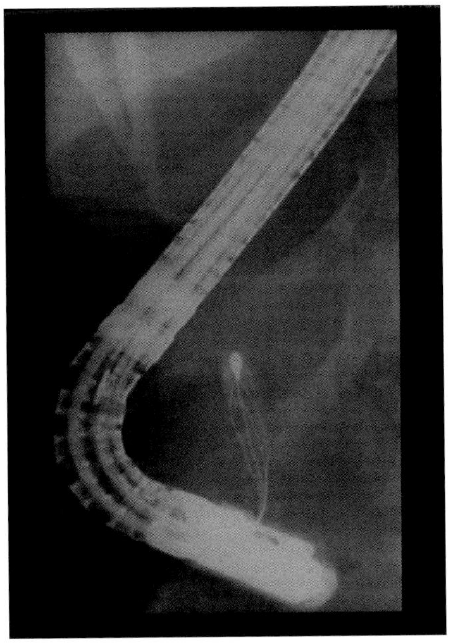

Abb. 3. Bergung der Konkrementfragmente aus dem D. zysticus nach erfolgreicher EHL-Therapie mit dem Dormia-Körbchen.

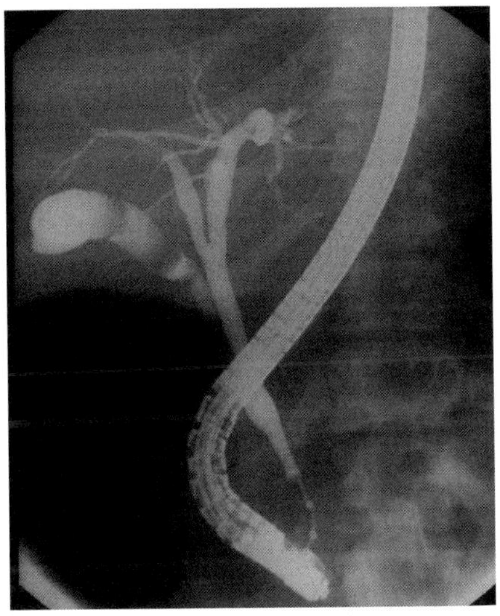

Abb. 4. Unter Ballonfüllung steinfreier D. hepatocholedochus und D. zysticus. Nachweis der Cholezystolithiasis.

Der D. hepatocholedochus und das dargestellte intrahepatische Gallenwegssystem waren steinfrei. Somit lautete die Diagnose Mirizzi-Syndrom Typ I.

Um minimal invasiv vorzugehen, wurde mit der jungen Patientin vereinbart, das Konkrement endoskopisch zu mobilisieren. Dies gelang weder mit einem Ballonkatheter noch mit einem Körbchen. Es gelang jedoch im weiteren Verlauf, das D.-cysticus-Konkrement cholangioskopisch darzustellen und eine EHL-Sonde korrekt zu platzieren (Abb. 2). Unter Einsatz der EHL wurde eine Steinfragmentation in einer Sitzung erreicht. Anschließend konnten die Fragmente mit Korb und Ballon entfernt werden (Abb. 3). Nach Ballondurchzug zeigte die abschließende Röntgendarstellung steinfreie Gallenwege sowie einen steinfreien D. zysticus (Abb. 4). Postinterventionell war die Patientin beschwerdefrei. Eine elektive laparoskopische Cholezystektomie wurde geplant.

Diskussion

Im Vergleich zur akuten Cholezystitis, Cholangitis und biliären Pankreatitis stellt das Mirizzi-Syndrom eine deutlich seltenere Komplikation des Gallensteinleidens dar [5]. Cholezystektomiestudien ergaben eine Häufigkeit für das Mirizzi-Syndrom von 0,2–1,1% [1, 3].

Obwohl Kehr 1905, Ruge 1908 und Levrat 1941 bereits ähnliche Fallberichte publiziert hatten [6], wurde Mirizzi 1948 zum Namensgeber des Krankheitsbilds, das durch einen im Gallenblasenhals impaktierten Gallenstein hervorgerufen wird und in der Folge zur Obstruktion der ableitenden Gallenwege führt. Initial vermutete Mirizzi damals noch fälschlicherweise als Ursache des Ikterus und der rezidivierenden Cholangitiden den Spasmus eines physiologischen zirkulären muskulären Sphinkters im Ductus choledochus infolge der entzündlichen Wandveränderungen [7].

Die derzeit allgemein akzeptierte Beschreibung des Mirizzi-Syndroms differenziert zwei Typen [2]. Pathogenetische Grundlage beider Typen ist die Kompression des Ductus hepaticus communis durch ein Konkrement im D. cysticus oder Gallenblasenhals. Als anatomische Besonderheit findet sich zumeist ein langer paralleler Verlauf des D. cysticus zum D. hepaticus mit papillennaher Einmündung [8]. Bei Typ I führt eine durch den Stein induzierte Entzündung zur Stenosenbildung in unterschiedlichem Ausmaß. Bei Typ II verursachen Drucknekrosen mit begleitender Entzündung die zusätzliche Ausbildung einer Fistel zum D. hepaticus communis.

Diese pathogenetische Vorstellung bei Typ II wird dadurch gestützt, dass die Fistel in aller Regel durch den impaktierten Stein verlegt ist [9]. Die Häufigkeitsverteilung von Typ I und II ist sehr unterschiedlich in den vorliegenden Studien angegeben, die neueren Studien jedoch beschreiben ein häufigeres Vorkommen von Typ I [1, 10].

Die klinischen Hauptsymptome sind abdominelle Schmerzen, Ikterus und Fieber [11]. Meist sind Patienten im höheren Lebensalter betroffen, der Anteil an Frauen beträgt zirka 50–77%. Diese Häufigkeitsverteilung spiegelt die Prävalenz der Cholezystolithiasis wider [12].

Die Ultraschalldiagnostik gibt wichtige indirekte Hinweise auf das Vorliegen eines Mirizzi-Syndroms, auch wenn der direkte Nachweis oft nicht gelingt. Häufig lässt sich eine kontrahierte Gallenblase mit Konkrementen darstellen, eventuell können bei günstigen Schallbedingungen impaktierte Konkremente im Gallenblasenhals bzw. D. cysticus direkt nachgewiesen werden. Ein dilatiertes intrahepatisches sowie proximales extrahepatisches Gallengangsystem bei schlankem distalen Gallengang weist ebenfalls auf ein Mirizzi-Syndrom hin [13].

Die Diagnose «Mirizzi-Syndrom» mit den genauen anatomischen Gallengangverhältnissen lässt sich zuverlässig mit der ERC stellen. Die Stenose wird jedoch gelegentlich als Gallengangtumor fehlgedeutet [14].

Die Standard-Therapie des Mirizzi-Syndroms ist ein offenchirurgisches Vorgehen [3]. Bei Typ I (ohne Fistel) ist in der Regel keine Eröffnung des Gallengangs notwendig, nach transvesikaler Konkremententfernung erfolgt die partielle Cholezystektomie. Die partielle Cholezystektomie wird dabei der totalen vorgezogen, da ein erhöhtes Risiko der Gallengangverletzung im Rahmen der Präparation des entzündlich indurierten Gallenblasenhalses durch das impaktierte Konkrement besteht. Bei Vorliegen einer Fistel (Typ II) muss individuell entschieden werden, ob die Anlage einer biliodigestiven Fistel notwendig ist. [3]. Die Erfahrungen hinsichtlich eines laparoskopischen Vorgehens sind begrenzt. Einige Studien weisen auf ein höheres Komplikationsrisiko hin, weshalb der Einsatz durchaus kontrovers diskutiert wird [14]. In einer aktuellen Arbeit von Yeh et al. [1] wird jedoch das laparoskopische Vorgehen als sicher beschrieben, vor allem bei Typ I.

Innerhalb der letzten Jahre wurden immer wieder Fallberichte und kleinere Studien über das nichtchirurgische Management des Mirizzi-Syndroms publiziert. Ein perkutanes Vorgehen steht vor allem bei Patienten im Vordergrund, die als inoperabel eingestuft wurden und bei denen eine endoskopische Intervention fehlschlug. So wurde im Einzelfall die perkutane Lithotripsie mit EHL durchgeführt [15], oder es erfolgte eine perkutane Metall-Stent-Implantation zur Dekompression der ableitenden Gallenwege unter Belassung des Konkrements im D. zysticus [16].

Beim endoskopischen Management des Mirizzi-Syndroms entwickelte sich in den letzten Jahren ein Trend von der präoperativen Diagnostik hin zur therapeutischen Endoskopie. Vor allem bei Patienten, die inoperabel sind oder einen operativen Eingriff ablehnen, spielt die interventionelle Endoskopie eine zunehmend bedeutendere Rolle. Ziel ist die Gallenwegdrainage und der Versuch der Konkremententfernung. Einige Kasuistiken berichten über ein dauerhaftes biliäres Stenting zur Dekompression der ableitenden Gallenwege bei fehlgeschlagener Steinentfernung. Komplikationen im Verlauf (Infektionen, sekundäre biliäre Zirrhose) sind jedoch häufig [10]. Davon abzugrenzen sind die Patienten, die bei akuter schwerer Cholangitis mithilfe eines biliären Stenting vor einer Notoperation bewahrt wurden und konsekutiv einem elektiven Eingriff mit entsprechend günstigerem Verlauf zugeführt werden konnten.

Die endoskopische Konkremententfernung mit Ballon oder Körbchen allein ist aufgrund der schwierigen Darstellbarkeit und Mobilisation des Steins problematisch, oft ist nur eine partielle oder gar keine Konkremententfernung zu erreichen [10, 17, 18].

Die EHL etablierte sich bereits vor Jahren in der Therapie des Nierensteinleidens [19]. Seit einiger Zeit wird dieses Verfahren auch zur Fragmentation von großen und/oder impaktierten Steinen in den ableitenden Gallenwegen genutzt [4].

Binmoeller et al. [20] publizierten eine Serie von 14 Patienten mit Mirizzi-Syndrom, die mit EHL unter direkter cholangioskopischer Sicht behandelt wurden. Eine Aufteilung in Typ I oder II erfolgte nicht. Die Konkremententfernung gelang bei allen Patienten, die Komplikationsrate war sehr gering. Es muss jedoch einschränkend gesagt werden, dass in allen Fällen ein impaktiertes Konkrement des distalen D. zysticus vorlag, bei keinem Patienten lag eine Steinlokalisation im proximalen D. zysticus oder Gallenblasenhals vor. Eine Aussage über die Effizienz der EHL bei mehr proximaler Steinlokalisation ist nicht möglich.

Tsuyuguchi et al. [21] berichteten über die Erfahrung mit EHL bei 2 Patienten mit Mirizzi-Syndrom Typ I und 23 Patienten mit Mirizzi-Syndrom Typ II. Alle Patienten mit Typ II konnten erfolgreich mit direkter peroraler Stoßwellenlithotripsie (Laser oder EHL) unter cholangioskopischer Sicht therapiert werden; die beiden Patienten mit Typ I konnten nicht endoskopisch saniert werden und wurden der operativen Therapie zugeführt. Die endoskopisch behandelten Patienten mit steinfreier Gallenblase hatten ein sehr gutes Langzeit-Outcome, wohingegen die Patienten mit Cholelithiasis häufiger ein Rezidiv entwickelten. Die Autoren folgerten daraus, dass Patienten mit Mirizzi-Syndrom Typ I eher einer chirurgischen Therapie zugeführt werden sollten. Weiterhin ist im Verlauf eine elektive Cholezystektomie bei endoskopisch sanierten Patienten mit noch bestehender Cholelithiasis zu empfehlen [21].

Im vorgestellten Fall lag ein Mirizzi-Syndrom Typ I vor. Da die Patientin einem operativen Eingriff an den Gallenwegen ablehnend gegenüberstand, führten wir eine Steinfragmentation mit EHL unter cholangioskopischer Sicht durch. Dies gelang in einer Sitzung. Dies deckt sich mit der Erfahrung von Binmoeller et al. [20], die eine komplette Steinentfernung bei Vorliegen von Einzelkonkrementen in jeweils einer Sitzung beschrieben. Interessanterweise gelang in unserem Falle die problemlose Steinentfernung bei einem Mirizzi-Syndrom Typ I, obwohl, gemäß den Daten von Tsuyuguchi et al. [21], der Typ I der endoskopischen Therapie nur schlecht zugänglich sein soll. Die Aussage basiert jedoch auf einer Subpopulation von lediglich 2 Patienten mit einem Mirizzi-Syndrom Typ I und sollte deshalb als eingeschränkt aussagekräftig gewertet werden. Die endoskopischen Therapieoptionen bei den unterschiedlichen Typen des Mirizzi-Syndroms sollten deshalb in künftigen Studien erneut beurteilt werden. Ein therapeutisches Splitting zwischen chirurgischem und endoskopischem Therapieansatz ist aufgrund der vorgelegten Daten vorstellbar und sinnvoll. Um Entscheidungswege und Absprachen zu erleichtern, ist eine interdisziplinäre Station von Nutzen. Die Medizinische Klinik C und die Chirurgische Klinik des Klinikum Ludwigshafen betreiben mit Erfolg seit 2002 gemeinsam eine solche interdisziplinäre Station.

Schlussfolgerung

Die vorliegende Kasuistik zeigt den erfolgreichen Einsatz der EHL beim Mirizzi-Syndrom Typ I. Somit wird ein weiterer Hinweis auf die EHL als endoskopische Therapiealternative bei Vorliegen eines Mirizzi-Syndroms gegeben. Die bisher vorliegenden Daten weisen sie als ein kostengünstiges, komplikationsarmes minimal invasives Verfahren aus. Das künftige Vorgehen bei Patienten mit einem Mirizzi-Syndrom sollte im Sinne eines therapeutischen Splittings interdisziplinär zwischen Chirurg und Gastroenterologen abgestimmt werden.

Literatur

1 Yeh CN, Jan YY, Chen MF: Laparoscopic treatment for Mirizzi syndrome. Surg Endosc 2003;17: 1573–1578.
2 McSherry C, Ferstenberg H, Virshup M: The Mirizzi syndrome: Suggested classification and surgical therapy. Surg Gastroenterol 1982;1:219–225.
3 Baer H, Matthews J, Schweizer W, Gertsch P, Blumgart L: Management of the Mirizzi syndrome and the surgical implications of cholecystcholedochal fistula. Br J Surg 1990;77:743–745.
4 Siegel JH, Ben-Zvi JS, Pullano WE: Mechanical lithotripsy of common duct stones. Gastrointest Endosc 1990;36:351–356.
5 Abou-Saif A, Al-Kawas FH: Complications of gallstone disease: Mirizzi syndrome, cholecystocholedochal fistula, and gallstone ileus. Am J Gastroenterol 2002;97:249–254.
6 Levrat M: Les calcules de l'extremite inferieure du cystique a symptomatologie choledocienne par compression de la voie biliaire principale. J Med Lyon 1941;26:455–459.
7 Mirizzi P: Sindrome del conducto hepatico. J Int Chir 1948;8:731–777.
8 Pemberton M, Wells AD: The Mirizzi syndrome. Postgrad Med J 1997;73:487–490.
9 Yip AW, Chow WC, Chan J, Lam KH: Mirizzi syndrome with cholecystocholedochal fistula: Preoperative diagnosis and management. Surgery 1992;111: 335–338.
10 England RE, Martin DF: Endoscopic management of Mirizzi's syndrome. Gut 1997;40:272–276.
11 Curet MJ, Rosendale DE, Congilosi S: Mirizzi syndrome in a Native American population. Am J Surg 1994;168:616–621.
12 Csendes A, Diaz JC, Burdiles P, Maluenda F, Nava O: Mirizzi syndrome and cholecystobiliary fistula: A unifying classification. Br J Surg 1989;76: 1139–1143.
13 Becker CD, Hassler H, Terrier F: Preoperative diagnosis of the Mirizzi syndrome: limitations of sonography and computed tomography. AJR Am J Roentgenol 1984;143:591–596.
14 Cozart JC, Aliperti G: Endoscopic management of Mirizzi's syndrome. Gastrointest Endosc 1997;46: 290–292.
15 Cairns SR, Watson GN, Lees WR, Salmon PR: Percutaneous lithotripsy and endoprosthesis: A new treatment for obstructive jaundice in Mirizzi's syndrome. Br Med J (Clin Res Ed) 1987;295:1448.
16 Adam A, Roddie ME, Benjamin IS: Case report: Mirizzi syndrome – treatment with metallic endoprosthesis. Clin Radiol 1993;48:198–200;discussion 200–201.
17 Vetter S, Weickert U, Jakobs R, Siegel E, Riemann JF: Mirizzi-Syndrom bei steinfreier Gallenblase. Z Gastroenterol 2003;41:1161–1165.
18 Seitz U, Bapaye A, Bohnacker S, Navarrete C, Maydeo A, Soehendra N: Advances in therapeutic endoscopic treatment of common bile duct stones. World J Surg 1998;22:1133–1144.
19 Segura JW, Patterson DE, LeRoy AJ, May GR, Smith LH: Percutaneous lithotripsy. J Urol 1983; 130:1051–1054.
20 Binmoeller KF, Thonke F, Soehendra N: Endoscopic treatment of Mirizzi's syndrome. Gastrointest Endosc 1993;39:532–536.
21 Tsuyuguchi T, Saisho H, Ishihara T, Yamaguchi T, Onuma EK: Long-term follow-up after treatment of Mirizzi syndrome by peroral cholangioscopy. Gastrointest Endosc 2000;52:639–644.

Chir Gastroenterol 2004;20:318–319

Chirurgie – Schnitt für Schnitt

A. Hirner, K. Weise
Stuttgart, Thieme, 2004, 1000 S., 1646 Abb., 243 Tab., 74,95 EUR +CD-ROM mit 36 Videofilmen der häufigsten Operationen
ISBN 3-13-130841-9

Ursprünglich sollte dieses Werk als Großtaschenbuch in Fortsetzung des auflagestärksten und am weitesten verbreiteten Taschenbuchs der Chirurgie, das von M. Reifferscheid und S. Weller begründet und konzipiert worden war, herausgegeben werden. Die neuen Autoren strebten jedoch ein völlig neues didaktisches Konzept an. Sie machten aus dem Taschenlehrbuch ein Kurzlehrbuch, ein Nachschlagewerk und ein Drehbuch in gebundenem Lehrbuchformat. Mit Freude nahmen sie die Herausforderung an, komplexe Zusammenhänge verständlich und einfach darzustellen. Ihr Konzept folgt der Maxime, dass «nur das, was verständlich ist, auch wahr ist». Das gesamte Gebiet der Chirurgie wird, aufgeteilt in einen allgemeinen Teil, allgemeine Unfallchirurgie und Notsituationen, spezielle Unfallchirurgie, allgemeine und viszerale Chirurgie, Thorax- und Gefäßchirurgie, besondere operative Gebiete wie Herz-, Neuro-, Kinder-, plastische und Handchirurgie sowie Urologie, umfassend abgehandelt. Ein Quellen- und Sachverzeichnis und schließlich 36 Videofilme auf CD-ROM runden die Darstellung ab. Da mehrere chirurgische «Schulen» beteiligt sind und die Autoren eine kritische Darstellung gewählt haben, wird Einseitigkeit vermieden. Das Buch ist hervorragend illustriert und enthält zahlreiche mehrfarbige Tabellen und eindrucksvolle meist farbige Abbildungen. Zahlreiche Merksätze komplettieren den Eindruck einer didaktisch außerordentlich gelungenen Gestaltung. Das Buch hält sich – glücklicherweise – nicht streng an den Gegenstandskatalog. Dem Medizinstudenten bietet das Buch einen hervorragenden Einblick in die Chirurgie und ist zugleich eine spannende Lektüre. Auch bei kritischer Würdigung der auf dem Büchermarkt vorhandenen Lehrbücher der Chirurgie muss diesem eindeutig der Vorzug eingeräumt werden. Es ist auch für junge Chirurgen vor der Facharztprüfung ein sehr lesenswertes Buch und kann ohne jegliche Einschränkung empfohlen werden. Die Herausgeber sind ebenso wie alle beteiligten Autoren zu beglückwünschen. Dem Werk ist eine weite Verbreitung zu wünschen. Sein Preis ist in Anbetracht der Fülle und Struktur des gebotenen Stoffes sehr günstig.

K.-J. Paquet, Bad Kissingen

Chronisch entzündliche Darmerkrankungen. Das CED-Handbuch für Klinik und Praxis

J.C. Hoffmann, A.J. Kroesen. B. Klump (Hrsg.)
Stuttgart, Thieme, 2004, 316 S., 193 Abb., 65 Tab., 79,95 EUR
ISBN 3-13-138111-6

Chronisch entzündliche Darmerkrankungen haben in den letzten Jahrzehnten auch bei jüngeren Menschen stark zugenommen. Sie stellen wegen ihrer oft schwierigen Diagnose, des kaum vorhersehbaren Verlaufs und häufiger Komplikationen eine besondere Herausforderung für den behandelnden Arzt dar. Von Beginn an sollte man sich bei diesen Erkrankungen für eine interdisziplinäre Betreuung entscheiden. Diese Erkrankungen haben sich durch die bahnbrechenden Fortschritte in der immunologischen, genetischen und klinischen Forschung zu modellhaften Krankheitsbildern entwickelt. Das komplexe Netzwerk der Steuerung der Immunantwort und Entzündungen durch Zytokine ist bereits zur Zielstruktur für neue therapeutische Interventionen geworden. Fast gleichzeitig hat auch die klinische Forschung ganz wesentliche Fortschritte zu verzeichnen, so dass neue konservative und chirurgische Therapiemodalitäten etabliert werden konnten. Da außerdem gut geplante, prospektiv randomisierte Behandlungsstudien beendet werden konnten, ergaben sich daraus Leitlinien für die einvernehmliche Behandlung dieser komplexen Krankheitsbilder. Das vorliegende Buch fasst alle Aspekte zum Thema «chronisch entzündliche Darmerkrankungen» hochkompetent, umfassend und aktuell zusammen. In den Beiträgen wir deutlich, dass alle beteiligten Autoren an der grundlagenbezogenen und klinischen Forschung aktiv teilnehmen. Dadurch erzielt die Darstellung höchste Aktualität. Besonders muss hervorgehoben werden, dass dieser Band eine hohe Praxisrelevanz besitzt. Er kann daher allen Ärzten, die Patienten mit den chronisch entzündlichen Darmerkrankungen betreuen, zur Anschaffung sehr empfohlen werden. Sein Preis ist in Anbetracht von Umfang und Inhalt sehr günstig.

K.-J. Paquet, Bad Kissingen

KARGER
Fax +49 761 4 52 07 14
E-mail Information@Karger.de
www.karger.com

Accessible online at:
www.karger.com/cga

Inherited Cancer Syndromes. Current Clinical Management

N.C. Ellis (ed.)
New York, Springer, 2004, , 252 S., 74,95 EUR
ISBN 0-387-40246-2

Während man noch vor 20 Jahren glaubte, dass erbliche Aspekte bei Krebserkrankungen eine außerordentlich seltene Konstellation darstellen, hat sich zwischenzeitlich diese Meinung grundlegend verändert: Erkenntnisse der letzten 10 Jahre zeigen, dass etwa 20% der Patienten mit Mammakarzinomen, kolorektalen Karzinomen und gynäkologischen Krebserkrankungen eine diesbezügliche Familienanamnese aufweisen und 5% von ihnen selbst erkranken. Das bedeutet, dass z.B. unter 8 Millionen Krebspatienten in den USA bei bis zu 800 000 Patienten eine Form erblicher Malignome vorliegt.
Das vorliegende Buch beschäftigt sich vor allem mit dem Mammakarzinom, dem Polyposis-Syndrom, dem erblichen nonpolypösen kolorektalen Karzinom, den gynäkologisch-urologischen Krebserkrankungen und der multiplen endokrinen Neoplasie. Vorangestellt finden sich spezielle Aspekte der genetischen Untersuchung und Bezug nehmend darauf auch juristische Betrachtungen.
Das Buch wird in erster Linie für chirurgische, urologische und gynäkologische Onkologen und für alle genetisch interessierten Ärzte und Forscher von Interesse sein. Auch Strahlentherapeuten und mit der Chemotherapie befasste Kollegen werden viele interessante Anregungen für ihre Arbeit finden.

A. Dehne, Siegen

Chirurgische Gastroenterologie Interdisziplinär

Innovationen · Innovations

Chir Gastroenterol 2004;20:320–321

Erfolgsstory Eradikation – effektive Strategie zur Prävention und Therapie peptischer Ulzera, Gastritiden und Magenkarzinomen

Die Eradikation von *Helicobacter pylori* gehört zu den bahnbrechenden Entwicklungen in der Gastroenterologie. Sie ermöglicht die Heilung peptischer Ulzera und niedrig maligner MALT-Lymphome, beugt bei NSAR-Therapie gastrointestinalen Läsionen vor und lindert dyspeptische Beschwerden. Frühzeitig eingesetzt, bietet sie die Chance zur Prävention eines Magenkarzinoms. Ausschlaggebend für die Wahl des Eradikationsschemas ist die Resistenzsituation. Angesichts der hohen Rate Metronidazol-resistenter Keime und dem damit verbundenen Risiko der Entwicklung von Doppelresistenzen setzt die Europäische Maastricht-Konsensuskonferenz in der Ersttherapie auf die französische Tripeltherapie, eine Kombination aus Clarithromycin und Amoxicillin und einem Protonenpumpenhemmer.

Allein durch die wirksame Bekämpfung des erst 1983 entdeckten *H. pylori* lassen sich bei Magen- und Zwölffingerdarmgeschwüren Abheilungsraten von über 90% erreichen. Auch MALT-Lymphome können im Frühstadium zu einem hohen Prozentsatz effektiv behandelt werden. Als unstrittige Indikationen für eine Eradikationstherapie gelten derzeit die peptische Ulkuskrankheit (ulcus ventriculi und duodeni), niedrig maligne MALT-Lymphome und die atrophische Gastritis. Empfohlen wird die Eradikation zudem nach der Operation eines Magenkarzinoms sowie für erstgradige Verwandte von Magenkarzinompatienten.

Frühzeitige Eradikation beugt Magenkarzinom vor

Bereits 1994 von der WHO als karzinogen eingestuft, konnte *H. pylori* inzwischen auch in verschiedenen Studien eindeutig als unabhängiger Risikofaktor für ein Magenkarzinom identifiziert werden. Demnach entwickeln etwa 40–50% der Infizierten präkanzeröse Schleimhautveränderungen. Ob es bei der Karzinomsequenz einen «point of no return» gibt, ist noch unklar. Tatsache aber ist, dass die Oberflächengastritis durch eine Keimeradikation komplett reversibel ist. Hat sich bereits eine Atrophie oder eine Metaplasie entwickelt, lässt sich zwar immer noch eine Rückbildung der präkanzerösen Läsionen, jedoch keine vollständige Heilung mehr erreichen. Die Konsequenz kann derzeit nur lauten: Frühzeitig eradizieren, um einem Magenkarzinom möglichst effektiv vorzubeugen.

Französische Tripeltherapie als erste Wahl

Als Eradikationsschema der ersten Wahl wird entsprechend den Beschlüssen der Europäischen Konsensuskonferenz 2000 die französische Tripeltherapie, eine Kombination aus Protonenpumpeninhibitor, Clarithromycin und Amoxicillin, empfohlen. Ausschlaggebend für diese Entscheidung ist die hervorragende Resistenzsituation. Bei nicht vorbehandelten Patienten erweisen sich hierzulande nur 3% der Keime als gegen Clarithromycin resistent; gegen Amoxicillin sind keine Resistenzen bekannt. Anders die Situation bei Metronidazol-haltigen Regimes. Denn immerhin etwa 20% der nicht vorbehandelten Patienten sind gegen Metronidazol resistent. Das eigentliche Problem aber ist die Entwicklung von Doppelresistenzen. Wird Metronidazol bei Metronidazol-resistenten *Helicobacter*-Keimen eingesetzt, entwickeln sie häufig eine Resistenz auch gegen Clarithromycin. Denn Metronidazol stimuliert die Mutationsfrequenz bei *H. pylori* und damit die Bildung resistenter Mutationen auch gegen Clarithromycin. Dann aber wird die Therapie schwierig – und teuer zugleich. Das gilt im Übrigen auch, wenn mangelnde Compliance hinter einem vermeintlichen Therapieversagen steckt. Und diese Gefahr ist groß. Immerhin muss der Patient 2× täglich drei verschiedene Medikamente über 7 Tage nach einem exakten Schema einnehmen. Auch dies muss neben der Resistenzsituation bei der Wahl der Therapie im Auge behalten werden. Die französische Tripeltherapie, möglichst patientenfreundlich angeboten, bietet daher die größten Chancen auf einen erfolgreichen Therapieverlauf. Besonders praktisch: Dieses 7-tägige Behandlungsschema gibt es als intelligent aufgebaute, kostengünstige Kombinationspackung (ZacPac®), die die Compliance fördert und für den Therapieerfolg mitverantwortlich ist.

Quelle

Satellitensymposium: Helicobacter pylori-Therapie: Die Würfel sind gefallen?, 2. September 2004 im Rahmen der 59. Jahrestagung der Deutschen Gesellschaft für Verdauungs- und Stoffwechselkrankheiten (DGVS), 1. bis 4. September 2004, Leipzig

Für weitere Informationen:

Abbott GmbH und Co. KG
Postfach 21 06 60, 67006 Ludwigshafen

Altana Pharma Deutschland GmbH
Moltkestraße 4, 78467 Konstanz

Ausschreibung Dr.-Werner-Fekl-Förderpreis 2005

Die Pfrimmer Nutricia GmbH Deutschland, die Nutricia Nahrungsmittel GmbH & Co. KG Österreich und die Nutricia AG Schweiz schreiben für 2005 den Dr.-Werner-Fekl-Förderpreis für klinische Ernährung aus. Der Preis ist mit 5000,– EUR dotiert und wird in Kooperation mit der Deutschen Gesellschaft für Ernährungsmedizin (DGEM), der Deutschen Interdisziplinären Vereinigung für Intensiv- und Notfallmedizin (DIVI) sowie der Gesellschaft für klinische Ernährung der Schweiz (GESKES) verliehen.

Pfrimmer Nutricia vergibt den Dr.-Werner-Fekl-Preis nunmehr im 4. Jahr und möchte damit den wissenschaftlichen Nachwuchs auf dem Gebiet der klinischen Ernährung fördern. Ausgezeichnet wird jeweils ein herausragender junger Wissenschaftler, der sich mit einer richtungweisenden Arbeit in diesem Bereich hervorgetan hat. Erstmals beteiligen sich auch eine Schweizer Tochter der niederländischen Royal Numico Gruppe und die GESKES. Der Preis wird im Rahmen des Kongresses «Nutrition 2005» überreicht, der vom 2. bis 5. Juni 2005 in Genf stattfindet. Die «Nutrition 2005» ist eine gemeinsame Jahrestagung der österreichischen Arbeitsgemeinschaft Klinische Ernährung (AKE), DGEM und der GESKES in Kooperation mit dem Schweizerischen Verband diplomierter ErnährungsberaterInnen (SVDE) und der Schweizer Vereinigung für Ernährung (SVE).

Bewerben können sich Mediziner und Ernährungswissenschaftler bis zum 40. Lebensjahr. Alle eingereichten Arbeiten sollen zwischen dem 1. Januar 2004 und dem 28. Februar 2005 in einer Fachzeitschrift mit Peer-Review veröffentlicht bzw. zur Veröffentlichung akzeptiert worden sein. Zusätzlich sollte der Bewerber Erst- oder Letztautor sein. Annahmeschluss für die Bewerbungen ist der 28. Februar 2005. Die eingereichten

KARGER

Fax +49 761 4 52 07 14
E-mail Information@Karger.de
www.karger.com

Accessible online at:
www.karger.com/cga

Arbeiten werden durch ein unabhängiges Kuratorium beurteilt, dem folgende Experten angehören:

- Prof. Dr. Karl-Walter Jauch (Vorsitz), Universitätsklinik München
- Prof. Dr. Dr. Peter Fürst, Universität Bonn
- Prof. Dr. Berthold Koletzko, Universitätsklinik München, Präsident der DGEM
- Dr. med. Zeno Stanga, Bern
- Prof. Dr. Karl Werdan, Universitätsklinik Halle
- Prof. Dr. Kurt M. Widhalm, Universitätskinderklinik Wien

Benannt wurde der Förderpreis nach dem 1990 verstorbenen «Stammvater der künstlichen Ernährung», Dr. Werner Fekl. In den 1960er Jahren optimierte Dr. Fekl die Aminosäurelösungen für die parenterale Ernährung, indem er die biologische Wirksamkeit der Lösung durch Verwendung der L-Form der Aminosäuren erhöhte. Weiterhin war es Fekls Ziel, eine bilanzierte, stoffwechseladaptierte Substratzufuhr zu erreichen, um damit unter allen denkbaren pathologischen Veränderungen die Ernährung als Grundlage für reparative oder kompensatorische Vorgänge zu sichern. Zahlreiche junge Wissenschaftler und Ärzte verdanken Dr. Werner Fekl eine großzügige Förderung und Starthilfe.

Weitere Informationen zum Bewerbungsverfahren sind erhältlich bei:
Pfrimmer NUTRICIA GmbH
Dr. Dietmar Stippler
Am Weichselgarten 23
91058 Erlangen
Tel. +49 91 31 77 82 961
E-mail d.stippler@nutricia.com
www.pfrimmer-nutricia.de/unternehmen/presse

Chirurgische Gastroenterologie Interdisziplinär

Tagungen und Kongresse · Meetings and Conferences

Chir Gastroenterol 2004;20:322–324

11.02.–12.02.2005 **Aachen** Deutschland	**11. AGO-Winterkurs** **Metastasierung gastrointestinaler Tumoren**	**Auskunft:** Prof. Dr. med. S. Matern, Medizinische Klinik III, Universitätsklinikum, RWTH Aachen, Pauwelsstraße 30, D-52074 Aachen Tel. +49 241 80-88634, Fax -82455 E-mail mk3@ukaachen.de
18.02.–19.02.2005 **Düsseldorf** Deutschland	**7. Internationales Symposium:** **Diagnostische und Therapeutische Endoskopie**	**Auskunft:** COCS – Congress Organisation, C. Schäfer, Franz-Joseph-Straße 38, D-80801 München Tel. +49 89 30710-11, Fax -21 E-mail sandra.heussner@cocs.de www.cocs.de
23.02.–25.02.2005 **Ludwigshafen** Deutschland	**20. Gastroenterologisches Seminar 2005**	**Auskunft:** Frau Gaby Kneissler, Kongress-Sekretariat der Med. Klinik C, Bremserstraße 79, D-67063 Ludwigshafen Tel. +49 621 503-4111, Fax -4112 E-mail kongress-sekretariat-medc@t-online.de www.lebensblicke.de
25.02.–26.02.2005 **Wiesbaden** Deutschland	**Gastro Update 2005**	**Auskunft:** COCS – Congress Organisation, C. Schäfer, Franz-Joseph-Straße 38, D-80801 München Tel. +49 89 30710-11, Fax -21 E-mail heike.tjaden@cocs.de www.cocs.de
25.02.–26.02.2005 **Erlangen** Deutschland	**26. Erlanger Fortbildungskurs für Endoskopieschwestern und -pfleger**	**Auskunft:** Kongress-Sekretariat der Medizinischen Klinik I mit Poliklinik, Frau Diana Hofmann, Ulmenweg 18, D-91054 Erlangen Tel. +49 9131 85-33374, Fax -36327 E-mail diana.hofmann@med1.imed.uni-erlangen.de www.med1.med.uni-erlangen.de
04.03.–06.03.2005 **Nürnberg** Deutschland	**7. Bundeskongress der Niedergelassenen Chirurgen**	**Auskunft:** MCN Medizinische Congressorganisation Nürnberg AG, Zerzabelshofstraße 29, D-90478 Nürnberg Tel. +49 911 39316-27, Fax -55 E-mail mcn@mcn-nuernberg.de www.mcn-nuernberg.de
10.03.–12.03.2005 **Stuttgart** Deutschland	**35. Kongress der Deutschen Gesellschaft für Endoskopie und bildgebende Verfahren e.V.**	**Auskunft:** COCS – Congress Organisation, C. Schäfer, Franz-Joseph-Straße 38, D-80801 München Tel. +49 89 30710-11, Fax -21 E-mail sandra.heussner@cocs.de www.cocs.de
05.04.–08.04.2005 **München** Deutschland	**122. Kongress der Deutschen Gesellschaft für Chirurgie**	**Auskunft:** MCN Medizinische Congressorganisation Nürnberg AG, Zerzabelshofstraße 29, D-90478 Nürnberg Tel. +49 911 39316-27, Fax -55 E-mail mcn@mcn-nuernberg.de www.mcn-nuernberg.de
07.04.–08.04.2005 **München** Deutschland	**Fortbildungstage für Pflegeberufe im Operationsdienst**	**Auskunft:** MCN Medizinische Congressorganisation Nürnberg AG, Zerzabelshofstraße 29, D-90478 Nürnberg Tel. +49 911 39316-27, Fax -55 E-mail mcn@mcn-nuernberg.de www.mcn-nuernberg.de
16.04.–17.04.2005 **Dresden** Deutschland	**14. Aktuelle Gastroenterologie**	**Auskunft:** Frau Gaby Kneissler, Kongress-Sekretariat der Medizinischen Klinik C, Bremserstraße 79, D-67063 Ludwigshafen Tel. +49 621 503-4111, Fax -4112 E-mail kongress-sekretariat-medc@t-online.de www.lebensblicke.de

KARGER
Fax +49 761 4 52 07 14
E-mail Information@Karger.de
www.karger.com

Accessible online at:
www.karger.com/cga

28.04.–30.04.2005 **Berlin** Deutschland	**4. Dreiländertreffen der Arbeitsgemeinschaften für Minimal Invasive Chirurgie** **Deutschland/Schweiz/Österreich**	**Auskunft:** EMTS Ulm, Miriam Schatz, Brühlstraße 19, D-89081 Ulm Tel. +49 731 602-3576, Fax -3578 E-mail miriam.schatz@emts-online.de www.emts-online.de
30.04.2005 **Erlangen** Deutschland	**13. Erlanger Symposium für Endokrinologie und Stoffwechsel**	**Auskunft:** Kongress-Sekretariat der Medizinischen Klinik I mit Poliklinik, Frau Diana Hofmann, Ulmenweg 18, D-91054 Erlangen Tel. +49 9131 85-333 74, Fax-36327 E-mail diana.hofmann@med1.imed.uni-erlangen.de www.med1.med.uni-erlangen.de
05.05.-07.05.2005 **Bad Nauheim** Deutschland	**14. Kongress der Mitteldeutschen Gesellschaft für Gastroenterologie**	**Auskunft:** INTERPLAN, Congress, Meeting & Event Management AG, Herrn Thomas Hohenester. Albert-Rosshaupter-Straße 65, D-81369 München Tel. +49 89 548234-29, Fax-45 E-mail ausstellung@interplan.de
25.05.-28.05.2005 **Heidelberg** Deutschland	**6. Congress of the European Chapter of the International Hepato-Pancreato-Biliary Association (EHPBA)**	**Auskunft:** comed GmbH • Tagungen • Kongresse • Events, Rolanderstraße 63, D-50677 Köln Tel. +49 221 801100-0, Fax-29 E-mail b.rupprecht@comed-kongresse.de www.comed-kongresse.de
03.06.-04.06.2005 **Heidelberg** Deutschland	**16. Kongress der Südwestdeutschen Gesellschaft für Gastroenterologie**	**Auskunft:** Prof. Dr. H. Friess, Dr. M. Müller, Abteilung für Allgemein-, Viszeral- und Unfallchirurgie, Chirurgische Klinik, Universitätsklinikum Heidelberg, Im Neuenheimer Feld 110, D-69120 Heidelberg Tel. +49 6221 56-4860, Fax-6903 E-mail SWDGG.kongress2005@med.uni-heidelberg.de www.sw-gastro.de
17.06.–18.06.2005 **Erlangen** Deutschland	**16. Erlanger Klinische Konferenzen** «Fortschritte in der Internistischen Intensivmedizin»	**Auskunft:** Kongress-Sekretariat der Medizinischen Klinik I mit Poliklinik Frau Diana Hofmann Ulmenweg 18, D-91054 Erlangen Tel. +49 9131 85-33374, Fax -36327 E-mail diana.hofmann@med1.imed.uni-erlangen.de www.med1.med.uni-erlangen.de
10.10.2005 **Erlangen** Deutschland	**3. Biannual Conference of the German-Egyptian Society of Gastroenterology and Hepatology**	**Auskunft:** Kongress-Sekretariat der Medizinischen Klinik I mit Poliklinik, Frau Diana Hofmann, Ulmenweg 18, D-91054 Erlangen Tel. +49 9131 85-33374, Fax -36327 E-mail diana.hofmann@med1.imed.uni-erlangen.de www.med1.med.uni-erlangen.de
11.10.–13.10.2005 **Erlangen** Deutschland	**58. Erlanger Kurs für Endoskopie und Ultraschall**	**Auskunft:** Kongress-Sekretariat der Medizinischen Klinik I mit Poliklinik, Frau Diana Hofmann, Ulmenweg 18, D-91054 Erlangen Tel. +49 9131 85-33374, Fax -36327 E-mail diana.hofmann@med1.imed.uni-erlangen.de www.med1.med.uni-erlangen.de
14.10.–15.10.2005 **Erlangen** Deutschland	**19. Chirurgentag**	**Auskunft:** MCN Medizinische Congressorganisation Nürnberg AG, Zerzabelshofstraße 29, D-90478 Nürnberg Tel. +49 911 39316-27, Fax -55 E-mail mcn@mcn-nuernberg.de www.mcn-nuernberg.de
14.10.–15.10.2005 **Hamburg** Deutschland	**39. Erlanger Tagung für Praktische Gastroenterologie und Hepatologie**	**Auskunft:** Kongress-Sekretariat der Medizinischen Klinik I mit Poliklinik, Frau Diana Hofmann, Ulmenweg 18, D-91054 Erlangen Tel. +49 9131 85-33374, Fax -36327 E-mail diana.hofmann@med1.imed.uni-erlangen.de www.med1.med.uni-erlangen.de
21.10.–22.10.2005 **Bad Kreuznach** Deutschland	**19. Jahrestagung der Gastroenterologischen Arbeitsgemeinschaft Rheinland-Pfalz/Saarland (GARPS)**	**Auskunft:** Frau Gaby Kneissler, Kongress-Sekretariat der Medizinischen Klinik C, Bremserstraße 79, D-67063 Ludwigshafen Tel. +49 621 503-4111, Fax -4112 E-mail kongress-sekretariat-medc@t-online.de www.lebensblicke.de

18.11.-19.11.2005
Wiesbaden
Deutschland

Pneumo Update 2005

Auskunft: COCS – Congress, Organisation, C. Schäfer, Franz-Joseph-Straße 38, D-80801 München
Tel. +49 89 30710-11, Fax -21
E-mail heike.tjaden@cocs.de
www.pneumo-update.de
www.cocs.de

26.11.2005
Ludwigshafen
Deutschland

Ludwigshafener Gastroenterologisches Forum 2005

Auskunft: Frau Gaby Kneissler, Kongress-Sekretariat der Medizinischen Klinik C, Bremserstr. 79, D-67063 Ludwigshafen
Tel. +49 621 503-4111, Fax -4112
E-mail kongress-sekretariat-medc@t-online.de
www.lebensblicke.de

Chirurgische Gastroenterologie Interdisziplinär

Author Index Vol. 20, 2004 / Autorenverzeichnis Band 20, 2004

Chir Gastroenterol 2004;20:325–326

KARGER

Fax +49 761 4 52 07 14
E-mail Information@Karger.de
www.karger.com

Accessible online at:
www.karger.com/cga

Chirurgische Gastroenterologie Interdisziplinär

Sachwortverzeichnis Band 20, 2004

Chir Gastroenterol 2004;20:327–328

KARGER

Fax +49 761 4 52 07 14
E-mail Information@Karger.de
www.karger.com

Accessible online at:
www.karger.com/cga

Chirurgische Gastroenterologie Interdisziplinär

Subjekt Index Vol. 20, 2004

Chir Gastroenterol 2004;20:329–330

KARGER
Fax +49 761 4 52 07 14
E-mail Information@Karger.de
www.karger.com

Accessible online at:
www.karger.com/cga

Band/Vol. 20, 2004

Chirurgische Gastroenterologie Interdisziplinär

KARGER

Basel · Freiburg · Paris · London · New York ·
Bangalore · Bangkok · Singapore · Tokyo · Sydney

Impressum

Die Zeitschrift erscheint vierteljährlich; pro Jahr erscheint 1 Band zu je 4 Heften. Bezugspreise für Jahrgang 20, 2004: Print-Abonnement EUR 166,–, Online-Abonnement EUR 166,–, Kombi-Abonnement Print/Online EUR 199,–, einschließlich MwSt., zuzüglich Postgebühren. Der Abonnementpreis ist im Voraus zahlbar. Das Abonnement der Zeitschrift läuft weiter, wenn es nicht spätestens 4 Wochen vor Abschluss eines Bandes abbestellt wird. Abonnementbestellungen können bei jeder Buchhandlung oder direkt beim Verlag aufgegeben werden:

Deutschland:
S. Karger Verlag für Medizin und Naturwissenschaften GmbH
Lörracher Str. 16a
D-79115 Freiburg
Tel. +49 761 45 20 70
Fax +49 761 4 52 07 14
E-mail Information@Karger.de

Übrige Länder:
S. Karger AG
Allschwilerstr. 10
Postfach
CH-4009 Basel
Tel. +41 61 3 06 11 11
Fax +41 61 3 06 12 34
E-mail Karger@Karger.ch

Anzeigen: S. Karger
Verlag für Medizin und Naturwissenschaften GmbH,
Lörracher Str. 16a, D-79115 Freiburg, Tel. +49 7 61 45 20 70.
Gültig ist die Preisliste Nr. 11 vom 1. Januar 2004.

Verlagsleitung und presserechtlich verantwortlich:
Sibylle Hopf
Anzeigenleitung: Susanne Meister
Produktionsleitung: Georg Brunner

Gesamtherstellung: KONKORDIA GmbH, Bühl
Das Medienunternehmen

Bibliographische Dienste:
EMBASE / Excerpta Medica
Reference Update
Science Citation Index Expanded

Chirurgische Gastroenterologie Interdisziplinär

Inhalt Band 20, 2004

Chir Gastroenterol 2004;20:III–V

Editorials

Hauptthemen

Onkologische Therapie in der Gastroenterologie. Was ist evidenzbasiert? Perspektiven?

Herausgeber: J. Mössner, Leipzig; P. Hohenberger, Berlin

Interventionelle Rendezvousverfahren

Herausgeber: H. Feußner, München; H. Lippert, Magdeburg; M. Pross, Magdeburg

Ernährung – Sondenernährung

Herausgeber: E. Roth, Wien; C. Beglinger, Basel

KARGER

Fax +49 761 4 52 07 14
E-mail Information@Karger.de
www.karger.com

Accessible online at:
www.karger.com/cga

Gallenblasen- und Gallenwegkarzinome – State of the Art

Herausgeber: E. Klar, Rostock; J. Mössner, Leipzig

Sonderheft zum 20-jährigen Jubiläum der Zeitschrift

Herausgeber:: K.-J. Paquet, Bad Kissingen; J. Bittner, Stuttgart; E. Klar, Rostock; J. Mössner, Leipzig

Minimal invasive Chirurgie – aktueller Stand

Herausgeber:: R. Bittner, Stuttgart; H.W. Waclawiczek, Salzburg

Chirurgische Gastroenterologie Interdisziplinär

Contents Vol. 20, 2004

Chir Gastroenterol 2004;20:VI–VIII

Editorials

Main Topics

OncologicTherapy in Gastroenterology. What Is Evidence Based? Prospects?

Editors: J. Mössner, Leipzig; P. Hohenberger, Berlin

Interventional Rendezvous Procedures

Editors: H. Feußner, München; H. Lippert, Magdeburg; M. Pross, Magdeburg

Nutrition – Gastrogavage

Editors: E. Roth, Wien; C. Beglinger, Basel

KARGER

Fax +49 761 4 52 07 14
E-mail Information@Karger.de
www.karger.com

Accessible online at:
www.karger.com/cga

Tumors of the Gallbladder and the Extrahepatic Extrahepatic Bile Ducts – State of the Art

Editors: E. Klar, Rostock; J. Mössner, Leipzig

Special Issue to the 20-Year Anniversary of the Journal

Editors: K.-J. Paquet, Bad Kissingen; J. Bittner, Stuttgart; E. Klar, Rostock; . J. Mössner, Leipzig

Minimally Invasive Surgery – State of the Art

Editors: R. Bittner, Stuttgart; H.W. Waclawiczek, Salzburg

Chirurgische Gastroenterologie Interdisziplinär

Hinweise für Autoren

Chir Gastroenterol 2004;20

Die Zeitschrift CHIRURGISCHE GASTROENTEROLOGIE INTERDISZIPLINÄR ist ein Forum für die interdisziplinäre Diskussion aller wichtigen und aktuellen Themen der Viszeralchirurgie, Gastroenterologie und Hepatologie. Alle Beiträge unterliegen einem unabhängigen Begutachtungsverfahren.

1. Allgemeines, Verlagsrecht

Bitte senden Sie Ihr Manuskript in **dreifacher** Ausfertigung (ein Exemplar komplett mit den Originalen der Abbildungen und Tabellen, 2 mit Kopien) an Herrn Prof. Dr. R. Bittner, Marienhospital, Böheimstr. 37, D-70199 Stuttgart, Tel. +49 711 6489 22-01, Fax -13. Eine Kopie des Manuskripts soll grundsätzlich beim Autor verbleiben.

Alle Autoren müssen in einem **Begleitschreiben** durch Unterschrift bestätigen, daß die eingereichte Arbeit bislang weder ganz noch teilweise (Ausnahme: Kongreßberichte) veröffentlicht wurde, noch anderweitig zur Veröffentlichung eingereicht ist und daß alle Autoren das Manuskript gelesen haben und mit der Veröffentlichung in der vorliegenden Form einverstanden sind. Es ist Sache des Autors, die Nachdruckerlaubnis für Abbildungen, Tabellen usw. aus anderen Publikationen zu beschaffen. Über die Annahme wissenschaftlicher Beiträge wird aufgrund mehrerer Gutachten entschieden (peer review). Mit der Annahme des Manuskripts zur Publikation gehen alle Rechte auf den Verlag über. Ohne schriftliche Genehmigung des Verlages dürfen diese Publikationen oder Teile daraus nicht in andere Sprachen übersetzt oder in irgendeiner Form mit mechanischen oder elektronischen Mitteln (einschließlich Fotokopie, Tonaufnahme und Mikrofilm) reproduziert oder auf einem Datenträger oder Computersystem gespeichert werden.

Ethische und rechtliche Voraussetzungen: Manuskripte, bei denen Untersuchungen an Probanden oder Patienten durchgeführt wurden, müssen die Erklärung enthalten, daß das Versuchsprotokoll von einer Ethikkommission genehmigt wurde und den ethischen Standards der Deklaration von Helsinki in ihrer erweiterten Form von 1975 und ihren Zusätzen von 1983, 1989 und 1996 [JAMA 1997;277:925–926] entspricht. Zugleich muß im Manuskripttext auf die Einwilligung der Versuchsperson nach Aufklärung hingewiesen werden. Angaben, die auf die Identität der Person schließen lassen, sind unzulässig. Tierversuche bedürfen gleichfalls der Genehmigung und müssen den Forderungen des Tierschutzgesetzes in seiner jeweils gültigen Fassung entsprechen. Auf diese Genehmigung ist im Manuskript hinzuweisen. Arbeiten, die nicht aus Deutschland stammen, müssen einen vergleichbaren Hinweis tragen.

Rubriken: Beiträge erscheinen als Beiträge zum Hauptthema, Interdisziplinäres Gespräch, Originalarbeiten, Übersichtsarbeiten und als Arbeiten zur Prä- und Postoperativen Therapie sowie Minimal invasiven Chirurgie.

2. Manuskripte

Die Manuskripte sollen in 1½zeiligem Abstand mit beidseitig 3 cm Rand ausgedruckt werden. Die Arbeiten sollten 5 Druckseiten (zirka 15 Manuskriptseiten einschl. Literatur und Tabellen) nicht überschreiten. Für Umfangsüberschreitungen wird dem Autor ein Mehrkostenanteil in Rechnung gestellt (s.u.). Kontrollieren sie das Manuskript sorgfältig auf einheitliche Bezeichnung und korrekte Schreibweise. Typographische Gestaltung und redaktionelle Bearbeitung werden vom Verlag durchgeführt. Generelle Hinweise zur Abfassung von Manuskripten können den «Uniform Requirements for Manuscripts Submitted to Biomedical Journals» des «International Committee of Medical Journal Editors», veröffentlicht in Ann Intern Med 1997;126:36–47 bzw. http://jama.ama-assn.org/info/auinst_req.html, entnommen werden.

Manuskripte auf Diskette: Dem zur Veröffentlichung angenommenen Manuskript **muß** eine Diskette beigelegt werden, deren Inhalt exakt mit dem Ausdruck übereinstimmen muß. Bitte beachten Sie auch die «Hinweise für Abgabe von Manuskripten auf Diskette» im ersten Heft jedes Jahrgangs.

Die Seiten des Manuskripts müssen, beginnend mit der Titelseite, durchlaufend numeriert sein. Die Arbeit soll gegliedert sein in **Schlüsselwörter** und **Zusammenfassung, Key Words** und **Summary, Einleitung, Material und Methoden** (oder **Patienten und Methoden**), **Ergebnisse, Diskussion,** gegebenenfalls **Dank, Literatur, Tabellen, Abbildungslegenden** und **Abbildungen.**

Die **Titelseite** muß enthalten: **Titel und Kurztitel** der Arbeit in Deutsch und Englisch, die vollständigen Autorennamen mit der jeweiligen Institutsangabe o.ä. in der Landessprache der Autoren, die vollständige Postadresse des Korrespondenzautors mit Telefon- und Faxnummer sowie der E-mail-Adresse.

Alle Arbeiten müssen eine englische und deutsche **Zusammenfassung** (max. 250 Wörter) sowie 3–5 **Schlüsselwörter** (Englisch und Deutsch) enthalten, die möglichst der «Medical Subjects Heading List» des Index Medicus entnommen sein sollen (die Liste ist unter www.nlm.nih.gov erhältlich). Die Zusammenfassung darf keine Literaturzitate, Tabellen, Abbildungen, Abbildungs- und Tabellenhinweise enthalten. Unvermeidliche Hinweise auf Literaturzitate müssen vollständig sein.

Fußnoten sollten nur in Tabellen verwendet werden. Abkürzungen bitte möglichst sparsam verwenden. Bei speziellen **Abkürzungen** jeweils beim ersten Auftreten das Wort ausschreiben und die später verwendete Abkürzung in Klammern folgen lassen: z.B. Adenosin-Monophosphat (AMP). Geschützte **Produkt- bzw. Markennamen** müssen beim ersten Auftreten im Text mit einem hochgestellten ® bzw. ™ bezeichnet werden. Die Verantwortung für die korrekte Befolgung dieser Vorschrift liegt ausschließlich beim Autor. **Danksagungen** sollten unmittelbar dem Text folgen und dem Literaturverzeichnis vorangestellt sein.

Das **Literaturverzeichnis** soll nur die im Text zitierten Publikationen enthalten. Die Literatur ist entsprechend der Reihenfolge des Auftretens im Text zu numerieren. Die Referenzen werden als Zahlen in eckigen Klammern in den Text eingefügt. Bitte alle Autoren einer Arbeit angeben, die Abkürzung «et al.» ist zu vermeiden. Es sollten nur Arbeiten zitiert werden, die entweder publiziert oder zur Publikation angenommen wurden. Der Hinweis «in Vorbereitung» oder «persönliche Mitteilung» ist zu vermeiden. Die Abkürzung der Zeitschriftentitel erfolgt nach dem Index-Medicus-System (http://www.nlm.nih.gov).

Zur Abfassung von Literaturzitaten gelten folgende Beispiele:

(a) Zeitschriftenbeiträge: Feussner H, Allescher H, Frimberger D, Rösch T, Wessels G: Endoskopisch-laparoskopische Eingriffe am Kolon. Chir Gastroenterol 2000;16: 172–176.

(b) Bücher mit Herausgeber: Hardy WD Jr, Essex M: FeLV-induced feline acquired immune deficiency syndrome: A model for human AIDS; in Klein E (ed): Acquired Immunodeficiency Syndrome. Prog Allergy. Basel, Karger, 1986, vol 37, pp 353–376.

(c) Monographien: Schaefer UW, Beelen DW: Bone Marrow Transplantation, ed 2, revised. Basel, Karger, 1996.

Die Anzahl von **Abbildungen** und **Tabellen** soll niedrig gehalten werden. In Tabellen genannte Informationen bedürfen keiner Wiederholung im Text. Hinweise auf Abbildungen und Tabellen erfolgen im Text mit (Abb. 1) bzw. (Tab. 1). Abbildungslegenden sind auf einer gesonderten Seite zusammenzustellen. Die Legenden der Tabellen und Abbildungen sind kurz und präzise abzufassen. **Farbabbildungen** sind möglich, erfordern jedoch einen Zuschuß des Autors zu den Druckkosten (s.u.). **Abbildungsvorlagen** sind 3fach einzureichen (Original und 2 Kopien). Auf der Rückseite der Vorlage (nicht aufkleben oder anheften) bitte den Namen des Autors, ein Titelstichwort, die Angabe, wo «oben» ist sowie die Bildnummer angeben. Die Qualität der gedruckten Abbildungen hängt von der Qualität der Vorlagen ab.

Druckfahnen: Das lektorierte Manuskript und die Druckfahnen werden dem Korrespondenzautor zusammen mit einem Formular zur Sonderdruckbestellung zugeschickt. Die Fahnen sind mit dem Manuskript zu vergleichen und notwendige Korrekturen auf der Fahne einzutragen. Die Korrespondenz betreffend angenommene Arbeiten und Druckfahnen bitte direkt mit der S. Karger GmbH, Lörracher Str. 16a, D-79115 Freiburg führen.

3. Kosten und Sonderdrucke

a) Übersteigen die Kosten der Autorkorrektur 10% der Satzkosten, werden die Zusatzkosten dem Autor in Rechnung gestellt.
b) Sollte die Arbeit den vorgegebenen Umfang überschreiten und vom Autor nicht gekürzt werden, wird der Mehrumfang mit EUR 335,– pro Druckseite berechnet.
c) Für Farbabbildungen wird dem Autor ein Reproduktions- und Druckkostenanteil von EUR 235,– pro Abbildung in Rechnung gestellt.

Der Korrespondenzautor erhält 25 kostenlose Sonderdrucke seiner Arbeit (gilt nicht für Supplemente).

Die vollständigen Hinweise erscheinen im ersten Heft eines Jahrgangs.

Hinweise für Manuskripte auf Diskette

Bitte reichen Sie zusammen mit dem Manuskript eine Diskette ein. Prüfen Sie die Diskette mit einem Virensuchprogramm. Der Inhalt der Diskette **muß exakt** mit dem beigelegten Ausdruck übereinstimmen. Bitte vermeiden Sie das Komprimieren der Dateien mit einem Packprogramm. Auf dem Etikett der Diskette müssen folgende Angaben vermerkt sein: Titel der Arbeit, Name des Erstautors sowie verwendetes Betriebssystem und Software (Versionsnummer). Sowohl Disketten im Macintosh-Format als auch MS-DOS-formatierte Disketten werden akzeptiert. Speichern Sie den Text in dem vom Textverarbeitungsprogramm angebotenen Standardformat ab, verwenden Sie also z.B. für ein mit dem Programm «Word» erstelltes Dokument die Formatvorlage «Normal» und speichern Sie den Text als Word-Dokument ab. Speichern Sie das Dokument möglichst im Word-Format. Zur Zeit können Dateien folgender Textverarbeitungsprogramme bearbeitet werden: Macintosh, jedes Programm; IBM-Kompatible, Word einschließlich Word 97 und WordPerfect bis Version 5.1. Die Datei sollte keine Seitenlayout-Anweisungen, wie Hinweise zur Plazierung von Grafiken, enthalten. Bitte den Text linksbündig schreiben und keine Silbentrennungen durchführen. Erfassen Sie Ihren Text endlos, d.h. benutzen Sie harte Zeilenschaltungen (Return-Taste) nur am Ende eines Absatzes oder für Titel, Untertitel etc. Bitte verwenden Sie **nur ein Format** (Normal) für die Erstellung des Textes. Dateien, die aufwendig formatiert sind, können nur unter Schwierigkeiten in das Satzprogramm übernommen werden. Zur Gliederung des Textes können Tabulatoren verwendet werden, Kopf- und Fußzeilen bitte vermeiden. Prüfen Sie, ob die folgenden Zeichen im Manuskript korrekt wiedergegeben sind: 1 (Eins) und l (Buchstabe), 0 (null) O (Buchstabe, X (Buchstabe) und × (Malkreuz). Tabellen und Abbildungen bitte nicht in den Text integrieren, sondern als separate Dateien speichern (siehe auch «Abbildungen» weiter unten). Bitte fügen Sie keinen Leerschlag vor dem Punkt ein. Es wird die Verwendung der Schriften Times und Symbol empfohlen.

Abbildungen

Illustrationen jeder Art sollten als separate Datei gespeichert werden. Die meisten der für die Erstellung der Abbildungen verwendeten Programme erlauben die Speicherung in verschiedenen Dateiformaten. TIFF, PostScript oder EPS werden bevorzugt. Die Abbildung sollte anhand des Dateinamens zugeordnet werden können. Zusätzlich **müssen** alle Abbildungen unbedingt als reprofähige Vorlagen mitgeliefert werden.

Literatur

Bitte beachten Sie für die Abfassung der Literatur die «Hinweise für Autoren». Verwenden Sie kein Komma nach dem Nachnamen und keine Punkte nach den Initialen. Nach dem Semikolon und Doppelpunkt darf kein Leerschlag eingefügt werden, *falsch:* Chir Gastroenterol 2000; 17: 160 – 3., *richtig:* Chir Gastroenterol 2000;17:160–163.

KARGER

Fax +49 761 4 52 07 14
E-mail Information@Karger.de
www.karger.com

Hinweise für Autoren verfügbar unter:
www.karger.com/cga_gl.htm

Chirurgische Gastroenterologie Interdisziplinär

Guidelines for Authors

Chir Gastroenterol 2004;20

CHIRURGISCHE GASTROENTEROLOGIE INTERDISZIPLINÄR is a peer-reviewed journal intended to provide a forum for interdisciplinary discussion of relevant and modern questions of visceral surgery, gastroenterology and hepatology.

1. General Information and Publishing Rights

Manuscripts for publication should be submitted in triplicate (each copy accompanied by a complete set of figures and tables) to Prof. Dr. R. Bittner, Marienhospital, Böheimstr. 37, D-70199 Stuttgart, Tel. +49 711 6489 22-01, Fax -13. Each author should always keep a copy of the manuscript.

In a **covering letter** all authors must confirm by their signature that the submitted paper or parts of it (with the exception of congress reports) were not previously published and are not submitted for publication elsewhere. All authors have to confirm that they have read the manuscript and agree to have it published in the submitted form. It is the authors' responsibility to obtain permission from other publishers to reproduce illustrations, tables, etc. Acceptance of a manuscript is based on the evaluation by several reviewers (peer review). Once the manuscript is accepted for publication, all rights are retained by the publisher. The publication, or parts of it, may neither be translated into other languages nor reproduced by any mechanical or electronic means (including photocopying, recording, and microfilm) nor stored in a retrieval system without the publisher's written permission.

Ethical and Legal Prerequisites: Manuscripts involving examinations of probands and patients must include a statement that the trial protocol has been approved by an ethical committee and thus meets the standards of the Declaration of Helsinki in its revised version of 1975 and its amendments made in 1983, 1989, and 1996 [JAMA 1997;277:925–926]. Accordingly, the proband's informed consent has to be included in the manuscript. Information suitable to reveal the proband's identity is to be avoided. Experiments involving animals demand consent as well and must meet the requirements of German laws for the protection of animals in their current version. A reference to this approval must be included in the manuscript. Articles from countries other than Germany must include a comparable note.

Categories: Contributions are classified as Contributions to the leading topic, Interdisciplinary Discussion, Original Article, Review Article, and papers to Pre- and Postoperative Therapy as well as Minimal Invasive Surgery.

2. Preparation of Manuscripts

Please print the manuscript 1½-spaced with 3 cm margins (left and right). The articles (framework see below) should not exceed 5 printed pages (15 manuscript pages including references and tables). Each additional complete or partial page to print is charged to the author (see below). Check the final copy carefully for consistent notation and correct spelling. Accepted manuscripts are edited according to the publisher's style. General information for the preparation of manuscripts may be found in 'Uniform Requirements for Manuscripts Submitted to Biomedical Journals' by the International Committee of Medical Journal Editors as published in Ann Intern Med 1997;126:36–47 (available from: http://jama.ama-assn.org/info/auinst_req.html).

Electronic Manuscript Submission: The **final** version of the manuscript must be accompanied by a disk **exactly** matching the printed version. Please see 'Guidelines for Electronic Manuscript Submission' in the first issue of each volume for assistance in preparing manuscripts on diskette.

All pages should be numbered consecutively, starting with the title page. Original articles should be structured as follows: **Key Words** and **Summary, Schlüsselwörter** and **Zusammenfassung, Introduction, Material and Methods (**optionally **Patients and Methods), Results, Discussion,** optionally **Acknowledgements, References, tables, figure legends,** and **figures.**

The **title page** must include the following information: Title and short title in English and German, each author's full name, followed by hospital, institute, etc.; exact postal address of the corresponding author including phone and fax numbers as well as e-mail address.

Articles must contain an English **and** a German (translation by the editor is possible) **summary** of not more than 250 words. Abstracts should not include any references, tables, figures, or references to figures and tables. If a reference has to be cited, complete publication data must be given. Each article must have 3–5 **key words** (English and German). If possible, use terms from the Medical Subject Headings List (MeSH) of Index Medicus (available at www.nlm.nih.gov).

Footnotes should be used only for tables. Please use **abbreviations** as economically as possible. Special abbreviations should be written in full when first mentioned followed by the abbreviation in parentheses, e. g. adenosine monophosphate (AMP). When first mentioned, **registered trade names** must be marked with the superscript registration symbol ® or ™. It is the sole responsibility of the author to ensure that this rule is followed properly. **Acknowledgements** should be placed directly after the text and before the list of references.

The list of **references** should include only the publications cited in the text. References must be numbered sequentially in the order cited in the text, do not alphabetize. Insert textual references in square brackets. In each reference all authors should be denoted; the abbreviation 'et al.' is to be avoided. It is recommended to quote only articles already published or accepted for publication. Please avoid notices like 'in preparation' or 'personal communication'. Authors are responsible for the accuracy and completeness of their references and for correct text citation. The journal titles are abbreviated according to the Index Medicus system (www.nlm.nih.gov). For references follow the examples given:

(a) Papers published in periodicals: Feussner H, Allescher H, Frimberger D, Rösch T, Wessels G: Endoskopisch-laparoskopische Eingriffe am Kolon. Chir Gastroenterol 2000;16:172–176.

(b) Edited books: Hardy WD Jr, Essex M: FeLV-induced feline acquired immune deficiency syndrome: A model for human AIDS; in Klein E (ed): Acquired Immunodeficiency Syndrome. Prog Allergy. Basel, Karger, 1986, vol 37, pp 353–376.

(c) Monographs: Schaefer UW, Beelen DW: Bone Marrow Transplantation, ed 2, revised. Basel, Karger, 1996.

The number of **figures** and **tables** should be kept low. They are listed in the text as (fig. 1) and (table 1). Data explained in tables need not be repeated in the text. Figure legends must be listed together on a separate page. Legends should be kept short and precise. **Color illustrations** are reproduced at the authors' expense (see below).

Figures must be submitted in triplicate, 1 original and 2 copies. Please do not fasten them, and mark on the back the first author's name, a short form of the title, the 'top' instruction, and the number of the figure. The quality of the illustrations printed depends on the quality of the originals provided.

Galley Proofs: The edited manuscript and the galley proofs are forwarded together with a reprint order form to the corresponding author. Proofs should be verified against the manuscript, and appropriate corrections should be marked in the galley proofs. Correspondence regarding accepted manuscripts and proofs should be directed to the publisher S. Karger GmbH, Lörracher Str. 16a, D-79115 Freiburg.

3. Costs and Reprints

a) The author will be charged for corrections to the galley proofs entailing expenses in excess of 10% of the original typesetting costs.
b) If a paper exceeds the allotted size and will not be abridged by the author, each additional printed page is charged to the author at EUR 335.00.
c) Color illustrations are reproduced at the author's expense. Each one is charged to the author at EUR 235.00 as a contribution to the additional reproduction and color printing costs.

The corresponding author will receive 25 reprints free of charge (not for supplements).

The complete guidelines are printed in the first issue of each volume.

Guidelines for Electonic Manuscript Submission

The final version of the manuscript must be accompanied by a disk **exactly** matching the printed version. Check the disk with a virus detection program. Do not use programs for file compression. Label the disk with the title of the manuscript, the first author, the platform, and the version of software used. We accept disks in Macintosh or MS-DOS (Windows) format. When preparing a manuscript, use the document mode or its equivalent in the word-processing program. If possbile, save the document as Word format. If a non-Western version of the word-processing program is used to prepare the manuscript, save the text in the rich-text format (RTF). The following word-processing packages are currently acceptable: Macintosh: any program; IBM's and compatibles: Word including Word97 and WordPerfect up to version 5.1.

In the file do not include any layout instructions such as placements for graphics. The text should be justified to the left, and end-of-line hyphenation should be avoided. Use carriage returns only to end heading and paragraphs, not to break lines of text. Use only **one format** (normal) for the document; to structure the text you may use tabs. Please do not include any headers, footers, or footnotes. Ensure that all characters are correctly represented throughout the manuscript: e. g., 1 (one) and l (ell), 0 (zero) and O (Oh), X (ex) and × (times sign). Please save tables and figures each as separate files, do not integrate them into the text (see also 'Figures' below). The use of the fonts Times and Symbol is recommended.

Figures

Graphics, e. g. figures, schemes, should be saved as separate files. Most packages for creating them will allow the user to choose a format in which to save a file. Tiff, PostScript, or EPS is preferred. It should be possible to identify the figure by the filename. All figures **must** be submitted additionally as camera-ready copies.

References

Use the style as described in 'Guidelines for Authors', i.e., no comma after the last name, no period after the initials. The semicolon and colon after the year of publication and the volume number, respectively, should not be followed by spaces before volume number and page number. Please give the first and the last page of the article, separated by a dash. *Wrong:* Chir Gastroenterol 2000; 17: 160 - 3., *correct:* Chir Gastroenterol 2000;17:160–163.

KARGER

Fax +49 761 4 52 07 14
E-mail Information@Karger.de
www.karger.com

Hinweise für Autoren verfügbar unter:
www.karger.com/cga_gl.htm